骨肌影像诊断技巧丛书

第2版

足踝关节影像诊断

〔日〕小桥由纹子　著

徐妍妍　李瑞利　高宝祥　主译

王　武　谢　晟　黄振国　主审

关注获取　免费视频

北京科学技术出版社

Authorized translation from the Japanese language edition,entitled
足の画像診断 第 2 版

ISBN:978-4-8157-3030-7
著：小橋由紋子

Imaging of the Foot and Ankle, 2e by Yuko Kobashi

Copyright © 2021 by Medical Sciences International, Ltd. Tokyo

All rights reserved.

著作权合同登记号　图字：01-2023-5266

图书在版编目（CIP）数据

足踝关节影像诊断 ： 第2版 / （日）小桥由纹子著 ； 徐妍妍，李瑞利，高宝祥主译.
— 北京 ： 北京科学技术出版社，2024.1
ISBN 978-7-5714-3281-2

Ⅰ．①足… Ⅱ．①小… ②徐… ③李… ④高… Ⅲ.①踝关节－关节疾病－影像诊断
Ⅳ．①R684.04

中国国家版本馆CIP数据核字(2023)第194647号

责任编辑：	尤玉琢
文字编辑：	安致君
责任校对：	贾　荣
责任印制：	吕　越
封面设计：	申　彪
出 版 人：	曾庆宇
出版发行：	北京科学技术出版社
社　　址：	北京西直门南大街16号
邮政编码：	100035
电　　话：	0086 - 10 - 66135495（总编室）　　0086 - 10 - 66113227（发行部）
网　　址：	www.bkydw.cn
印　　刷：	北京捷迅佳彩印刷有限公司
开　　本：	787 mm × 1092 mm　1/16
字　　数：	400千字
印　　张：	23.5
版　　次：	2024年1月第1版
印　　次：	2024年1月第1次印刷
ISBN	978 - 7 - 5714 - 3281 - 2

定　　价：280.00元

译者名单

主译

徐妍妍　中日友好医院放射诊断科
李瑞利　首都医科大学宣武医院放射与核医学科
高宝祥　中日友好医院放射诊断科

主审

王　武　中日友好医院放射诊断科
谢　晟　中日友好医院放射诊断科
黄振国　中日友好医院放射诊断科

第 2 版序

《足踝关节影像诊断》初版发行至今差不多 8 年了。当时我只是尽力地查阅文献，努力按照自己的方式将相关知识提炼成一本通俗易懂的书。此书出版后，很多人给予了很高的评价，我十分感恩。我也因此在踝关节／足踝部的学术领域获得了很多演讲及发表研究成果的机会。

本书再版之际，新增设"第 1 章　足踝部解剖""第 3 章　附录：关键影像层面所示结构""第 12 章　治疗后影像学评估"等。开头的第 1 章采用图、表方式总结了足踝部相关的解剖学基础知识。"第 2 章　足踝部影像图谱"在初版中只刊登了单侧足踝部的影像图谱，有读者建议改为双侧足踝部的影像图谱，这样在实际读片过程中更容易进行对照，新版对此做了相应调整。

我是放射科医生，也是足外科学会成员，以与足外科领域的老师们一起工作的经验为基础对本书进行了修改。尤其是对我们放射科医生比较头疼的"治疗后影像学评估"（第 12 章）中保守疗法的意义、手术疗法的适应证、术后人工植入物与骨痂形成的关系、骨愈合定义等内容进行了说明。结合整形外科的视角，力求提高放射科医生与临床科室的合作紧密度，故第 2 版较初版加入了更多的 X 线图像。

我与东京齿科大学市川综合医院整形外科教授穴泽卯圭先生、临床检验科教授佐佐木文先生有着紧密、深厚的合作关系，我们自诩为"市川铁三角"。在他们的帮助下，在"第 6 章　炎症性及代谢性病变"及"第 7 章　肿瘤及肿瘤样病变"中，加入了氨甲蝶呤治疗相关的风湿结节、骨关节结节等很有意义的内容。

穴泽教授平时一遇到难以诊断的病例，就会直接到放射科阅片室讨论，并经常与我分享资料。而实际上，我认为，在任何一家医院骨关节领域的专家能够聚集在一起进行病例讨论，本身就是一件很少见也很难得的事。能与两位老师相遇并共事，我感到非常幸运。

因参加学术会议及学术演讲，我常不在科室内，在这里要感谢东京齿科大学市川综合医院放射科诸位同事的包容和支持。感谢本院放射科诸位技师对我提出的扫描要求的全力配合，以及在研究中给予的帮助。另外，还要感谢一直在我身后支持我的女儿和丈夫。

小桥由纹子

2021 年 8 月

初版序

我专攻骨关节领域的影像诊断大概已经 8 年了。最开始起步的时候，以大畠襄先生与福田国彦先生编纂的《运动损伤及外伤 MRI 诊断》（国际医学科学）为参考书进行学习。就是因为这本参考书，我对运动外伤领域产生了浓厚的兴趣，我希望自己也可以写一本这么棒的书。特别是书中"肘关节、前臂"那章，至今仍是我心中的经典之作。

之所以选择研究足踝部，是因为圣玛丽安娜医科大学整形外科（足外科）教研室加藤笃史先生、诸川玄先生、平野贵章先生不断地向我灌输足踝部的相关知识。例如，距骨滑车的骨软骨损伤影像的扫描方法及手术前后影像的评价方法、Lisfranc 韧带的 MRI 评估、胫骨后肌腱功能不全的扫描方法等许多关于足踝部疾病的知识。之后，我在东京慈惠会医科大学担任放射线医学客座教授，进一步研究了足部体位造成韧带变形及腓骨肌腱脱位的机制等。

基于我现有的经验，我觉得足部的每种疾病都有其最适合的扫描方法。

本书最大的特点是，根据需要观察结构的走行情况，只选取显示最佳的 MRI 图像进行解说。而且，关于 MRI 扫描时足部的固定体位、角度等内容，单独设立章节（第 3 章　足踝部 MRI 扫描方法），即使没有放射科医生的机构，也能够获取优质的足踝部 MRI 图像。本书的重点"运动外伤"一章着眼于受伤体位与受伤部位之间的关系，详细讲述了好发外伤"扭伤"。"外伤性病变：以交通事故所致损伤为主"一章中，用了很多笔墨描述 CT 诊断结果。"骨骺炎及无菌性骨坏死"一章与过去报道的病例相比较，阐述了随着影像诊断的变革，疾病概念及相应的理解是如何变化的。"肿瘤及肿瘤样病变"一章，描述了对足部而言不算特别，但发病率相对较高的一些病变。"足踝部骨性关节炎、足趾畸形"一章不仅对距小腿关节，还对足部其他关节病变的 CT 及 MRI 特征性影像学表现进行描述。相比 X 线图像，本书将 CT 及 MRI 的图像作为重点进行介绍。本书不仅对放射科医生有用，对整形外科医生、放射科技师也有帮助，有望成为放射科阅片室不可或缺的一本参考书。

开始动笔前，我得到了奈良县立医科大学整形外科学教研室熊井司先生、东京慈惠会医科大学整形外科学客座教授（足外科）洼田诚先生、放射医学客座教授尾尻博也先生的强烈推荐，非常感谢诸位先生。此外，常常给予有益建议的东京慈惠会医科大学放射医学客座教授福田国彦先生，每周的运动学外科会议上都向我提问的东京慈惠会医科大学整形外科学客座教授（运动健康诊所）舟崎裕记先生，他们不仅教授了我足踝部领域的知识，还教授了我整形外科等许多其他领域的知识，不胜感激。

此外，大分大学医学部临床医学系放射医学客座教授森宣先生、圣玛丽安娜医科大学放射医学教研室今西好正先生为本书提供了图片资料，藤泽湘南台医院院长铃木绅一郎先生、运动整形外科的福田润先生和川口行雄先生不遗余力地帮助我获取优质的图像。最重要的是，要向在现场协助我的藤泽湘南台医院的诸位放射技师，周末甚至深夜为足踝部影像研究提供帮助的东京慈惠会医科大学附属医院影像诊断部的诸位放射技师，表示深深的感谢。本书初次校稿时，我工作调动至东京齿科大学市川综合医院，面对作为新人的我提出的要求，放射技师们也是保质保量地完成了 MRI 图像的采集，这让我非常感动。最后，向本书出版时给予帮助的后藤亮弘氏、正路修氏（国际医学科学出版社）表示感谢。

小桥由纹子

2013 年 1 月

目　录

第1章
足踝部解剖

小腿肌

小腿肌多起始于胫骨或腓骨近端，止于足跗骨或跖趾部。小腿伸肌走行于小腿前方，小腿屈肌走行于小腿后方。在支配足部的肌群中，自足踝近端（头侧）起始的各小腿肌被称为足部"外来肌"或"外部肌"，而起点与止点均位于足踝远端的各小腿肌被称为足部"内部肌"。

小腿的伸肌、屈肌均列于表1-1、1-2中，需要注意外部肌的肌腱附着点有时会出现变异。例如，跨长屈肌腱虽常规止于跨趾远节趾骨，但也存在肌腱远端出现分支附着于其他趾骨的情况。

表1-1　小腿伸肌群的起止点、神经支配和作用

肌肉名称	起点	止点	神经支配	作用
①胫骨前肌 （Tibialis anterior）	胫骨外侧面，小腿骨间膜上部	内侧楔骨及第1跖骨底	腓深神经	足背屈、内翻
②跨长伸肌 （Extensor hallucis longus）	小腿骨间膜，腓骨	跨趾远节趾骨底	腓深神经	伸跨趾、足背屈
③趾长伸肌 （Extensor digitorum longus）	腓骨，小腿前肌间隔，胫骨上端外侧，小腿骨间膜下部	第2～5中节、末节趾骨	腓深神经	伸第2～5趾，足背屈、外翻
④第3腓骨肌 ［Fibularis (peroneus) tertius］	小腿前肌间隔下部，腓骨前缘	第5跖骨背侧	腓深神经	足背屈、外翻

小腿伸肌群解剖图

①胫骨前肌

收缩时可以使足背屈。在马拉松运动员或登山爱好者中，下坡前足与中足受力过大时，常会出现胫骨前肌的疼痛或炎症。再者，类似滑雪靴的高帮硬靴会对胫骨前肌造成直接压迫，甚至引发炎症

②踇长伸肌

由于起点与胫骨前肌起点靠近，承受与胫骨前肌同样的负荷时会出现疼痛或酸胀感。强行拉伸踇趾时，踇长伸肌会出现疼痛

③趾长伸肌

承受与胫骨前肌同样的负荷时容易出现炎症，踝关节前方（足背侧）会出现酸胀感或疼痛。强行拉伸第2~5趾时，趾长伸肌会出现疼痛

④第3腓骨肌

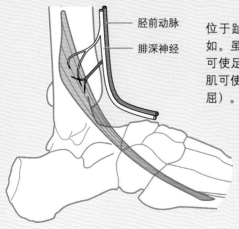

胫前动脉

腓深神经

位于趾长伸肌外侧，但也有人先天缺如。虽然与腓骨长、短肌功能类似，都可使足外翻，但不同点在于，第3腓骨肌可使足背屈（腓骨长、短肌可使足跖屈）。一般不出现单独损伤的情况

表 1-2 小腿屈肌群的起止点、神经支配和作用

肌肉名称	起点	止点	神经支配	作用
浅层				
⑤腓肠肌（Gastrocnemius）	内侧头：股骨内侧髁 外侧头：股骨外侧髁	跟骨结节后面	胫神经	屈膝，足跖屈、内翻
⑥比目鱼肌（Soleus）	胫骨、腓骨	跟骨结节后面	胫神经	足跖屈、内翻
⑦跖肌（Plantaris）	股骨外上髁	跟骨结节	胫神经	协助小腿三头肌的运动
深层				
⑧胫骨后肌（Tibialis posterior）	小腿骨间膜后面上半部，胫腓骨紧邻处	足舟骨，内侧、中间和外侧楔骨，骰骨，第2～4跖骨	胫神经	足跖屈、内翻
⑨趾长屈肌（Flexor digitorum longus）	胫骨后面	楔骨，第2～5趾远节趾骨底（注：原文是第2～4趾远节趾骨底）	胫神经	屈第2～5趾，足跖屈、内翻
⑩拇长屈肌（Flexor hallucis longus）	腓骨后面，小腿后肌间隔下半部	拇趾远节趾骨	胫神经	屈拇趾，足跖屈、内翻
⑪腓骨长肌［Fibularis (peroneus) longus］	腓骨头，腓骨外侧上半部，小腿前肌间隔	内侧楔骨，第1～2跖骨底	腓浅神经	足跖屈、外翻
⑫腓骨短肌［Fibularis (peroneus) brevis］	小腿骨间膜，腓骨外侧下半部，小腿前肌间隔	第5跖骨基底部	腓浅神经	足跖屈、外翻

小腿屈肌群的解剖图（浅层）

⑤腓肠肌　　　　　⑥比目鱼肌　　　　　⑦跖肌

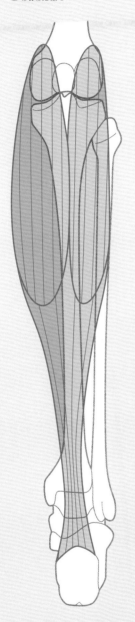 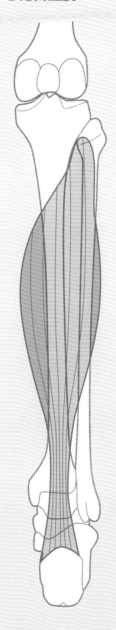 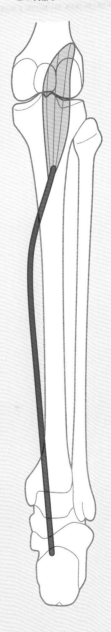

起自股骨内、外侧髁（因而分别被称为腓肠肌内侧头、外侧头）。除了有使足跖屈的作用外，还有屈膝的作用，帮助完成行走、跑、跳等动作

与腓肠肌内、外侧头会合，被称为小腿三头肌。功能与腓肠肌类似，可使足跖屈。小腿三头肌肌腱合成跟腱。若出现关节挛缩等无法使用该肌肉的话，容易出现失用性萎缩

与腓肠肌类似，起点位于股骨（股骨外上髁），止于跟腱附着部的前内侧。在MRI横断面图像上呈点状。能协助小腿三头肌的运动

小腿屈肌群的解剖图（深层）

⑧胫骨后肌

⑨趾长屈肌

⑩踇长屈肌

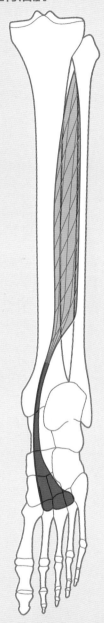

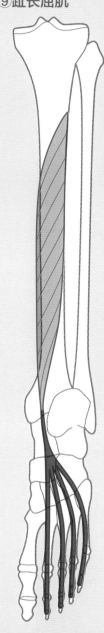

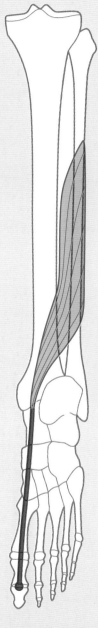

收缩可以使足跖屈、内翻，是屈肌群中作用最强的肌肉。通过三角韧带后，胫骨后肌腱由圆柱状变为扁平状，附着于足舟骨、楔骨，以及第2~4跖骨基底部

有屈第2~5趾（和使足跖屈的作用。走行于踇长屈肌上方，发生腱鞘炎及腱周炎性病变的概率低于胫骨后肌

有屈踇趾和使足跖屈、内翻的作用。足跖屈时如果第1跖趾关节强行背屈，很容易出现损伤。踇长屈肌腱鞘近端10~12 cm处无腱系膜（mesotenon）存在，常与踝关节关节囊、胫骨后肌腱鞘、趾长屈肌腱鞘相延续

⑪腓骨长肌　　　　　　　　　　⑫腓骨短肌

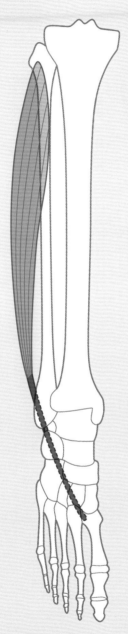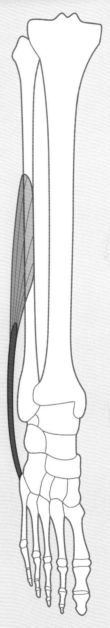

使足跖屈和外翻。腓骨长肌腱沿外踝后方下行，走行于腓骨肌上支持带下方、跟腓韧带旁，穿过腓骨肌下支持带后转向足底，而后通过骰骨下方的纤维管。骰骨水平可能会出现腓籽骨，有时会影响肌腱活动

腓骨短肌腱同样沿外踝后方下行，虽作用与腓骨长肌腱相同，但比腓骨长肌腱短小，后止于第5跖骨基底部

小腿肌群的起止点（前面观）

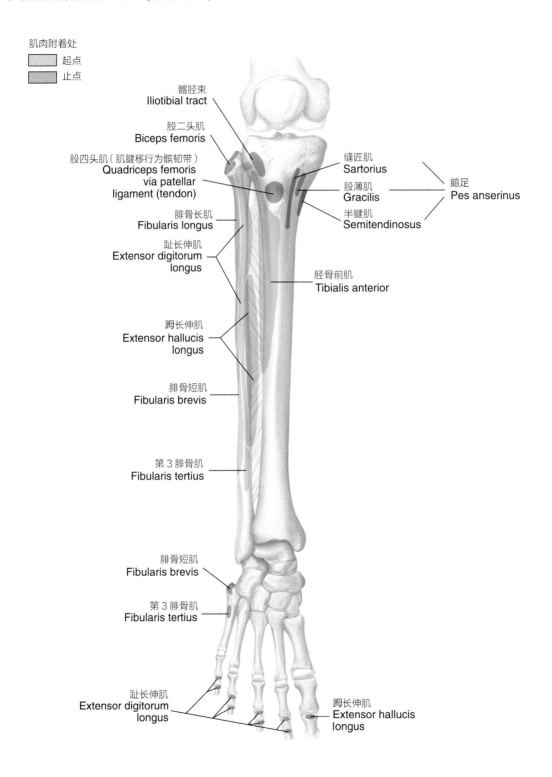

肌肉附着处
- 起点
- 止点

髂胫束
Iliotibial tract

股二头肌
Biceps femoris

股四头肌（肌腱移行为髌韧带）
Quadriceps femoris
via patellar
ligament (tendon)

腓骨长肌
Fibularis longus

趾长伸肌
Extensor digitorum
longus

踇长伸肌
Extensor hallucis
longus

腓骨短肌
Fibularis brevis

第3腓骨肌
Fibularis tertius

缝匠肌
Sartorius

股薄肌
Gracilis

半腱肌
Semitendinosus

鹅足
Pes anserinus

胫骨前肌
Tibialis anterior

腓骨短肌
Fibularis brevis

第3腓骨肌
Fibularis tertius

趾长伸肌
Extensor digitorum
longus

踇长伸肌
Extensor hallucis
longus

Gest TR著（佐藤达夫 译），新的人体解剖学图谱，第2版，2020:128. 获得转载许可。

小腿肌群的起止点（后面观）

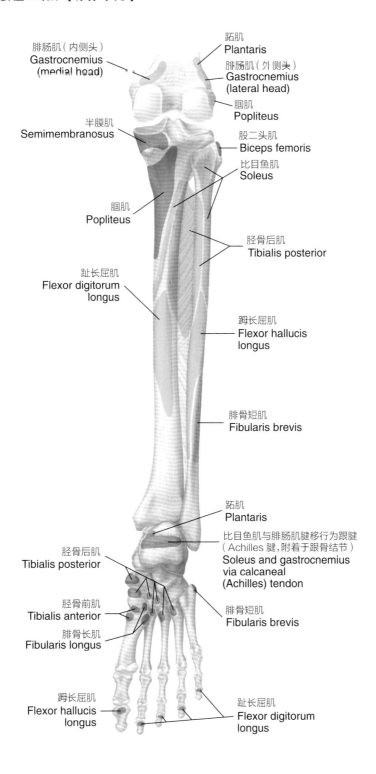

腓肠肌（内侧头）
Gastrocnemius
(medial head)

跖肌
Plantaris

腓肠肌（外侧头）
Gastrocnemius
(lateral head)

腘肌
Popliteus

半膜肌
Semimembranosus

股二头肌
Biceps femoris

比目鱼肌
Soleus

腘肌
Popliteus

胫骨后肌
Tibialis posterior

趾长屈肌
Flexor digitorum
longus

踇长屈肌
Flexor hallucis
longus

腓骨短肌
Fibularis brevis

跖肌
Plantaris

比目鱼肌与腓肠肌腱移行为跟腱
（Achilles 腱，附着于跟骨结节）
Soleus and gastrocnemius
via calcaneal
(Achilles) tendon

胫骨后肌
Tibialis posterior

胫骨前肌
Tibialis anterior

腓骨长肌
Fibularis longus

腓骨短肌
Fibularis brevis

踇长屈肌
Flexor hallucis
longus

趾长屈肌
Flexor digitorum
longus

Gest TR著（佐藤达夫 译），新的人体解剖学图谱，第2版，2020:128. 获得转载许可。

足底肌群

足内部肌中足底肌群在维持足弓、支持行走机能方面起到非常重要的作用。足底肌群由浅入深分为 4 层（能记住各层结构的话更好），而足部的"外部肌"肌腱就在这些"内部肌"的间隙中穿行（表 1-3）。

此外，需要注意足底肌群常发生变异（与解剖教科书所述并不完全一致）。足底内侧神经、外侧神经共同走行于踇展肌旁，因而对于跗管综合征患者，切开踇展肌筋膜有时可减轻症状。

表 1-3　足底肌群的起止点、神经支配和作用

足底肌群分层	肌肉名称	起点	止点	神经支配	作用
第 1 层	①踇展肌（Abductor hallucis）	跟骨结节内侧，舟骨粗隆	踇趾近节趾骨底内侧	足底内侧神经	外展第 1 跖趾关节（跖趾关节）
	②趾短屈肌（Flexor digitorum brevis）	跟骨结节内侧，足底筋膜	第 2～5 中节趾骨底	足底内侧神经	屈第 2～5 跖趾关节
	③小趾展肌（Abductor digiti minimi）	跟骨结节外侧	小趾近节趾骨底外侧	足底外侧神经	屈和外展第 5 跖趾关节
第 2 层	④足底方肌（Quadratus plantae）	跟骨结节内外侧略靠近足底处	趾长屈肌腱外缘	足底外侧神经	屈近趾间关节、远趾间关节
	⑤蚓状肌（Lumbricals）	趾长屈肌腱	第 2～5 趾的趾背腱膜内侧游离缘	第 1 蚓状肌：足底内侧神经；第 2～4 蚓状肌：足底外侧神经	屈第 2～5 跖趾关节，伸近趾间关节
第 3 层	⑥踇短屈肌（Flexor hallucis brevis）	骰骨底内侧，外侧楔骨外侧，跟骰足底韧带	踇趾内侧、外侧籽骨	足底内侧神经	屈第 1 跖趾关节
	⑦踇收肌（横头、斜头）（Adductor hallucis）	横头：第 2～5 跖趾关节囊；斜头：第 2～4 跖骨底与腓骨长肌腱鞘相连	踇趾近节趾骨底	足底外侧神经	内收和屈第 1 跖趾关节
	⑧小趾短屈肌（Flexor digiti minimi brevis）	第 5 跖骨底，与足底长韧带相连	小趾近节趾骨底外侧	足底外侧神经	屈第 5 跖趾关节
第 4 层	⑨骨间背侧肌（Dorsal interossei）	相邻两跖骨的内侧	踇趾：第 2 近节趾骨底内侧　第 2～4 趾：第 2～4 近节趾骨底	足底外侧神经	外展第 2～4 跖趾关节
	⑩骨间足底肌（Plantar interossei）	第 3～5 跖骨内侧缘	第 3～5 近节趾骨底内侧	足底外侧神经	内收和屈第 3～5 跖趾关节

足底肌群解剖图，起、止点

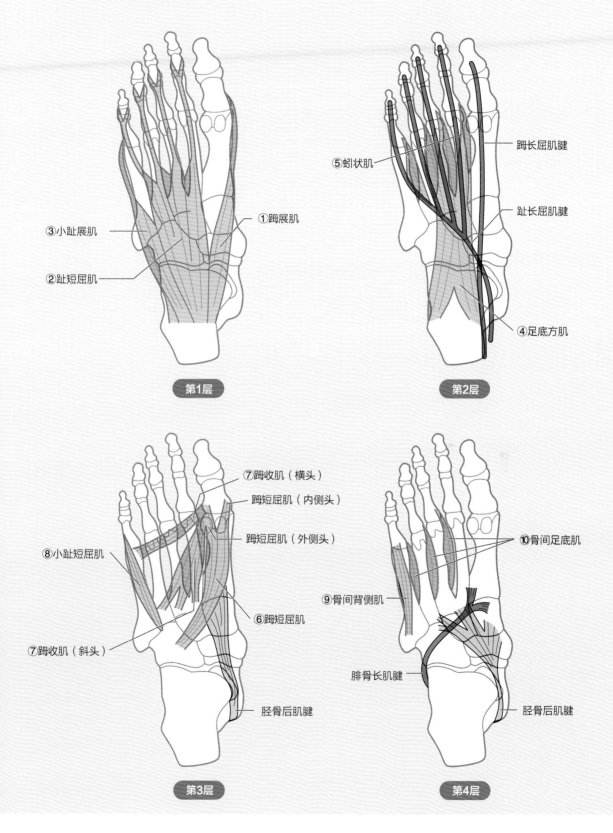

③小趾展肌

①踇展肌

②趾短屈肌

第1层

⑤蚓状肌

踇长屈肌腱

趾长屈肌腱

④足底方肌

第2层

⑦踇收肌（横头）

踇短屈肌（内侧头）

踇短屈肌（外侧头）

⑧小趾短屈肌

⑥踇短屈肌

⑦踇收肌（斜头）

胫骨后肌腱

第3层

⑩骨间足底肌

⑨骨间背侧肌

腓骨长肌腱

胫骨后肌腱

第4层

第 2 章
足踝部影像图谱

引　言

影像学检查对任何骨关节病变均有一定的提示作用。

通过 X 线检查能够观察关节对位、骨形态、骨密度及软组织肿胀情况，甚至还能够判定是否存在明显的病变。无论是踝关节还是足部，正位及侧位均是其基本的摄片体位。而对不同的骨或关节，还有多种不同的摄片方法。

踝关节及足部 CT 的优势在于，可以利用扫描后的原始数据进行多层面重建（multiplanar reconstruction，MPR）或 3D 图像重建。虽然 CT 扫描速度快且可进行任意层面重建，但是重建所需图像数据量大。CT 能够显示关节面细节，但仅靠单一层面的 CT 图像，并不一定能够完全显示关节面，有时反而难以诊断。3D-CT 对于踝关节、足部立体结构的显示优于 X 线检查。

通过 MRI 能够观察肌腱、韧带、肌肉或脂肪等组织，这些组织在 CT 和 X 线图像上难以清晰显示。因此，MRI 影像解剖可以说是踝关节、足部诊断的基础。对于 MRI，选择合适的扫描层面及扫描序列十分重要。虽然基本的断面包括横断面、冠状面、矢状面，但原则上以被检查结构显示最佳的断面进行扫描。本章的影像解剖是以踝关节体位为基本的 0°位，垂直于胫骨长轴行轴位断面成像，平行于胫骨长轴行冠状位断面及矢状位断面成像；为了更好地显示各解剖结构，也会调整扫描角度进行成像。扫描序列中，轴位像为 T2 加权像，矢状位像为双回波稳态（DESS）像，冠状位像为 T1 加权像。

踝关节、足部的 X 线解剖图谱

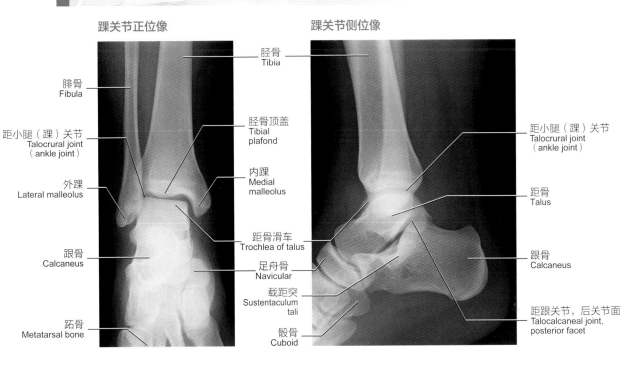

踝关节正位像

踝关节侧位像

- 胫骨　Tibia
- 腓骨　Fibula
- 距小腿（踝）关节　Talocrural joint（ankle joint）
- 外踝　Lateral malleolus
- 跟骨　Calcaneus
- 跖骨　Metatarsal bone
- 胫骨顶盖　Tibial plafond
- 内踝　Medial malleolus
- 距骨滑车　Trochlea of talus
- 足舟骨　Navicular
- 载距突　Sustentaculum tali
- 骰骨　Cuboid
- 距小腿（踝）关节　Talocrural joint（ankle joint）
- 距骨　Talus
- 跟骨　Calcaneus
- 距跟关节，后关节面　Talocalcaneal joint, posterior facet

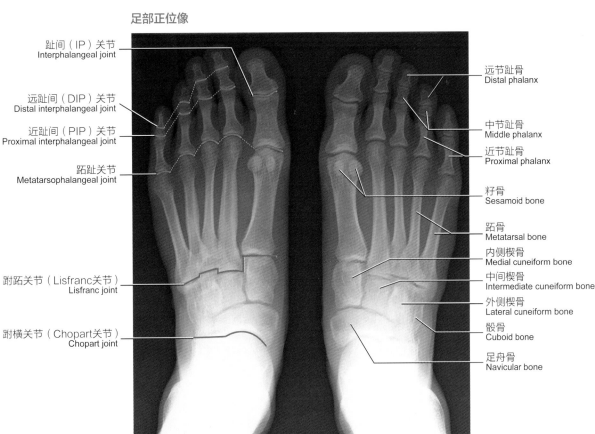

足部正位像

- 趾间（IP）关节　Interphalangeal joint
- 远趾间（DIP）关节　Distal interphalangeal joint
- 近趾间（PIP）关节　Proximal interphalangeal joint
- 跖趾关节　Metatarsophalangeal joint
- 跗跖关节（Lisfranc关节）　Lisfranc joint
- 跗横关节（Chopart关节）　Chopart joint
- 远节趾骨　Distal phalanx
- 中节趾骨　Middle phalanx
- 近节趾骨　Proximal phalanx
- 籽骨　Sesamoid bone
- 跖骨　Metatarsal bone
- 内侧楔骨　Medial cuneiform bone
- 中间楔骨　Intermediate cuneiform bone
- 外侧楔骨　Lateral cuneiform bone
- 骰骨　Cuboid bone
- 足舟骨　Navicular bone

踝关节、足部的 MRI 解剖图谱

轴位（T2加权像）

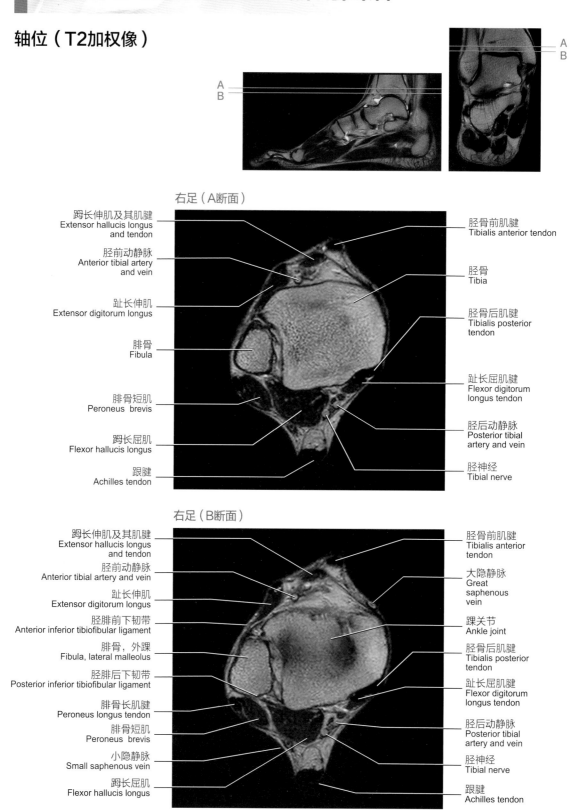

右足（A断面）

左侧标注	右侧标注
姆长伸肌及其肌腱 Extensor hallucis longus and tendon	胫骨前肌腱 Tibialis anterior tendon
胫前动静脉 Anterior tibial artery and vein	胫骨 Tibia
趾长伸肌 Extensor digitorum longus	胫骨后肌腱 Tibialis posterior tendon
腓骨 Fibula	
腓骨短肌 Peroneus brevis	趾长屈肌腱 Flexor digitorum longus tendon
姆长屈肌 Flexor hallucis longus	胫后动静脉 Posterior tibial artery and vein
跟腱 Achilles tendon	胫神经 Tibial nerve

右足（B断面）

左侧标注	右侧标注
姆长伸肌及其肌腱 Extensor hallucis longus and tendon	胫骨前肌腱 Tibialis anterior tendon
胫前动静脉 Anterior tibial artery and vein	大隐静脉 Great saphenous vein
趾长伸肌 Extensor digitorum longus	踝关节 Ankle joint
胫腓前下韧带 Anterior inferior tibiofibular ligament	胫骨后肌腱 Tibialis posterior tendon
腓骨，外踝 Fibula, lateral malleolus	趾长屈肌腱 Flexor digitorum longus tendon
胫腓后下韧带 Posterior inferior tibiofibular ligament	胫后动静脉 Posterior tibial artery and vein
腓骨长肌腱 Peroneus longus tendon	胫神经 Tibial nerve
腓骨短肌 Peroneus brevis	跟腱 Achilles tendon
小隐静脉 Small saphenous vein	
姆长屈肌 Flexor hallucis longus	

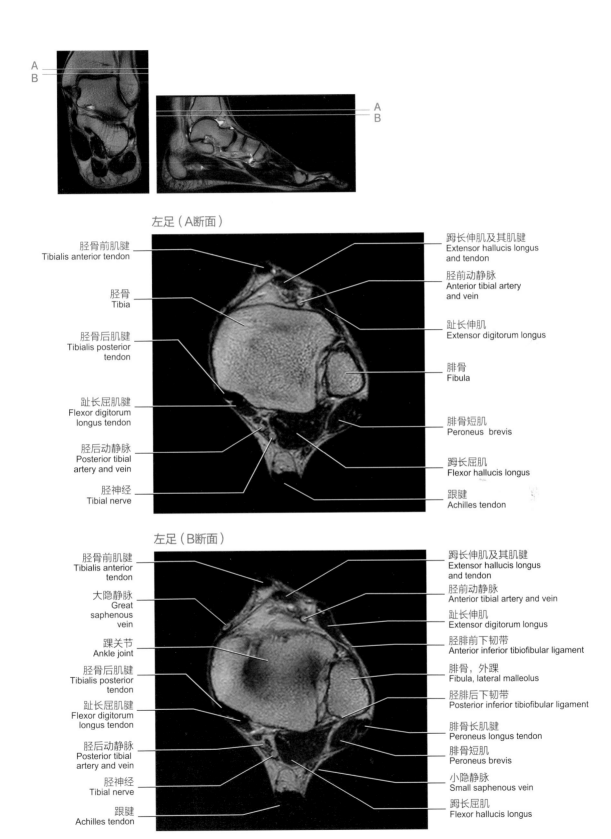

左足（A断面）

胫骨前肌腱
Tibialis anterior tendon

胫骨
Tibia

胫骨后肌腱
Tibialis posterior
tendon

趾长屈肌腱
Flexor digitorum
longus tendon

胫后动静脉
Posterior tibial
artery and vein

胫神经
Tibial nerve

姆长伸肌及其肌腱
Extensor hallucis longus
and tendon

胫前动静脉
Anterior tibial artery
and vein

趾长伸肌
Extensor digitorum longus

腓骨
Fibula

腓骨短肌
Peroneus brevis

姆长屈肌
Flexor hallucis longus

跟腱
Achilles tendon

左足（B断面）

胫骨前肌腱
Tibialis anterior
tendon

大隐静脉
Great
saphenous
vein

踝关节
Ankle joint

胫骨后肌腱
Tibialis posterior
tendon

趾长屈肌腱
Flexor digitorum
longus tendon

胫后动静脉
Posterior tibial
artery and vein

胫神经
Tibial nerve

跟腱
Achilles tendon

姆长伸肌及其肌腱
Extensor hallucis longus
and tendon

胫前动静脉
Anterior tibial artery and vein

趾长伸肌
Extensor digitorum longus

胫腓前下韧带
Anterior inferior tibiofibular ligament

腓骨，外踝
Fibula, lateral malleolus

胫腓后下韧带
Posterior inferior tibiofibular ligament

腓骨长肌腱
Peroneus longus tendon

腓骨短肌
Peroneus brevis

小隐静脉
Small saphenous vein

姆长屈肌
Flexor hallucis longus

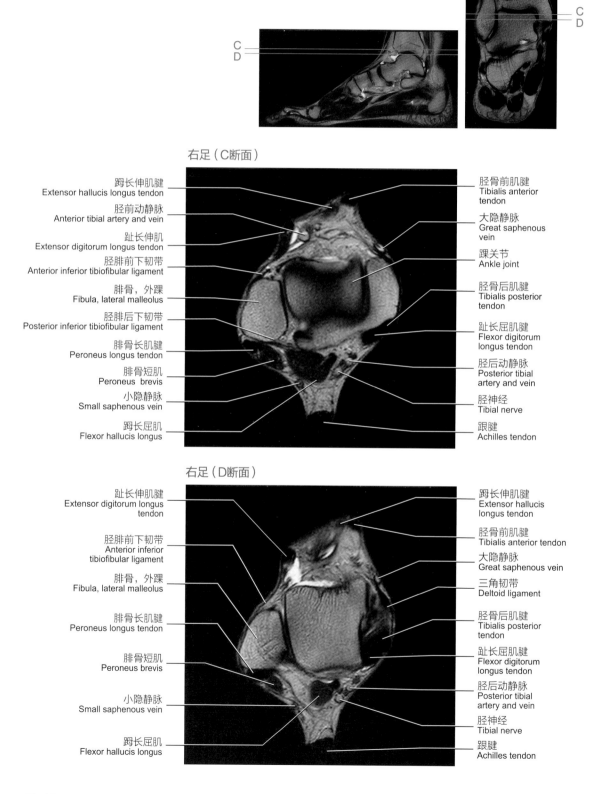

右足（C断面）

蹈长伸肌腱
Extensor hallucis longus tendon

胫前动静脉
Anterior tibial artery and vein

趾长伸肌
Extensor digitorum longus tendon

胫腓前下韧带
Anterior inferior tibiofibular ligament

腓骨，外踝
Fibula, lateral malleolus

胫腓后下韧带
Posterior inferior tibiofibular ligament

腓骨长肌腱
Peroneus longus tendon

腓骨短肌
Peroneus brevis

小隐静脉
Small saphenous vein

蹈长屈肌
Flexor hallucis longus

胫骨前肌腱
Tibialis anterior tendon

大隐静脉
Great saphenous vein

踝关节
Ankle joint

胫骨后肌腱
Tibialis posterior tendon

趾长屈肌腱
Flexor digitorum longus tendon

胫后动静脉
Posterior tibial artery and vein

胫神经
Tibial nerve

跟腱
Achilles tendon

右足（D断面）

趾长伸肌腱
Extensor digitorum longus tendon

胫腓前下韧带
Anterior inferior tibiofibular ligament

腓骨，外踝
Fibula, lateral malleolus

腓骨长肌腱
Peroneus longus tendon

腓骨短肌
Peroneus brevis

小隐静脉
Small saphenous vein

蹈长屈肌
Flexor hallucis longus

蹈长伸肌腱
Extensor hallucis longus tendon

胫骨前肌腱
Tibialis anterior tendon

大隐静脉
Great saphenous vein

三角韧带
Deltoid ligament

胫骨后肌腱
Tibialis posterior tendon

趾长屈肌腱
Flexor digitorum longus tendon

胫后动静脉
Posterior tibial artery and vein

胫神经
Tibial nerve

跟腱
Achilles tendon

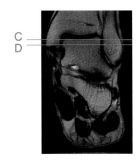
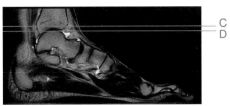

C
D

C
D

左足（C断面）

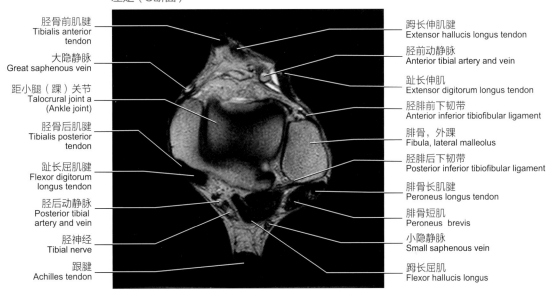

胫骨前肌腱
Tibialis anterior
tendon

大隐静脉
Great saphenous vein

距小腿（踝）关节
Talocrural joint a
(Ankle joint)

胫骨后肌腱
Tibialis posterior
tendon

趾长屈肌腱
Flexor digitorum
longus tendon

胫后动静脉
Posterior tibial
artery and vein

胫神经
Tibial nerve

跟腱
Achilles tendon

姆长伸肌腱
Extensor hallucis longus tendon

胫前动静脉
Anterior tibial artery and vein

趾长伸肌
Extensor digitorum longus tendon

胫腓前下韧带
Anterior inferior tibiofibular ligament

腓骨，外踝
Fibula, lateral malleolus

胫腓后下韧带
Posterior inferior tibiofibular ligament

腓骨长肌腱
Peroneus longus tendon

腓骨短肌
Peroneus brevis

小隐静脉
Small saphenous vein

姆长屈肌
Flexor hallucis longus

左足（D断面）

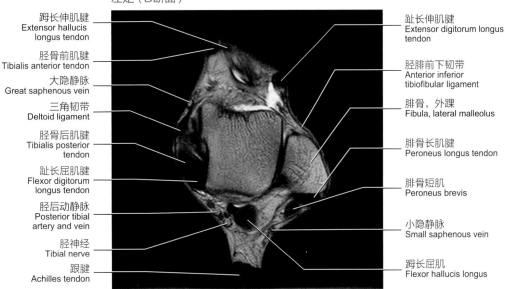

姆长伸肌腱
Extensor hallucis
longus tendon

胫骨前肌腱
Tibialis anterior tendon

大隐静脉
Great saphenous vein

三角韧带
Deltoid ligament

胫骨后肌腱
Tibialis posterior
tendon

趾长屈肌腱
Flexor digitorum
longus tendon

胫后动静脉
Posterior tibial
artery and vein

胫神经
Tibial nerve

跟腱
Achilles tendon

趾长伸肌腱
Extensor digitorum longus
tendon

胫腓前下韧带
Anterior inferior
tibiofibular ligament

腓骨，外踝
Fibula, lateral malleolus

腓骨长肌腱
Peroneus longus tendon

腓骨短肌
Peroneus brevis

小隐静脉
Small saphenous vein

姆长屈肌
Flexor hallucis longus

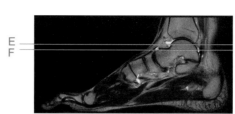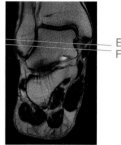

右足（E断面）

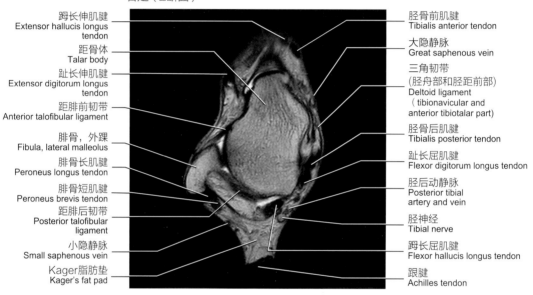

左侧标注	右侧标注
踇长伸肌腱 Extensor hallucis longus tendon	胫骨前肌腱 Tibialis anterior tendon
距骨体 Talar body	大隐静脉 Great saphenous vein
趾长伸肌腱 Extensor digitorum longus tendon	三角韧带 （胫舟部和胫距前部） Deltoid ligament （tibionavicular and anterior tibiotalar part）
距腓前韧带 Anterior talofibular ligament	胫骨后肌腱 Tibialis posterior tendon
腓骨，外踝 Fibula, lateral malleolus	趾长屈肌腱 Flexor digitorum longus tendon
腓骨长肌腱 Peroneus longus tendon	胫后动静脉 Posterior tibial artery and vein
腓骨短肌腱 Peroneus brevis tendon	胫神经 Tibial nerve
距腓后韧带 Posterior talofibular ligament	踇长屈肌腱 Flexor hallucis longus tendon
小隐静脉 Small saphenous vein	跟腱 Achilles tendon
Kager脂肪垫 Kager's fat pad	

右足（F断面）

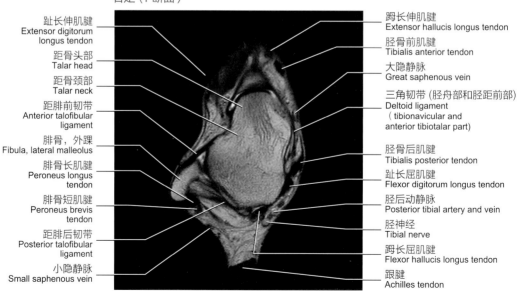

左侧标注	右侧标注
趾长伸肌腱 Extensor digitorum longus tendon	踇长伸肌腱 Extensor hallucis longus tendon
距骨头部 Talar head	胫骨前肌腱 Tibialis anterior tendon
距骨颈部 Talar neck	大隐静脉 Great saphenous vein
距腓前韧带 Anterior talofibular ligament	三角韧带（胫舟部和胫距前部） Deltoid ligament （tibionavicular and anterior tibiotalar part）
腓骨，外踝 Fibula, lateral malleolus	胫骨后肌腱 Tibialis posterior tendon
腓骨长肌腱 Peroneus longus tendon	趾长屈肌腱 Flexor digitorum longus tendon
腓骨短肌腱 Peroneus brevis tendon	胫后动静脉 Posterior tibial artery and vein
距腓后韧带 Posterior talofibular ligament	胫神经 Tibial nerve
小隐静脉 Small saphenous vein	踇长屈肌腱 Flexor hallucis longus tendon
	跟腱 Achilles tendon

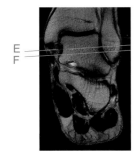
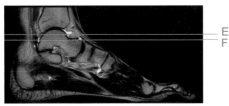

E
F

E
F

左足（E断面）

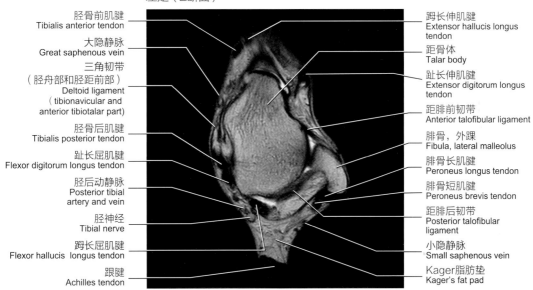

胫骨前肌腱
Tibialis anterior tendon

大隐静脉
Great saphenous vein

三角韧带
（胫舟部和胫距前部）
Deltoid ligament
（tibionavicular and
anterior tibiotalar part)

胫骨后肌腱
Tibialis posterior tendon

趾长屈肌腱
Flexor digitorum longus tendon

胫后动静脉
Posterior tibial
artery and vein

胫神经
Tibial nerve

蹈长屈肌腱
Flexor hallucis longus tendon

跟腱
Achilles tendon

蹈长伸肌腱
Extensor hallucis longus
tendon

距骨体
Talar body

趾长伸肌腱
Extensor digitorum longus
tendon

距腓前韧带
Anterior talofibular ligament

腓骨，外踝
Fibula, lateral malleolus

腓骨长肌腱
Peroneus longus tendon

腓骨短肌腱
Peroneus brevis tendon

距腓后韧带
Posterior talofibular
ligament

小隐静脉
Small saphenous vein

Kager脂肪垫
Kager's fat pad

左足（F断面）

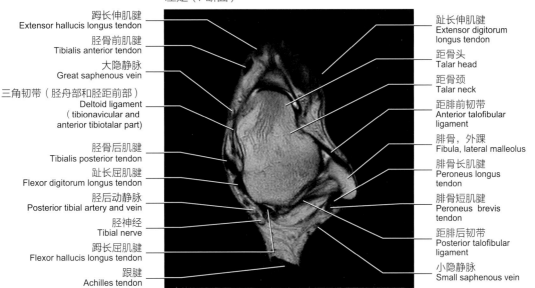

蹈长伸肌腱
Extensor hallucis longus tendon

胫骨前肌腱
Tibialis anterior tendon

大隐静脉
Great saphenous vein

三角韧带（胫舟部和胫距前部）
Deltoid ligament
（tibionavicular and
anterior tibiotalar part)

胫骨后肌腱
Tibialis posterior tendon

趾长屈肌腱
Flexor digitorum longus tendon

胫后动静脉
Posterior tibial artery and vein

胫神经
Tibial nerve

蹈长屈肌腱
Flexor hallucis longus tendon

跟腱
Achilles tendon

趾长伸肌腱
Extensor digitorum
longus tendon

距骨头
Talar head

距骨颈
Talar neck

距腓前韧带
Anterior talofibular
ligament

腓骨，外踝
Fibula, lateral malleolus

腓骨长肌腱
Peroneus longus
tendon

腓骨短肌腱
Peroneus brevis
tendon

距腓后韧带
Posterior talofibular
ligament

小隐静脉
Small saphenous vein

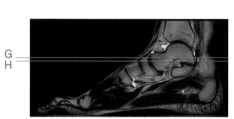
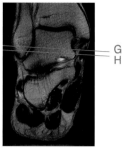

右足（G断面）

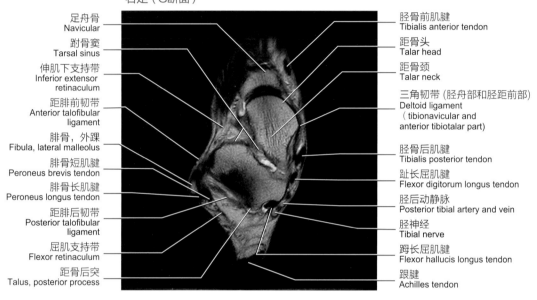

足舟骨
Navicular

跗骨窦
Tarsal sinus

伸肌下支持带
Inferior extensor
retinaculum

距腓前韧带
Anterior talofibular
ligament

腓骨，外踝
Fibula, lateral malleolus

腓骨短肌腱
Peroneus brevis tendon

腓骨长肌腱
Peroneus longus tendon

距腓后韧带
Posterior talofibular
ligament

屈肌支持带
Flexor retinaculum

距骨后突
Talus, posterior process

胫骨前肌腱
Tibialis anterior tendon

距骨头
Talar head

距骨颈
Talar neck

三角韧带（胫舟部和胫距前部）
Deltoid ligament
（tibionavicular and
anterior tibiotalar part）

胫骨后肌腱
Tibialis posterior tendon

趾长屈肌腱
Flexor digitorum longus tendon

胫后动静脉
Posterior tibial artery and vein

胫神经
Tibial nerve

踇长屈肌腱
Flexor hallucis longus tendon

跟腱
Achilles tendon

右足（H断面）

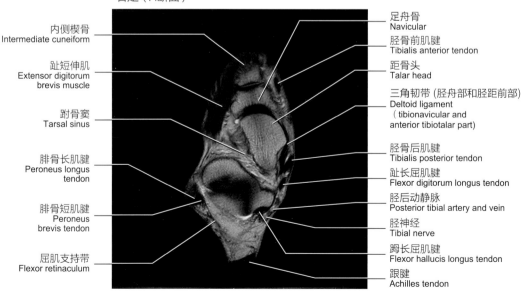

内侧楔骨
Intermediate cuneiform

趾短伸肌
Extensor digitorum
brevis muscle

跗骨窦
Tarsal sinus

腓骨长肌腱
Peroneus longus
tendon

腓骨短肌腱
Peroneus
brevis tendon

屈肌支持带
Flexor retinaculum

足舟骨
Navicular

胫骨前肌腱
Tibialis anterior tendon

距骨头
Talar head

三角韧带（胫舟部和胫距前部）
Deltoid ligament
（tibionavicular and
anterior tibiotalar part）

胫骨后肌腱
Tibialis posterior tendon

趾长屈肌腱
Flexor digitorum longus tendon

胫后动静脉
Posterior tibial artery and vein

胫神经
Tibial nerve

踇长屈肌腱
Flexor hallucis longus tendon

跟腱
Achilles tendon

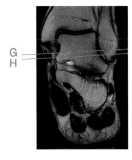

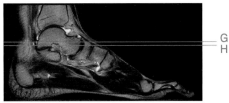

G
H

G
H

左足（G断面）

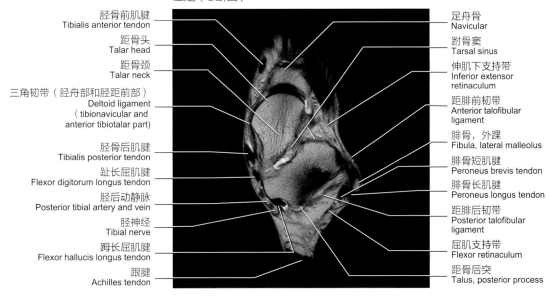

胫骨前肌腱
Tibialis anterior tendon

距骨头
Talar head

距骨颈
Talar neck

三角韧带（胫舟部和胫距前部）
Deltoid ligament
（tibionavicular and
anterior tibiotalar part)

胫骨后肌腱
Tibialis posterior tendon

趾长屈肌腱
Flexor digitorum longus tendon

胫后动静脉
Posterior tibial artery and vein

胫神经
Tibial nerve

踇长屈肌腱
Flexor hallucis longus tendon

跟腱
Achilles tendon

足舟骨
Navicular

跗骨窦
Tarsal sinus

伸肌下支持带
Inferior extensor
retinaculum

距腓前韧带
Anterior talofibular
ligament

腓骨，外踝
Fibula, lateral malleolus

腓骨短肌腱
Peroneus brevis tendon

腓骨长肌腱
Peroneus longus tendon

距腓后韧带
Posterior talofibular
ligament

屈肌支持带
Flexor retinaculum

距骨后突
Talus, posterior process

左足（H断面）

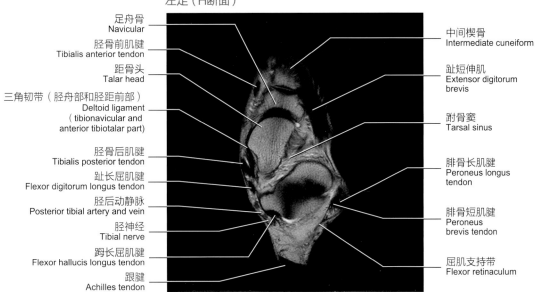

足舟骨
Navicular

胫骨前肌腱
Tibialis anterior tendon

距骨头
Talar head

三角韧带（胫舟部和胫距前部）
Deltoid ligament
（tibionavicular and
anterior tibiotalar part)

胫骨后肌腱
Tibialis posterior tendon

趾长屈肌腱
Flexor digitorum longus tendon

胫后动静脉
Posterior tibial artery and vein

胫神经
Tibial nerve

踇长屈肌腱
Flexor hallucis longus tendon

跟腱
Achilles tendon

中间楔骨
Intermediate cuneiform

趾短伸肌
Extensor digitorum
brevis

跗骨窦
Tarsal sinus

腓骨长肌腱
Peroneus longus
tendon

腓骨短肌腱
Peroneus
brevis tendon

屈肌支持带
Flexor retinaculum

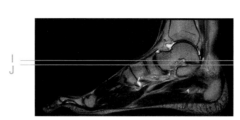
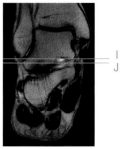

右足（I断面）

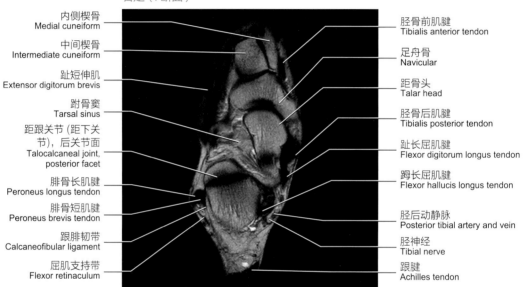

内侧楔骨 Medial cuneiform	胫骨前肌腱 Tibialis anterior tendon
中间楔骨 Intermediate cuneiform	足舟骨 Navicular
趾短伸肌 Extensor digitorum brevis	距骨头 Talar head
跗骨窦 Tarsal sinus	胫骨后肌腱 Tibialis posterior tendon
距跟关节（距下关节），后关节面 Talocalcaneal joint, posterior facet	趾长屈肌腱 Flexor digitorum longus tendon
腓骨长肌腱 Peroneus longus tendon	拇长屈肌腱 Flexor hallucis longus tendon
腓骨短肌腱 Peroneus brevis tendon	胫后动静脉 Posterior tibial artery and vein
跟腓韧带 Calcaneofibular ligament	胫神经 Tibial nerve
屈肌支持带 Flexor retinaculum	跟腱 Achilles tendon

右足（J断面）

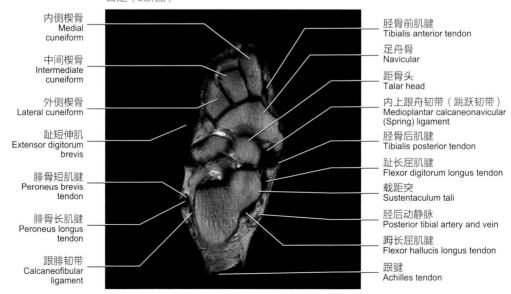

内侧楔骨 Medial cuneiform	胫骨前肌腱 Tibialis anterior tendon
中间楔骨 Intermediate cuneiform	足舟骨 Navicular
外侧楔骨 Lateral cuneiform	距骨头 Talar head
趾短伸肌 Extensor digitorum brevis	内上跟舟韧带（跳跃韧带） Medioplantar calcaneonavicular (Spring) ligament
腓骨短肌腱 Peroneus brevis tendon	胫骨后肌腱 Tibialis posterior tendon
腓骨长肌腱 Peroneus longus tendon	趾长屈肌腱 Flexor digitorum longus tendon
跟腓韧带 Calcaneofibular ligament	载距突 Sustentaculum tali
	胫后动静脉 Posterior tibial artery and vein
	拇长屈肌腱 Flexor hallucis longus tendon
	跟腱 Achilles tendon

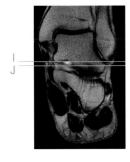
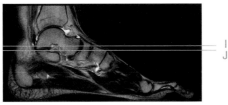

左足（I断面）

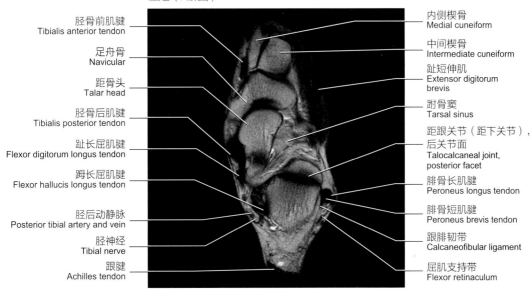

胫骨前肌腱
Tibialis anterior tendon

足舟骨
Navicular

距骨头
Talar head

胫骨后肌腱
Tibialis posterior tendon

趾长屈肌腱
Flexor digitorum longus tendon

踇长屈肌腱
Flexor hallucis longus tendon

胫后动静脉
Posterior tibial artery and vein

胫神经
Tibial nerve

跟腱
Achilles tendon

内侧楔骨
Medial cuneiform

中间楔骨
Intermediate cuneiform

趾短伸肌
Extensor digitorum brevis

跗骨窦
Tarsal sinus

距跟关节（距下关节），
后关节面
Talocalcaneal joint, posterior facet

腓骨长肌腱
Peroneus longus tendon

腓骨短肌腱
Peroneus brevis tendon

跟腓韧带
Calcaneofibular ligament

屈肌支持带
Flexor retinaculum

左足（J断面）

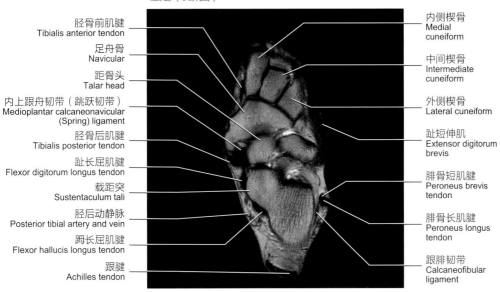

胫骨前肌腱
Tibialis anterior tendon

足舟骨
Navicular

距骨头
Talar head

内上跟舟韧带（跳跃韧带）
Medioplantar calcaneonavicular (Spring) ligament

胫骨后肌腱
Tibialis posterior tendon

趾长屈肌腱
Flexor digitorum longus tendon

载距突
Sustentaculum tali

胫后动静脉
Posterior tibial artery and vein

踇长屈肌腱
Flexor hallucis longus tendon

跟腱
Achilles tendon

内侧楔骨
Medial cuneiform

中间楔骨
Intermediate cuneiform

外侧楔骨
Lateral cuneiform

趾短伸肌
Extensor digitorum brevis

腓骨短肌腱
Peroneus brevis tendon

腓骨长肌腱
Peroneus longus tendon

跟腓韧带
Calcaneofibular ligament

25

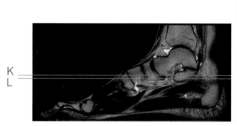
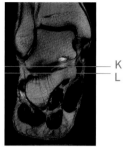

K
L

K
L

右足（K断面）

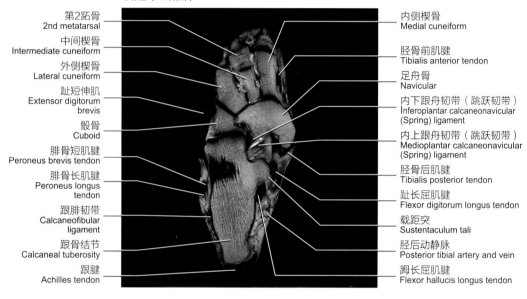

第2跖骨
2nd metatarsal

中间楔骨
Intermediate cuneiform

外侧楔骨
Lateral cuneiform

趾短伸肌
Extensor digitorum brevis

骰骨
Cuboid

腓骨短肌腱
Peroneus brevis tendon

腓骨长肌腱
Peroneus longus tendon

跟腓韧带
Calcaneofibular ligament

跟骨结节
Calcaneal tuberosity

跟腱
Achilles tendon

内侧楔骨
Medial cuneiform

胫骨前肌腱
Tibialis anterior tendon

足舟骨
Navicular

内下跟舟韧带（跳跃韧带）
Inferoplantar calcaneonavicular (Spring) ligament

内上跟舟韧带（跳跃韧带）
Medioplantar calcaneonavicular (Spring) ligament

胫骨后肌腱
Tibialis posterior tendon

趾长屈肌腱
Flexor digitorum longus tendon

载距突
Sustentaculum tali

胫后动静脉
Posterior tibial artery and vein

踇长屈肌腱
Flexor hallucis longus tendon

右足（L断面）

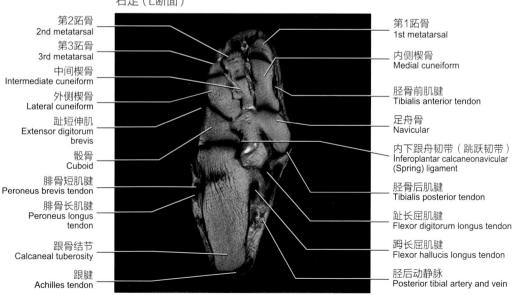

第2跖骨
2nd metatarsal

第3跖骨
3rd metatarsal

中间楔骨
Intermediate cuneiform

外侧楔骨
Lateral cuneiform

趾短伸肌
Extensor digitorum brevis

骰骨
Cuboid

腓骨短肌腱
Peroneus brevis tendon

腓骨长肌腱
Peroneus longus tendon

跟骨结节
Calcaneal tuberosity

跟腱
Achilles tendon

第1跖骨
1st metatarsal

内侧楔骨
Medial cuneiform

胫骨前肌腱
Tibialis anterior tendon

足舟骨
Navicular

内下跟舟韧带（跳跃韧带）
Inferoplantar calcaneonavicular (Spring) ligament

胫骨后肌腱
Tibialis posterior tendon

趾长屈肌腱
Flexor digitorum longus tendon

踇长屈肌腱
Flexor hallucis longus tendon

胫后动静脉
Posterior tibial artery and vein

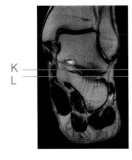
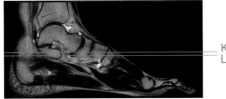

K
L

K
L

左足（K断面）

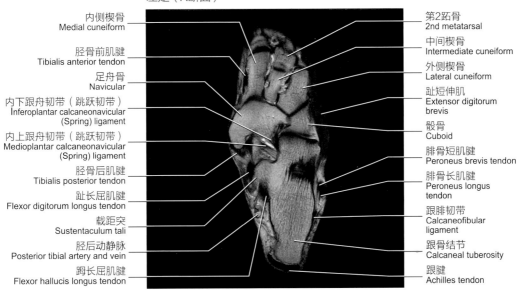

内侧楔骨
Medial cuneiform

胫骨前肌腱
Tibialis anterior tendon

足舟骨
Navicular

内下跟舟韧带（跳跃韧带）
Inferoplantar calcaneonavicular
(Spring) ligament

内上跟舟韧带（跳跃韧带）
Medioplantar calcaneonavicular
(Spring) ligament

胫骨后肌腱
Tibialis posterior tendon

趾长屈肌腱
Flexor digitorum longus tendon

载距突
Sustentaculum tali

胫后动静脉
Posterior tibial artery and vein

踇长屈肌腱
Flexor hallucis longus tendon

第2跖骨
2nd metatarsal

中间楔骨
Intermediate cuneiform

外侧楔骨
Lateral cuneiform

趾短伸肌
Extensor digitorum
brevis

骰骨
Cuboid

腓骨短肌腱
Peroneus brevis tendon

腓骨长肌腱
Peroneus longus
tendon

跟腓韧带
Calcaneofibular
ligament

跟骨结节
Calcaneal tuberosity

跟腱
Achilles tendon

左足（L断面）

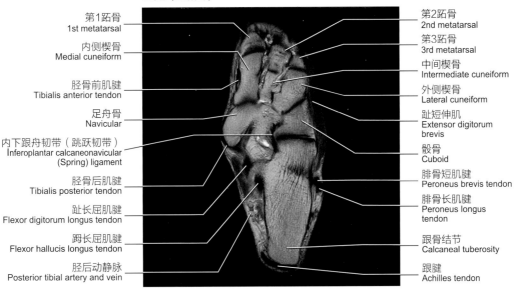

第1跖骨
1st metatarsal

内侧楔骨
Medial cuneiform

胫骨前肌腱
Tibialis anterior tendon

足舟骨
Navicular

内下跟舟韧带（跳跃韧带）
Inferoplantar calcaneonavicular
(Spring) ligament

胫骨后肌腱
Tibialis posterior tendon

趾长屈肌腱
Flexor digitorum longus tendon

踇长屈肌腱
Flexor hallucis longus tendon

胫后动静脉
Posterior tibial artery and vein

第2跖骨
2nd metatarsal

第3跖骨
3rd metatarsal

中间楔骨
Intermediate cuneiform

外侧楔骨
Lateral cuneiform

趾短伸肌
Extensor digitorum
brevis

骰骨
Cuboid

腓骨短肌腱
Peroneus brevis tendon

腓骨长肌腱
Peroneus longus
tendon

跟骨结节
Calcaneal tuberosity

跟腱
Achilles tendon

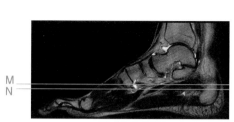
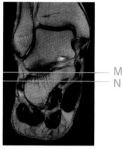

M
N

M
N

右足（M断面）

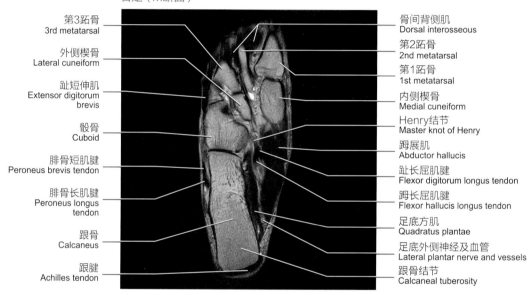

第3跖骨
3rd metatarsal

外侧楔骨
Lateral cuneiform

趾短伸肌
Extensor digitorum brevis

骰骨
Cuboid

腓骨短肌腱
Peroneus brevis tendon

腓骨长肌腱
Peroneus longus tendon

跟骨
Calcaneus

跟腱
Achilles tendon

骨间背侧肌
Dorsal interosseous

第2跖骨
2nd metatarsal

第1跖骨
1st metatarsal

内侧楔骨
Medial cuneiform

Henry结节
Master knot of Henry

踇展肌
Abductor hallucis

趾长屈肌腱
Flexor digitorum longus tendon

踇长屈肌腱
Flexor hallucis longus tendon

足底方肌
Quadratus plantae

足底外侧神经及血管
Lateral plantar nerve and vessels

跟骨结节
Calcaneal tuberosity

右足（N断面）

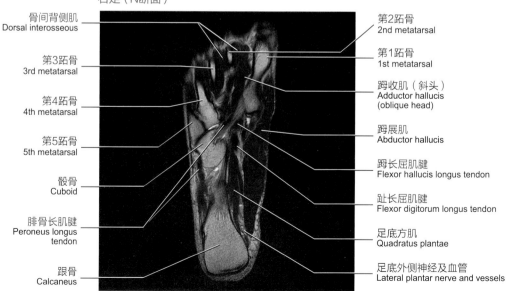

骨间背侧肌
Dorsal interosseous

第3跖骨
3rd metatarsal

第4跖骨
4th metatarsal

第5跖骨
5th metatarsal

骰骨
Cuboid

腓骨长肌腱
Peroneus longus tendon

跟骨
Calcaneus

第2跖骨
2nd metatarsal

第1跖骨
1st metatarsal

踇收肌（斜头）
Adductor hallucis (oblique head)

踇展肌
Abductor hallucis

踇长屈肌腱
Flexor hallucis longus tendon

趾长屈肌腱
Flexor digitorum longus tendon

足底方肌
Quadratus plantae

足底外侧神经及血管
Lateral plantar nerve and vessels

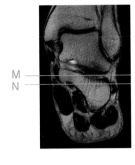
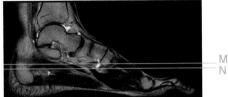

M
N

M
N

左足（M断面）

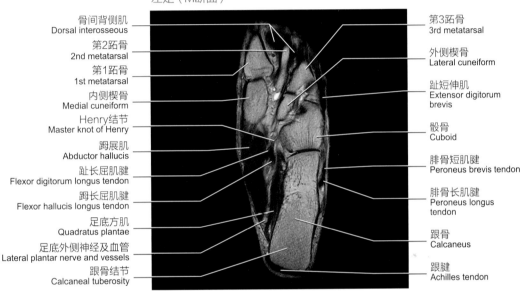

骨间背侧肌
Dorsal interosseous

第2跖骨
2nd metatarsal

第1跖骨
1st metatarsal

内侧楔骨
Medial cuneiform

Henry结节
Master knot of Henry

踇展肌
Abductor hallucis

趾长屈肌腱
Flexor digitorum longus tendon

踇长屈肌腱
Flexor hallucis longus tendon

足底方肌
Quadratus plantae

足底外侧神经及血管
Lateral plantar nerve and vessels

跟骨结节
Calcaneal tuberosity

第3跖骨
3rd metatarsal

外侧楔骨
Lateral cuneiform

趾短伸肌
Extensor digitorum brevis

骰骨
Cuboid

腓骨短肌腱
Peroneus brevis tendon

腓骨长肌腱
Peroneus longus tendon

跟骨
Calcaneus

跟腱
Achilles tendon

左足（N断面）

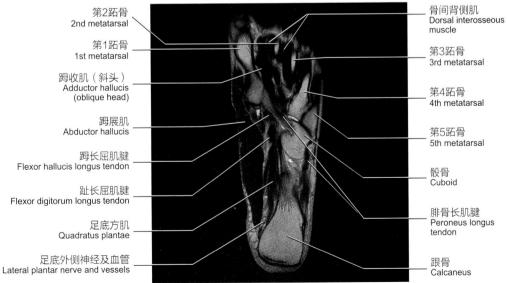

第2跖骨
2nd metatarsal

第1跖骨
1st metatarsal

踇收肌（斜头）
Adductor hallucis (oblique head)

踇展肌
Abductor hallucis

踇长屈肌腱
Flexor hallucis longus tendon

趾长屈肌腱
Flexor digitorum longus tendon

足底方肌
Quadratus plantae

足底外侧神经及血管
Lateral plantar nerve and vessels

骨间背侧肌
Dorsal interosseous muscle

第3跖骨
3rd metatarsal

第4跖骨
4th metatarsal

第5跖骨
5th metatarsal

骰骨
Cuboid

腓骨长肌腱
Peroneus longus tendon

跟骨
Calcaneus

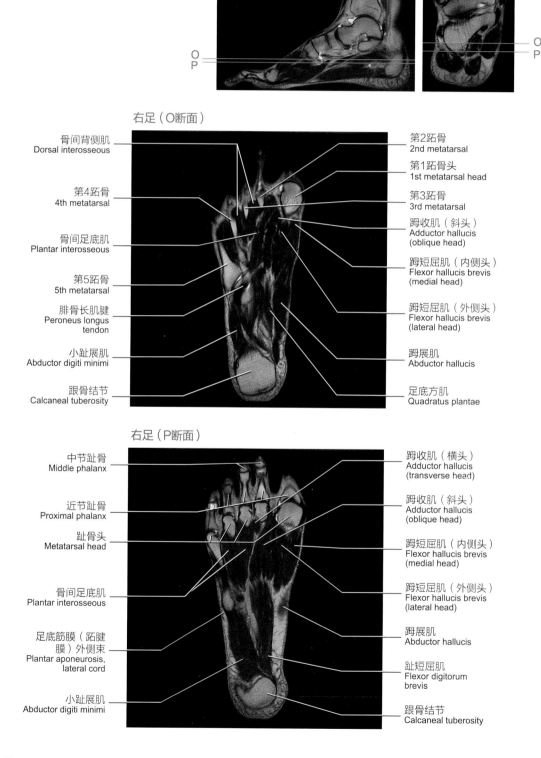

右足（O断面）

骨间背侧肌
Dorsal interosseous

第4跖骨
4th metatarsal

骨间足底肌
Plantar interosseous

第5跖骨
5th metatarsal

腓骨长肌腱
Peroneus longus
tendon

小趾展肌
Abductor digiti minimi

跟骨结节
Calcaneal tuberosity

第2跖骨
2nd metatarsal

第1跖骨头
1st metatarsal head

第3跖骨
3rd metatarsal

跶收肌（斜头）
Adductor hallucis
(oblique head)

跶短屈肌（内侧头）
Flexor hallucis brevis
(medial head)

跶短屈肌（外侧头）
Flexor hallucis brevis
(lateral head)

跶展肌
Abductor hallucis

足底方肌
Quadratus plantae

右足（P断面）

中节趾骨
Middle phalanx

近节趾骨
Proximal phalanx

趾骨头
Metatarsal head

骨间足底肌
Plantar interosseous

足底筋膜（跖腱
膜）外侧束
Plantar aponeurosis,
lateral cord

小趾展肌
Abductor digiti minimi

跶收肌（横头）
Adductor hallucis
(transverse head)

跶收肌（斜头）
Adductor hallucis
(oblique head)

跶短屈肌（内侧头）
Flexor hallucis brevis
(medial head)

跶短屈肌（外侧头）
Flexor hallucis brevis
(lateral head)

跶展肌
Abductor hallucis

趾短屈肌
Flexor digitorum
brevis

跟骨结节
Calcaneal tuberosity

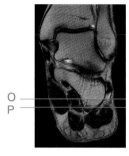
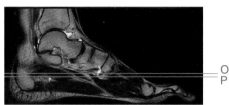

O
P

O
P

左足（O断面）

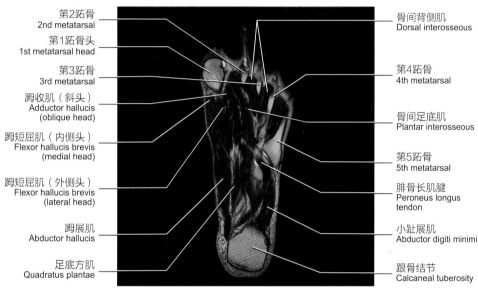

第2跖骨
2nd metatarsal

第1跖骨头
1st metatarsal head

第3跖骨
3rd metatarsal

跨收肌（斜头）
Adductor hallucis
(oblique head)

跨短屈肌（内侧头）
Flexor hallucis brevis
(medial head)

跨短屈肌（外侧头）
Flexor hallucis brevis
(lateral head)

跨展肌
Abductor hallucis

足底方肌
Quadratus plantae

骨间背侧肌
Dorsal interosseous

第4跖骨
4th metatarsal

骨间足底肌
Plantar interosseous

第5跖骨
5th metatarsal

腓骨长肌腱
Peroneus longus
tendon

小趾展肌
Abductor digiti minimi

跟骨结节
Calcaneal tuberosity

左足（P断面）

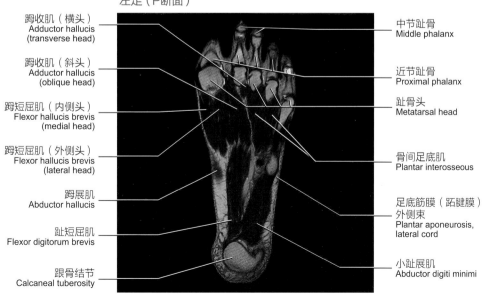

跨收肌（横头）
Adductor hallucis
(transverse head)

跨收肌（斜头）
Adductor hallucis
(oblique head)

跨短屈肌（内侧头）
Flexor hallucis brevis
(medial head)

跨短屈肌（外侧头）
Flexor hallucis brevis
(lateral head)

跨展肌
Abductor hallucis

趾短屈肌
Flexor digitorum brevis

跟骨结节
Calcaneal tuberosity

中节趾骨
Middle phalanx

近节趾骨
Proximal phalanx

趾骨头
Metatarsal head

骨间足底肌
Plantar interosseous

足底筋膜（跖腱膜）
外侧束
Plantar aponeurosis,
lateral cord

小趾展肌
Abductor digiti minimi

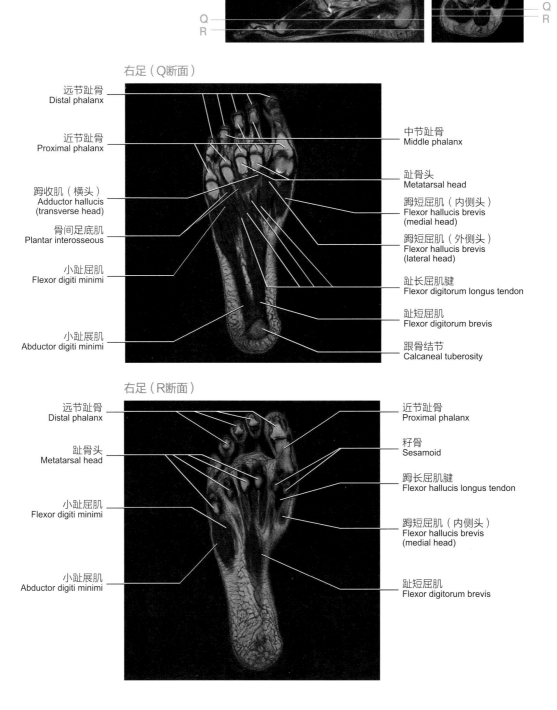

右足（Q断面）

远节趾骨
Distal phalanx

近节趾骨
Proximal phalanx

踇收肌（横头）
Adductor hallucis
(transverse head)

骨间足底肌
Plantar interosseous

小趾屈肌
Flexor digiti minimi

小趾展肌
Abductor digiti minimi

中节趾骨
Middle phalanx

趾骨头
Metatarsal head

踇短屈肌（内侧头）
Flexor hallucis brevis
(medial head)

踇短屈肌（外侧头）
Flexor hallucis brevis
(lateral head)

趾长屈肌腱
Flexor digitorum longus tendon

趾短屈肌
Flexor digitorum brevis

跟骨结节
Calcaneal tuberosity

右足（R断面）

远节趾骨
Distal phalanx

趾骨头
Metatarsal head

小趾屈肌
Flexor digiti minimi

小趾展肌
Abductor digiti minimi

近节趾骨
Proximal phalanx

籽骨
Sesamoid

踇长屈肌腱
Flexor hallucis longus tendon

踇短屈肌（内侧头）
Flexor hallucis brevis
(medial head)

趾短屈肌
Flexor digitorum brevis

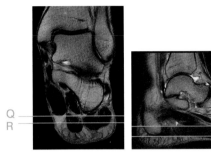
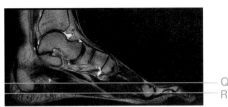

左足（Q断面）

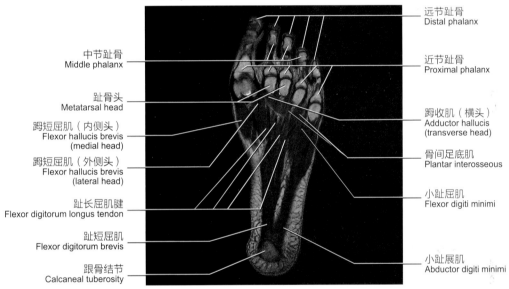

中节趾骨
Middle phalanx

趾骨头
Metatarsal head

跗短屈肌（内侧头）
Flexor hallucis brevis
(medial head)

跗短屈肌（外侧头）
Flexor hallucis brevis
(lateral head)

趾长屈肌腱
Flexor digitorum longus tendon

趾短屈肌
Flexor digitorum brevis

跟骨结节
Calcaneal tuberosity

远节趾骨
Distal phalanx

近节趾骨
Proximal phalanx

跗收肌（横头）
Adductor hallucis
(transverse head)

骨间足底肌
Plantar interosseous

小趾屈肌
Flexor digiti minimi

小趾展肌
Abductor digiti minimi

左足（R断面）

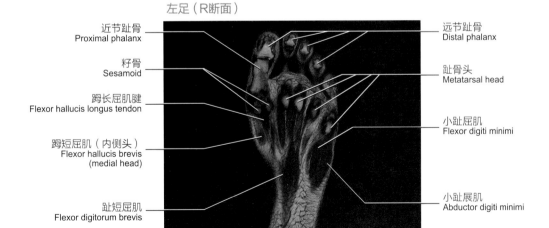

近节趾骨
Proximal phalanx

籽骨
Sesamoid

跗长屈肌腱
Flexor hallucis longus tendon

跗短屈肌（内侧头）
Flexor hallucis brevis
(medial head)

趾短屈肌
Flexor digitorum brevis

远节趾骨
Distal phalanx

趾骨头
Metatarsal head

小趾屈肌
Flexor digiti minimi

小趾展肌
Abductor digiti minimi

矢状位（DESS像）

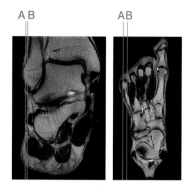

右足（A断面）

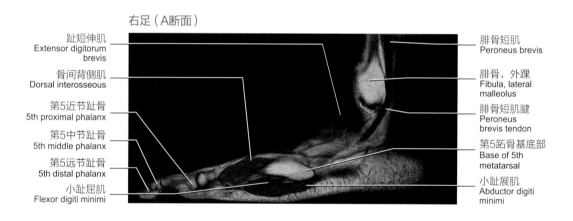

趾短伸肌
Extensor digitorum brevis

骨间背侧肌
Dorsal interosseous

第5近节趾骨
5th proximal phalanx

第5中节趾骨
5th middle phalanx

第5远节趾骨
5th distal phalanx

小趾屈肌
Flexor digiti minimi

腓骨短肌
Peroneus brevis

腓骨，外踝
Fibula, lateral malleolus

腓骨短肌腱
Peroneus brevis tendon

第5跖骨基底部
Base of 5th metatarsal

小趾展肌
Abductor digiti minimi

右足（B断面）

第5跖骨基底部
Base of 5th metatarsal

趾短伸肌
Extensor digitorum brevis

腓骨短肌
Peroneus brevis

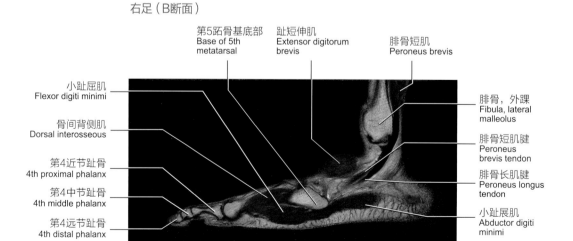

小趾屈肌
Flexor digiti minimi

骨间背侧肌
Dorsal interosseous

第4近节趾骨
4th proximal phalanx

第4中节趾骨
4th middle phalanx

第4远节趾骨
4th distal phalanx

腓骨，外踝
Fibula, lateral malleolus

腓骨短肌腱
Peroneus brevis tendon

腓骨长肌腱
Peroneus longus tendon

小趾展肌
Abductor digiti minimi

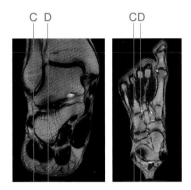

C D　　CD

右足（C断面）

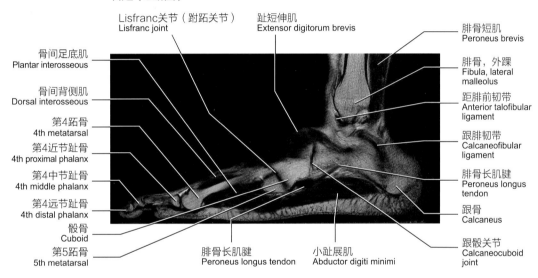

Lisfranc关节（跗跖关节）
Lisfranc joint

趾短伸肌
Extensor digitorum brevis

腓骨短肌
Peroneus brevis

骨间足底肌
Plantar interosseous

腓骨，外踝
Fibula, lateral malleolus

骨间背侧肌
Dorsal interosseous

距腓前韧带
Anterior talofibular ligament

第4跖骨
4th metatarsal

跟腓韧带
Calcaneofibular ligament

第4近节趾骨
4th proximal phalanx

腓骨长肌腱
Peroneus longus tendon

第4中节趾骨
4th middle phalanx

第4远节趾骨
4th distal phalanx

跟骨
Calcaneus

骰骨
Cuboid

跟骰关节
Calcaneocuboid joint

第5跖骨
5th metatarsal

腓骨长肌腱
Peroneus longus tendon

小趾展肌
Abductor digiti minimi

右足（D断面）

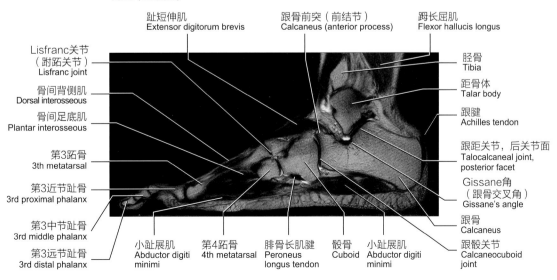

趾短伸肌
Extensor digitorum brevis

跟骨前突（前结节）
Calcaneus (anterior process)

踇长屈肌
Flexor hallucis longus

Lisfranc关节
（跗跖关节）
Lisfranc joint

胫骨
Tibia

骨间背侧肌
Dorsal interosseous

距骨体
Talar body

骨间足底肌
Plantar interosseous

跟腱
Achilles tendon

第3跖骨
3th metatarsal

跟距关节，后关节面
Talocalcaneal joint, posterior facet

第3近节趾骨
3rd proximal phalanx

Gissane角
（跟骨交叉角）
Gissane's angle

第3中节趾骨
3rd middle phalanx

跟骨
Calcaneus

第3远节趾骨
3rd distal phalanx

小趾展肌
Abductor digiti minimi

第4跖骨
4th metatarsal

腓骨长肌腱
Peroneus longus tendon

骰骨
Cuboid

小趾展肌
Abductor digiti minimi

跟骰关节
Calcaneocuboid joint

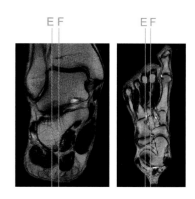

右足（E断面）

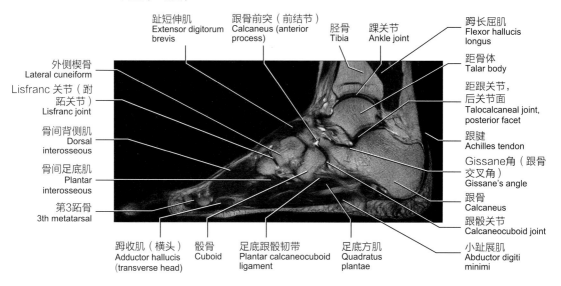

趾短伸肌 Extensor digitorum brevis

跟骨前突（前结节）Calcaneus (anterior process)

胫骨 Tibia

踝关节 Ankle joint

鉧长屈肌 Flexor hallucis longus

外侧楔骨 Lateral cuneiform

距骨体 Talar body

Lisfranc 关节（跗跖关节）Lisfranc joint

距跟关节，后关节面 Talocalcaneal joint, posterior facet

骨间背侧肌 Dorsal interosseous

跟腱 Achilles tendon

骨间足底肌 Plantar interosseous

Gissane角（跟骨交叉角）Gissane's angle

第3跖骨 3th metatarsal

跟骨 Calcaneus

鉧收肌（横头）Adductor hallucis (transverse head)

骰骨 Cuboid

足底跟骰韧带 Plantar calcaneocuboid ligament

足底方肌 Quadratus plantae

跟骰关节 Calcaneocuboid joint

小趾展肌 Abductor digiti minimi

右足（F断面）

趾短伸肌 Extensor digitorum brevis

足舟骨 Navicular

跟骨前突（前结节）Calcaneus (anterior process)

胫骨 Tibia

踝关节 Ankle joint

中间楔骨 Intermediate cuneiform

鉧长屈肌 Flexor hallucis longus

Lisfranc 关节（跗跖关节）Lisfranc joint

距骨体 Talar body

骨间背侧肌 Dorsal interosseous

跟腱 Achilles tendon

第2跖骨 2nd metatarsal

跟距关节，后关节面 Talocalcaneal joint, posterior facet

第2中节趾骨 2nd middle phalanx

跟骨 Calcaneus

第2远节趾骨 2nd distal phalanx

足底跟骰韧带 Plantar calcaneocuboid ligament

第2近节趾骨 2nd proximal phalanx

小趾展肌 Abductor digiti minimi

骨间足底肌 Plantar interosseous

鉧收肌（横头）Adductor hallucis (transverse head)

鉧收肌（斜头）Adductor hallucis (oblique head)

足底方肌 Quadratus plantae

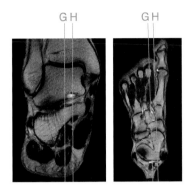

G H　　　G H

右足（G断面）

中间楔骨
Intermediate cuneiform

胫骨前肌腱
Tibialis anterior tendon

足舟骨
Navicular

Lisfranc 关节
（跗跖关节）
Lisfranc joint

骨间足底肌
Plantar
interosseous

骨间背侧肌
Dorsal interosseous

第2跖骨
2nd metatarsal

第2近节趾骨
2nd proximal
phalanx

踇收肌（横头）
Adductor hallucis
(transverse head)

踝关节
Ankle joint

趾长屈肌腱
Flexor digitorum
longus tendon

距骨体
Talar body

距舟关节
Talonavicular
joint

载距突
Sustentaculum
tali

跟骨
Calcaneus

踇长屈肌腱
Flexor hallucis
longus tendon

踇收肌（斜头）
Adductor hallucis
(oblique head)

小趾展肌
Abductor
digiti minimi

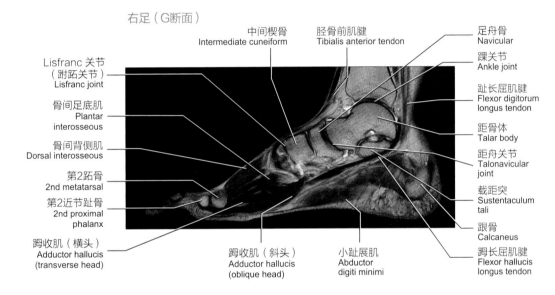

右足（H断面）

中间楔骨
Intermediate cuneiform

内侧楔骨
Medial cuneiform

第1跖骨基底部
Base of 1st metatarsal

骨间背侧肌
Dorsal interosseous

骨间足底肌
Plantar
interosseous

踇收肌（斜头）
Adductor hallucis
(oblique head)

踇短屈肌
Flexor hallucis
brevis

足舟骨
Navicular

踇展肌
Abductor hallucis

胫骨前肌腱
Tibialis anterior
tendon

踝关节
Ankle joint

距骨体
Talar body

踇长屈肌腱
Flexor hallucis
longus tendon

载距突
Sustentaculum
tali

距舟关节
Talonavicular
joint

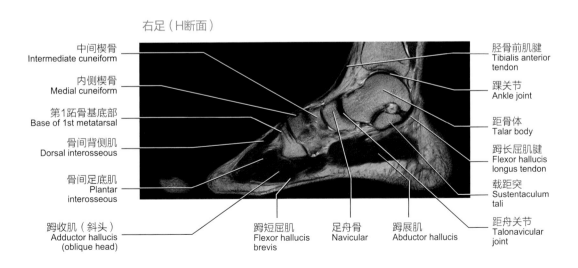

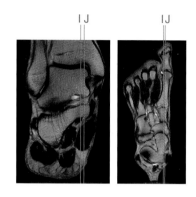

I J   I J

右足（I断面）

足舟骨
Navicular

胫骨前肌腱
Tibialis anterior tendon

内侧楔骨
Medial cuneiform

Lisfranc 关节
（跗跖关节）
Lisfranc joint

第1跖骨基底部
Base of 1st metatarsal

骨间足底肌
Plantar interosseous

第1远节趾骨
1st distal phalanx

外侧籽骨
Lateral sesamoid

距骨头
Talar head

胫骨后肌腱
Tibialis posterior tendon

趾长屈肌腱
Flexor digitorum longus tendon

距骨体
Talar body

载距突
Sustentaculum tali

姆长屈肌腱
Flexor hallucis longus tendon

姆收肌（斜头）
Adductor hallucis (oblique head)

姆短屈肌
Flexor hallucis brevis

姆展肌
Abductor hallucis

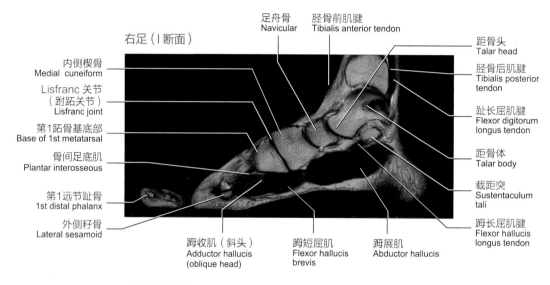

右足（J断面）

内侧楔骨
Medial cuneiform

第1跖骨
1st metatarsal

姆长屈肌腱
Flexor hallucis longus tendon

外侧籽骨
Lateral sesamoid

第1远节趾骨
1st distal phalanx

第1近节趾骨
1st proximal phalanx

胫骨前肌腱
Tibialis anterior tendon

胫骨内踝
Tibia, medial malleolus

趾长屈肌腱
Flexor digitorum longus tendon

胫骨后肌腱
Tibialis posterior tendon

距骨头
Talar head

姆展肌
Abductor hallucis

姆短屈肌
Flexor hallucis brevis

姆展肌腱
Abductor hallucis tendon

足舟骨
Navicular

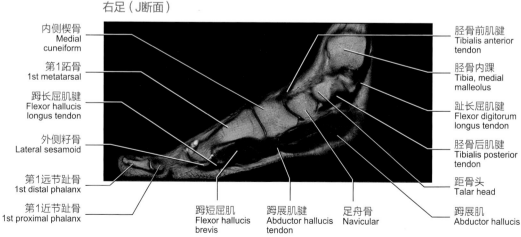

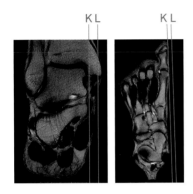

KL　　KL

右足（K断面）

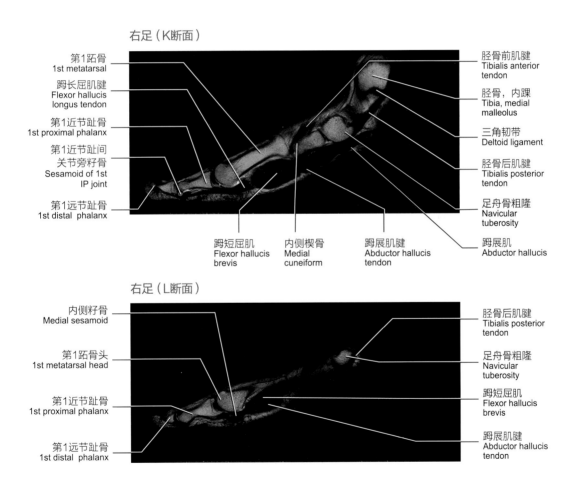

第1跖骨
1st metatarsal

蹞长屈肌腱
Flexor hallucis
longus tendon

第1近节趾骨
1st proximal phalanx

第1近节趾间
关节旁籽骨
Sesamoid of 1st
IP joint

第1远节趾骨
1st distal phalanx

蹞短屈肌
Flexor hallucis
brevis

内侧楔骨
Medial
cuneiform

蹞展肌腱
Abductor hallucis
tendon

胫骨前肌腱
Tibialis anterior
tendon

胫骨，内踝
Tibia, medial
malleolus

三角韧带
Deltoid ligament

胫骨后肌腱
Tibialis posterior
tendon

足舟骨粗隆
Navicular
tuberosity

蹞展肌
Abductor hallucis

右足（L断面）

内侧籽骨
Medial sesamoid

第1跖骨头
1st metatarsal head

第1近节趾骨
1st proximal phalanx

第1远节趾骨
1st distal phalanx

胫骨后肌腱
Tibialis posterior
tendon

足舟骨粗隆
Navicular
tuberosity

蹞短屈肌
Flexor hallucis
brevis

蹞展肌腱
Abductor hallucis
tendon

39

冠状位（T1加权像）

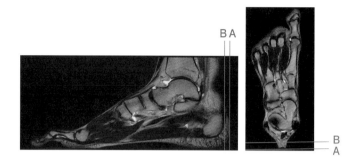

右足（A断面）

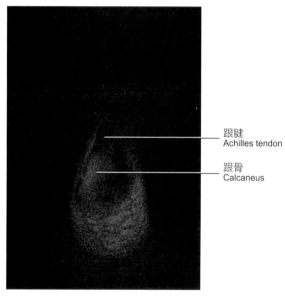

跟腱
Achilles tendon

跟骨
Calcaneus

右足（B断面）

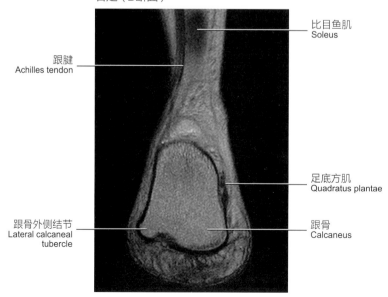

比目鱼肌
Soleus

跟腱
Achilles tendon

足底方肌
Quadratus plantae

跟骨外侧结节
Lateral calcaneal
tubercle

跟骨
Calcaneus

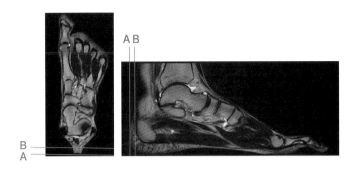

左足（A断面）

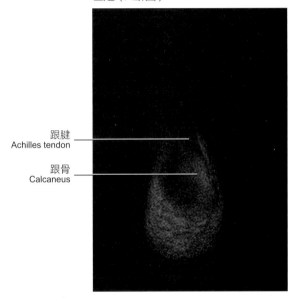

跟腱
Achilles tendon

跟骨
Calcaneus

左足（B断面）

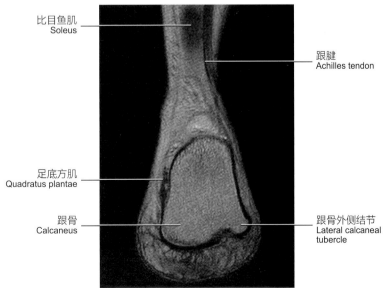

比目鱼肌
Soleus

跟腱
Achilles tendon

足底方肌
Quadratus plantae

跟骨
Calcaneus

跟骨外侧结节
Lateral calcaneal
tubercle

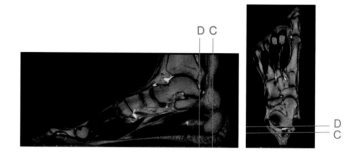

右足（C断面）

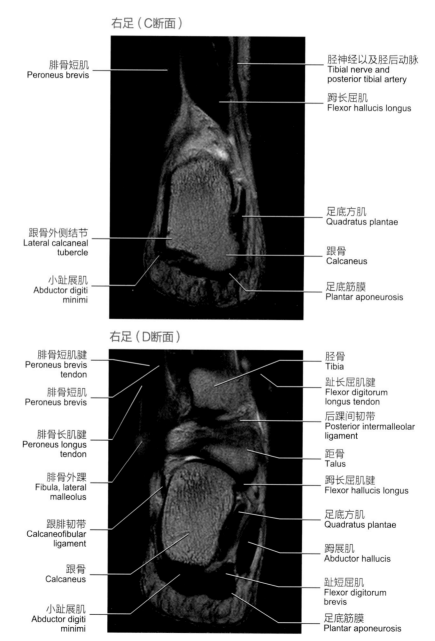

腓骨短肌 Peroneus brevis	胫神经以及胫后动脉 Tibial nerve and posterior tibial artery
	踇长屈肌 Flexor hallucis longus
	足底方肌 Quadratus plantae
跟骨外侧结节 Lateral calcaneal tubercle	跟骨 Calcaneus
小趾展肌 Abductor digiti minimi	足底筋膜 Plantar aponeurosis

右足（D断面）

腓骨短肌腱 Peroneus brevis tendon	胫骨 Tibia
腓骨短肌 Peroneus brevis	趾长屈肌腱 Flexor digitorum longus tendon
腓骨长肌腱 Peroneus longus tendon	后踝间韧带 Posterior intermalleolar ligament
	距骨 Talus
腓骨外踝 Fibula, lateral malleolus	踇长屈肌腱 Flexor hallucis longus
跟腓韧带 Calcaneofibular ligament	足底方肌 Quadratus plantae
	踇展肌 Abductor hallucis
跟骨 Calcaneus	趾短屈肌 Flexor digitorum brevis
小趾展肌 Abductor digiti minimi	足底筋膜 Plantar aponeurosis

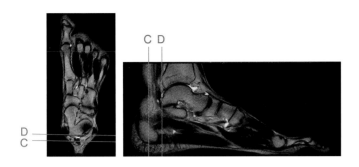

左足（C断面）

胫神经以及胫后动脉
Tibial nerve and
posterior tibial artery

蹈长屈肌
Flexor hallucis longus

足底方肌
Quadratus plantae

跟骨
Calcaneus

足底筋膜
Plantar aponeurosis

腓骨短肌
Peroneus brevis

跟骨外侧结节
Lateral calcaneal
tubercle

小趾展肌
Abductor digiti
minimi

左足（D断面）

胫骨
Tibia

趾长屈肌腱
Flexor digitorum
longus tendon

后踝间韧带
Posterior intermalleolar
ligament

距骨
Talus

蹈长屈肌
Flexor hallucis longus

足底方肌
Quadratus plantae

蹈展肌
Abductor hallucis

趾短屈肌
Flexor digitorum
brevis

足底筋膜
Plantar aponeurosis

腓骨短肌腱
Peroneus brevis
tendon

腓骨短肌
Peroneus brevis

腓骨长肌腱
Peroneus longus
tendon

腓骨外踝
Fibula, lateral
malleolus

跟腓韧带
Calcaneofibular
ligament

跟骨
Calcaneus

小趾展肌
Abductor digiti
minimi

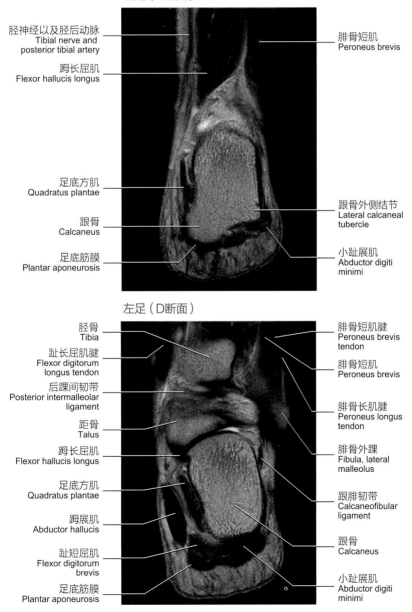

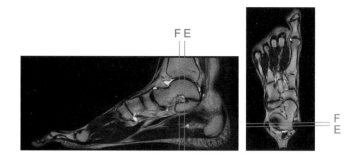

右足（E断面）

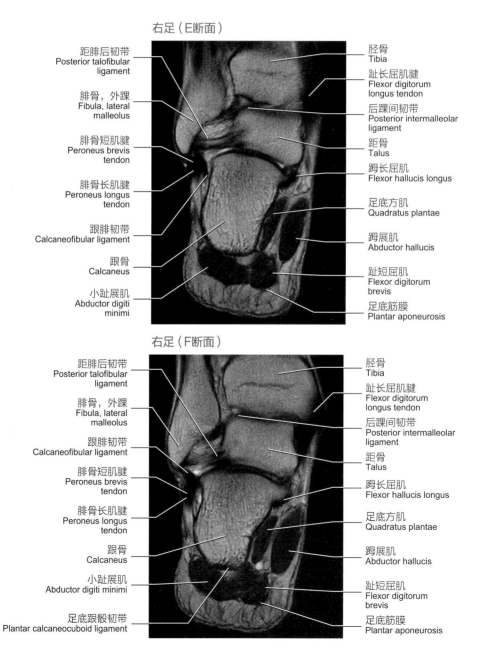

距腓后韧带 Posterior talofibular ligament	胫骨 Tibia
腓骨，外踝 Fibula, lateral malleolus	趾长屈肌腱 Flexor digitorum longus tendon
腓骨短肌腱 Peroneus brevis tendon	后踝间韧带 Posterior intermalleolar ligament
腓骨长肌腱 Peroneus longus tendon	距骨 Talus
跟腓韧带 Calcaneofibular ligament	蹈长屈肌 Flexor hallucis longus
跟骨 Calcaneus	足底方肌 Quadratus plantae
小趾展肌 Abductor digiti minimi	蹈展肌 Abductor hallucis

趾短屈肌
Flexor digitorum
brevis

足底筋膜
Plantar aponeurosis

右足（F断面）

距腓后韧带 Posterior talofibular ligament	胫骨 Tibia
腓骨，外踝 Fibula, lateral malleolus	趾长屈肌腱 Flexor digitorum longus tendon
跟腓韧带 Calcaneofibular ligament	后踝间韧带 Posterior intermalleolar ligament
腓骨短肌腱 Peroneus brevis tendon	距骨 Talus
腓骨长肌腱 Peroneus longus tendon	蹈长屈肌 Flexor hallucis longus
跟骨 Calcaneus	足底方肌 Quadratus plantae
小趾展肌 Abductor digiti minimi	蹈展肌 Abductor hallucis
足底跟骰韧带 Plantar calcaneocuboid ligament	趾短屈肌 Flexor digitorum brevis

足底筋膜
Plantar aponeurosis

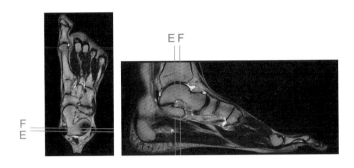

E F

F
E

左足（E断面）

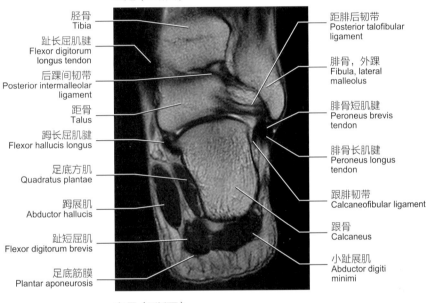

胫骨
Tibia

趾长屈肌腱
Flexor digitorum
longus tendon

后踝间韧带
Posterior intermalleolar
ligament

距骨
Talus

跗长屈肌腱
Flexor hallucis longus

足底方肌
Quadratus plantae

跗展肌
Abductor hallucis

趾短屈肌
Flexor digitorum brevis

足底筋膜
Plantar aponeurosis

距腓后韧带
Posterior talofibular
ligament

腓骨，外踝
Fibula, lateral
malleolus

腓骨短肌腱
Peroneus brevis
tendon

腓骨长肌腱
Peroneus longus
tendon

跟腓韧带
Calcaneofibular ligament

跟骨
Calcaneus

小趾展肌
Abductor digiti
minimi

左足（F断面）

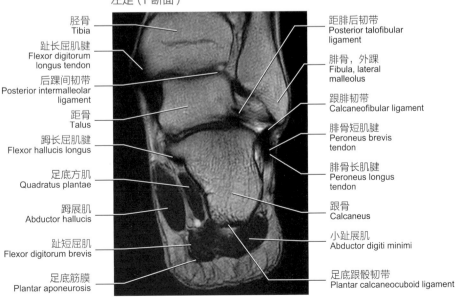

胫骨
Tibia

趾长屈肌腱
Flexor digitorum
longus tendon

后踝间韧带
Posterior intermalleolar
ligament

距骨
Talus

跗长屈肌腱
Flexor hallucis longus

足底方肌
Quadratus plantae

跗展肌
Abductor hallucis

趾短屈肌
Flexor digitorum brevis

足底筋膜
Plantar aponeurosis

距腓后韧带
Posterior talofibular
ligament

腓骨，外踝
Fibula, lateral
malleolus

跟腓韧带
Calcaneofibular ligament

腓骨短肌腱
Peroneus brevis
tendon

腓骨长肌腱
Peroneus longus
tendon

跟骨
Calcaneus

小趾展肌
Abductor digiti minimi

足底跟骰韧带
Plantar calcaneocuboid ligament

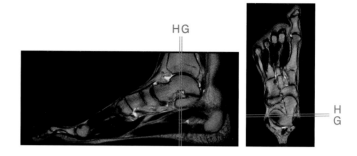

HG

H
G

右足（G断面）

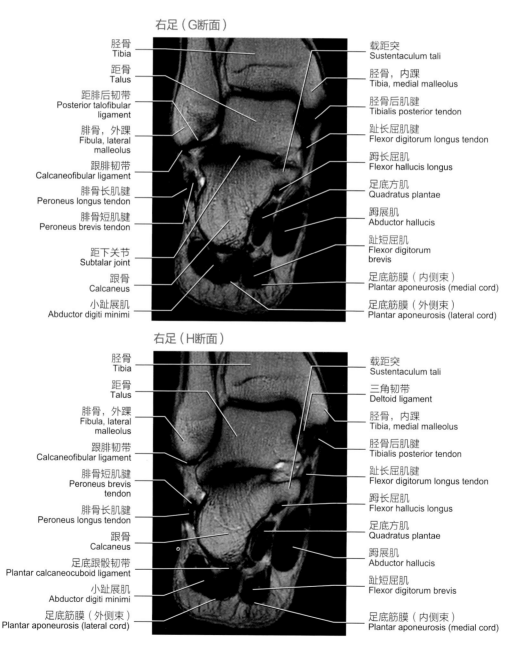

胫骨
Tibia

距骨
Talus

距腓后韧带
Posterior talofibular
ligament

腓骨，外踝
Fibula, lateral
malleolus

跟腓韧带
Calcaneofibular ligament

腓骨长肌腱
Peroneus longus tendon

腓骨短肌腱
Peroneus brevis tendon

距下关节
Subtalar joint

跟骨
Calcaneus

小趾展肌
Abductor digiti minimi

载距突
Sustentaculum tali

胫骨，内踝
Tibia, medial malleolus

胫骨后肌腱
Tibialis posterior tendon

趾长屈肌腱
Flexor digitorum longus tendon

踇长屈肌
Flexor hallucis longus

足底方肌
Quadratus plantae

踇展肌
Abductor hallucis

趾短屈肌
Flexor digitorum
brevis

足底筋膜（内侧束）
Plantar aponeurosis (medial cord)

足底筋膜（外侧束）
Plantar aponeurosis (lateral cord)

右足（H断面）

胫骨
Tibia

距骨
Talus

腓骨，外踝
Fibula, lateral
malleolus

跟腓韧带
Calcaneofibular ligament

腓骨短肌腱
Peroneus brevis
tendon

腓骨长肌腱
Peroneus longus tendon

跟骨
Calcaneus

足底跟骰韧带
Plantar calcaneocuboid ligament

小趾展肌
Abductor digiti minimi

足底筋膜（外侧束）
Plantar aponeurosis (lateral cord)

载距突
Sustentaculum tali

三角韧带
Deltoid ligament

胫骨，内踝
Tibia, medial malleolus

胫骨后肌腱
Tibialis posterior tendon

趾长屈肌腱
Flexor digitorum longus tendon

踇长屈肌
Flexor hallucis longus

足底方肌
Quadratus plantae

踇展肌
Abductor hallucis

趾短屈肌
Flexor digitorum brevis

足底筋膜（内侧束）
Plantar aponeurosis (medial cord)

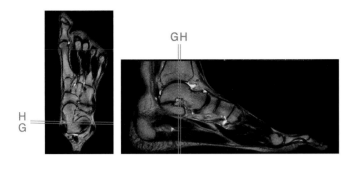

GH

H
G

左足（G断面）

载距突
Sustentaculum tali

胫骨，内踝
Tibia, medial malleolus

胫骨后肌腱
Tibialis posterior tendon

趾长屈肌腱
Flexor digitorum longus tendon

蹈长屈肌
Flexor hallucis longus

足底方肌
Quadratus plantae

蹈展肌
Abductor hallucis

趾短屈肌
Flexor digitorum brevis

足底筋膜（内侧束）
Plantar aponeurosis (medial cord)

足底筋膜（外侧束）
Plantar aponeurosis (lateral cord)

胫骨
Tibia

距骨
Talus

距腓后韧带
Posterior talofibular ligament

腓骨，外踝
Fibula, lateral malleolus

跟腓韧带
Calcaneofibular ligament

腓骨长肌腱
Peroneus longus tendon

腓骨短肌腱
Peroneus brevis tendon

距下关节
Subtalar joint

跟骨
Calcaneus

小趾展肌
Abductor digiti minimi

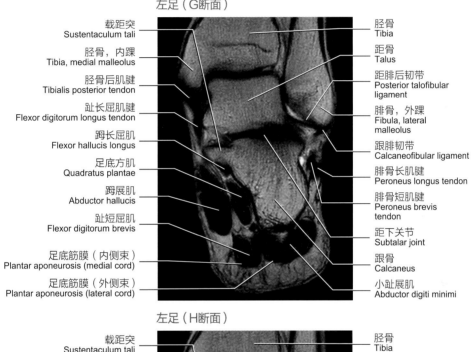

左足（H断面）

载距突
Sustentaculum tali

三角韧带
Deltoid ligament

胫骨，内踝
Tibia, medial malleolus

胫骨后肌腱
Tibialis posterior tendon

趾长屈肌腱
Flexor digitorum longus tendon

蹈长屈肌
Flexor hallucis longus

足底方肌
Quadratus plantae

蹈展肌
Abductor hallucis

趾短屈肌
Flexor digitorum brevis

足底筋膜（内侧束）
Plantar aponeurosis (medial cord)

胫骨
Tibia

距骨
Talus

腓骨，外踝
Fibula, lateral malleolus

跟腓韧带
Calcaneofibular ligament

腓骨短肌腱
Peroneus brevis tendon

腓骨长肌腱
Peroneus longus tendon

跟骨
Calcaneus

足底跟骰韧带
Plantar calcaneocuboid ligament

小趾展肌
Abductor digiti minimi

足底筋膜（外侧束）
Plantar aponeurosis (lateral cord)

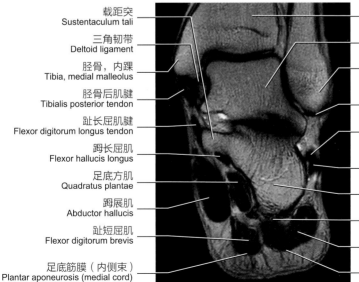

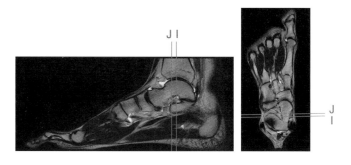

右足（I 断面）

左侧标注	右侧标注
载距突 Sustentaculum tali	三角韧带 Deltoid ligament
胫骨 Tibia	中距下关节 Middle subtalar joint
距骨 Talus	胫骨，内踝 Tibia, medial malleolus
腓骨，外踝 Fibula, lateral malleolus	胫骨后肌腱 Tibialis posterior tendon
距腓前韧带 Anterior talofibular ligament	趾长屈肌腱 Flexor digitorum longus tendon
跗骨窦 Tarsal sinus	跨长屈肌 Flexor hallucis longus
腓骨短肌腱 Peroneus brevis tendon	足底方肌 Quadratus plantae
腓骨长肌腱 Peroneus longus tendon	跨展肌 Abductor hallucis
跟骨 Calcaneus	足底跟骰韧带 Plantar calcaneocuboid ligament
小趾展肌 Abductor digiti minimi	趾短屈肌 Flexor digitorum brevis
足底筋膜（外侧束）Plantar aponeurosis (lateral cord)	足底筋膜（内侧束）Plantar aponeurosis (medial cord)

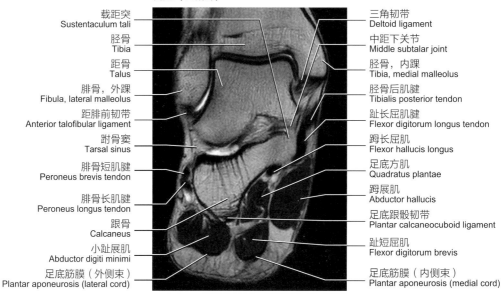

右足（J 断面）

左侧标注	右侧标注
载距突 Sustentaculum tali	中距下关节 Middle subtalar joint
胫骨 Tibia	三角韧带 Deltoid ligament
距骨滑车 Talar dome	胫骨，内踝 Tibia, medial malleolus
距跟韧带 Talocalcaneal ligament	胫骨后肌腱 Tibialis posterior tendon
距腓前韧带 Anterior talofibular ligament	趾长屈肌腱 Flexor digitorum longus tendon
跗骨窦 Tarsal sinus	跨长屈肌 Flexor hallucis longus
腓骨短肌腱 Peroneus brevis tendon	足底方肌 Quadratus plantae
腓骨长肌腱 Peroneus longus tendon	跨展肌 Abductor hallucis
跟骨 Calcaneus	趾短屈肌 Flexor digitorum brevis
小趾展肌 Abductor digiti minimi	足底筋膜（内侧束）Plantar aponeurosis (medial cord)
足底筋膜（外侧束）Plantar aponeurosis (lateral cord)	足底跟骰韧带 Plantar calcaneocuboid ligament

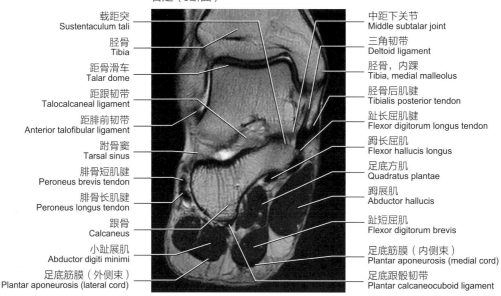

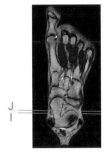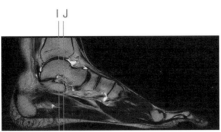

I J

J
I

左足（I断面）

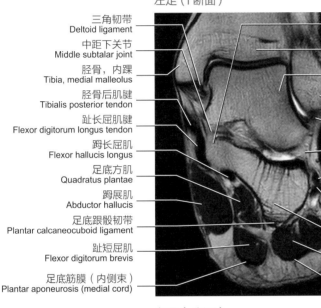

左侧	右侧
三角韧带 Deltoid ligament	载距突 Sustentaculum tali
中距下关节 Middle subtalar joint	胫骨 Tibia
胫骨，内踝 Tibia, medial malleolus	距骨 Talus
胫骨后肌腱 Tibialis posterior tendon	腓骨，外踝 Fibula, lateral malleolus
趾长屈肌腱 Flexor digitorum longus tendon	距腓前韧带 Anterior talofibular ligament
踇长屈肌 Flexor hallucis longus	跗骨窦 Tarsal sinus
足底方肌 Quadratus plantae	腓骨短肌腱 Peroneus brevis tendon
踇展肌 Abductor hallucis	腓骨长肌腱 Peroneus longus tendon
足底跟骰韧带 Plantar calcaneocuboid ligament	跟骨 Calcaneus
趾短屈肌 Flexor digitorum brevis	小趾展肌 Abductor digiti minimi
足底筋膜（内侧束）Plantar aponeurosis (medial cord)	足底筋膜（外侧束）Plantar aponeurosis (lateral cord)

左足（J断面）

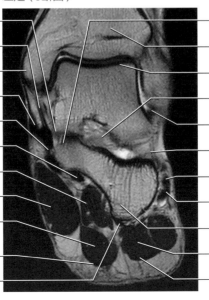

左侧	右侧
中距下关节 Middle subtalar joint	载距突 Sustentaculum tali
三角韧带 Deltoid ligament	胫骨 Tibia
胫骨，内踝 Tibia, medial malleolus	距骨滑车 Talar dome
胫骨后肌腱 Tibialis posterior tendon	距跟韧带 Talocalcaneal ligament
趾长屈肌腱 Flexor digitorum longus tendon	距腓前韧带 Anterior talofibular ligament
踇长屈肌 Flexor hallucis longus	跗骨窦 Tarsal sinus
足底方肌 Quadratus plantae	腓骨短肌腱 Peroneus brevis tendon
踇展肌 Abductor hallucis	腓骨长肌腱 Peroneus longus tendon
趾短屈肌 Flexor digitorum brevis	跟骨 Calcaneus
足底筋膜（内侧束）Plantar aponeurosis (medial cord)	小趾展肌 Abductor digiti minimi
足底跟骰韧带 Plantar calcaneocuboid ligament	足底筋膜（外侧束）Plantar aponeurosis (lateral cord)

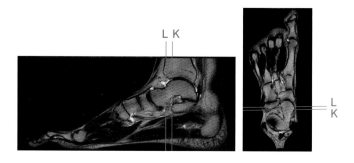

L K

右足（K断面）

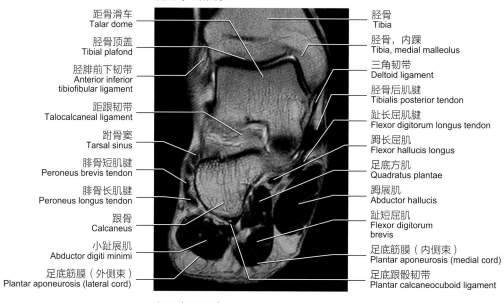

左侧标注	右侧标注
距骨滑车 Talar dome	胫骨 Tibia
胫骨顶盖 Tibial plafond	胫骨，内踝 Tibia, medial malleolus
胫腓前下韧带 Anterior inferior tibiofibular ligament	三角韧带 Deltoid ligament
距跟韧带 Talocalcaneal ligament	胫骨后肌腱 Tibialis posterior tendon
跗骨窦 Tarsal sinus	趾长屈肌腱 Flexor digitorum longus tendon
腓骨短肌腱 Peroneus brevis tendon	踇长屈肌 Flexor hallucis longus
腓骨长肌腱 Peroneus longus tendon	足底方肌 Quadratus plantae
跟骨 Calcaneus	踇展肌 Abductor hallucis
小趾展肌 Abductor digiti minimi	趾短屈肌 Flexor digitorum brevis
足底筋膜（外侧束） Plantar aponeurosis (lateral cord)	足底筋膜（内侧束） Plantar aponeurosis (medial cord)
	足底跟骰韧带 Plantar calcaneocuboid ligament

右足（L断面）

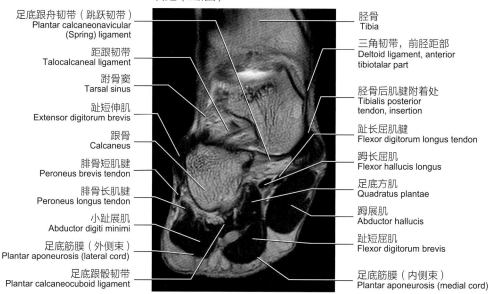

左侧标注	右侧标注
足底跟舟韧带（跳跃韧带） Plantar calcaneonavicular (Spring) ligament	胫骨 Tibia
距跟韧带 Talocalcaneal ligament	三角韧带，前胫距部 Deltoid ligament, anterior tibiotalar part
跗骨窦 Tarsal sinus	胫骨后肌腱附着处 Tibialis posterior tendon, insertion
趾短伸肌 Extensor digitorum brevis	趾长屈肌腱 Flexor digitorum longus tendon
跟骨 Calcaneus	踇长屈肌 Flexor hallucis longus
腓骨短肌腱 Peroneus brevis tendon	足底方肌 Quadratus plantae
腓骨长肌腱 Peroneus longus tendon	踇展肌 Abductor hallucis
小趾展肌 Abductor digiti minimi	趾短屈肌 Flexor digitorum brevis
足底筋膜（外侧束） Plantar aponeurosis (lateral cord)	足底筋膜（内侧束） Plantar aponeurosis (medial cord)
足底跟骰韧带 Plantar calcaneocuboid ligament	

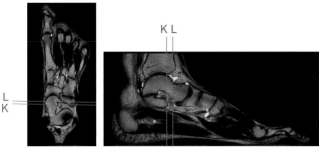

左足（K断面）

胫骨
Tibia

胫骨，内踝
Tibia, medial malleolus

三角韧带
Deltoid ligament

胫骨后肌腱
Tibialis posterior tendon

趾长屈肌腱
Flexor digitorum longus tendon

𧿹长屈肌
Flexor hallucis longus

足底方肌
Quadratus plantae

𧿹展肌
Abductor hallucis

趾短屈肌
Flexor digitorum brevis

足底筋膜（内侧束）
Plantar aponeurosis (medial cord)

足底跟骰韧带
Plantar calcaneocuboid ligament

距骨滑车
Talar dome

胫骨顶盖
Tibial plafond

胫腓前下韧带
Anterior inferior
tibiofibular ligament

距跟韧带
Talocalcaneal ligament

跗骨窦
Tarsal sinus

腓骨短肌腱
Peroneus brevis tendon

腓骨长肌腱
Peroneus longus tendon

跟骨
Calcaneus

小趾展肌
Abductor digiti minimi

足底筋膜（外侧束）
Plantar aponeurosis (lateral cord)

左足（L断面）

胫骨
Tibia

三角韧带，前胫距部
Deltoid ligament,
anterior tibiotalar
part

胫骨后肌腱附着处
Tibialis posterior
tendon, insertion

趾长屈肌腱
Flexor digitorum longus tendon

𧿹长屈肌
Flexor hallucis longus

足底方肌
Quadratus plantae

𧿹展肌
Abductor hallucis

趾短屈肌
Flexor digitorum brevis

足底筋膜（内侧束）
Plantar aponeurosis (medial cord)

足底跟舟韧带（跳跃韧带）
Plantar calcaneonavicular
(Spring) ligament

距跟韧带
Talocalcaneal ligament

跗骨窦
Tarsal sinus

趾短伸肌
Extensor digitorum brevis

跟骨
Calcaneus

腓骨短肌腱
Peroneus brevis tendon

腓骨长肌腱
Peroneus longus tendon

小趾展肌
Abductor digiti minimi

足底筋膜（外侧束）
Plantar aponeurosis (lateral cord)

足底跟骰韧带
Plantar calcaneocuboid ligament

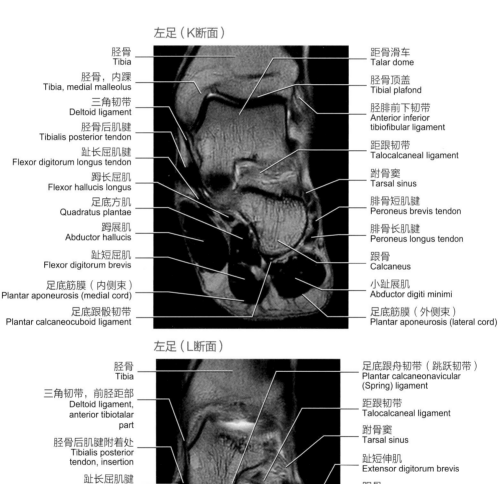

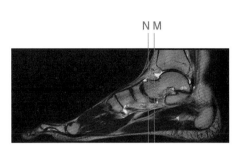
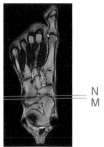

N M

N
M

右足（M断面）

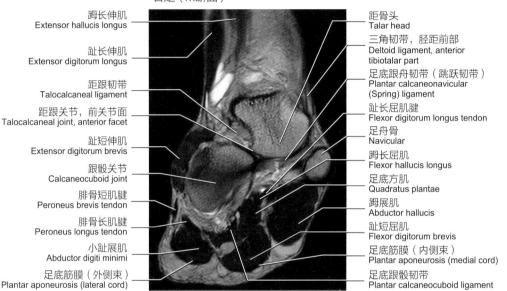

左侧标注	右侧标注
姆长伸肌 Extensor hallucis longus	距骨头 Talar head
趾长伸肌 Extensor digitorum longus	三角韧带，胫距前部 Deltoid ligament, anterior tibiotalar part
距跟韧带 Talocalcaneal ligament	足底跟舟韧带（跳跃韧带） Plantar calcaneonavicular (Spring) ligament
距跟关节，前关节面 Talocalcaneal joint, anterior facet	趾长屈肌腱 Flexor digitorum longus tendon
趾短伸肌 Extensor digitorum brevis	足舟骨 Navicular
跟骰关节 Calcaneocuboid joint	姆长屈肌 Flexor hallucis longus
腓骨短肌腱 Peroneus brevis tendon	足底方肌 Quadratus plantae
腓骨长肌腱 Peroneus longus tendon	姆展肌 Abductor hallucis
小趾展肌 Abductor digiti minimi	趾短屈肌 Flexor digitorum brevis
足底筋膜（外侧束） Plantar aponeurosis (lateral cord)	足底筋膜（内侧束） Plantar aponeurosis (medial cord)
	足底跟骰韧带 Plantar calcaneocuboid ligament

右足（N断面）

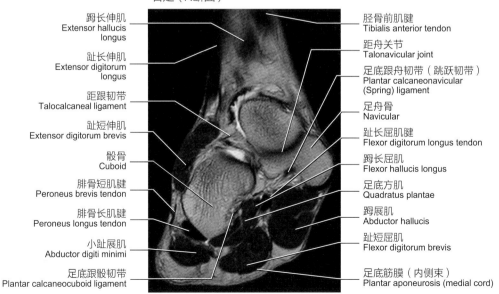

左侧标注	右侧标注
姆长伸肌 Extensor hallucis longus	胫骨前肌腱 Tibialis anterior tendon
趾长伸肌 Extensor digitorum longus	距舟关节 Talonavicular joint
距跟韧带 Talocalcaneal ligament	足底跟舟韧带（跳跃韧带） Plantar calcaneonavicular (Spring) ligament
趾短伸肌 Extensor digitorum brevis	足舟骨 Navicular
骰骨 Cuboid	趾长屈肌腱 Flexor digitorum longus tendon
腓骨短肌腱 Peroneus brevis tendon	姆长屈肌 Flexor hallucis longus
腓骨长肌腱 Peroneus longus tendon	足底方肌 Quadratus plantae
小趾展肌 Abductor digiti minimi	姆展肌 Abductor hallucis
足底跟骰韧带 Plantar calcaneocuboid ligament	趾短屈肌 Flexor digitorum brevis
	足底筋膜（内侧束） Plantar aponeurosis (medial cord)

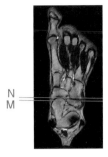
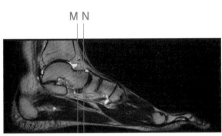

M N

N
M

左足（M断面）

左侧标注	右侧标注

距骨头
Talar head

三角韧带，前胫距部
Deltoid ligament, anterior tibiotalar part

足底跟舟韧带（跳跃韧带）
Plantar calcaneonavicular (Spring) ligament

趾长屈肌腱
Flexor digitorum longus tendon

足舟骨
Navicular

踇长屈肌
Flexor hallucis longus

足底方肌
Quadratus plantae

踇展肌
Abductor hallucis

趾短屈肌
Flexor digitorum brevis

足底筋膜（内侧束）
Plantar aponeurosis (medial cord)

足底跟骰韧带
Plantar calcaneocuboid ligament

踇长伸肌
Extensor hallucis longus

趾长伸肌
Extensor digitorum longus

距跟韧带
Talocalcaneal ligament

距跟关节，前关节面
Talocalcaneal joint, anterior facet

趾短伸肌
Extensor digitorum brevis

跟骰关节
Calcaneocuboid joint

腓骨短肌腱
Peroneus brevis tendon

腓骨长肌腱
Peroneus longus tendon

小趾展肌
Abductor digiti minimi

足底筋膜（外侧束）
Plantar aponeurosis (lateral cord)

左足（N断面）

胫骨前肌腱
Tibialis anterior tendon

距舟关节
Talonavicular joint

足底跟舟韧带（跳跃韧带）
Plantar calcaneonavicular (Spring) ligament

足舟骨
Navicular

趾长屈肌腱
Flexor digitorum longus tendon

踇长屈肌
Flexor hallucis longus

足底方肌
Quadratus plantae

踇展肌
Abductor hallucis

趾短屈肌
Flexor digitorum brevis

足底筋膜（内侧束）
Plantar aponeurosis (medial cord)

踇长伸肌
Extensor hallucis longus

趾长伸肌
Extensor digitorum longus

距跟韧带
Talocalcaneal ligament

趾短伸肌
Extensor digitorum brevis

骰骨
Cuboid

腓骨短肌腱
Peroneus brevis tendon

腓骨长肌腱
Peroneus longus tendon

小趾展肌
Abductor digiti minimi

足底跟骰韧带
Plantar calcaneocuboid ligament

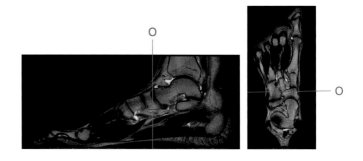

右足（O断面）

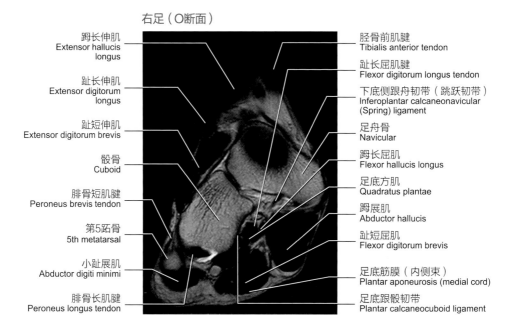

姆长伸肌
Extensor hallucis longus

趾长伸肌
Extensor digitorum longus

趾短伸肌
Extensor digitorum brevis

骰骨
Cuboid

腓骨短肌腱
Peroneus brevis tendon

第5跖骨
5th metatarsal

小趾展肌
Abductor digiti minimi

腓骨长肌腱
Peroneus longus tendon

胫骨前肌腱
Tibialis anterior tendon

趾长屈肌腱
Flexor digitorum longus tendon

下底侧跟舟韧带（跳跃韧带）
Inferoplantar calcaneonavicular (Spring) ligament

足舟骨
Navicular

姆长屈肌
Flexor hallucis longus

足底方肌
Quadratus plantae

姆展肌
Abductor hallucis

趾短屈肌
Flexor digitorum brevis

足底筋膜（内侧束）
Plantar aponeurosis (medial cord)

足底跟骰韧带
Plantar calcaneocuboid ligament

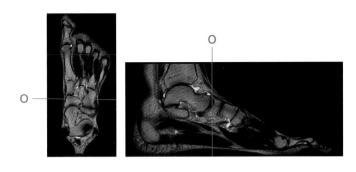

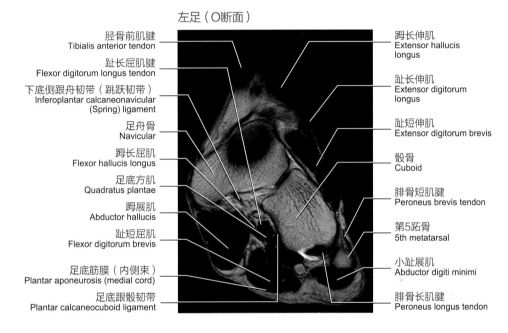

左足（O断面）

胫骨前肌腱
Tibialis anterior tendon

趾长屈肌腱
Flexor digitorum longus tendon

下底侧跟舟韧带（跳跃韧带）
Inferoplantar calcaneonavicular
(Spring) ligament

足舟骨
Navicular

跨长屈肌
Flexor hallucis longus

足底方肌
Quadratus plantae

跨展肌
Abductor hallucis

趾短屈肌
Flexor digitorum brevis

足底筋膜（内侧束）
Plantar aponeurosis (medial cord)

足底跟骰韧带
Plantar calcaneocuboid ligament

跨长伸肌
Extensor hallucis
longus

趾长伸肌
Extensor digitorum
longus

趾短伸肌
Extensor digitorum brevis

骰骨
Cuboid

腓骨短肌腱
Peroneus brevis tendon

第5跖骨
5th metatarsal

小趾展肌
Abductor digiti minimi

腓骨长肌腱
Peroneus longus tendon

第 3 章

足踝部 MRI
扫描方法

引　言

　　踝关节、足部的 MRI 扫描以踝关节摆放的体位、扫描的定位像为基准决定扫描的位置、方向以及选用的序列等。如何在 MRI 图像上显示想要观察的解剖结构，影响因素有很多。对于想要观察的解剖结构，如果没有选择合适的扫描角度或者层面，很难做出准确的诊断，这一点适用于骨关节领域的任何一个关节部位。本章将对欲观察的解剖结构、病变如何选择适合的 MRI 序列以及扫描层面进行介绍说明。而 X 线摄影相关内容在此略过，不做赘述。

选择合适的 MRI 扫描序列

　　首先要弄清楚，以什么结构为重点进行扫描和诊断。

　　根据想要观察的结构，可将扫描内容大致分为 4 大类：①韧带和肌腱；②骨和骨髓；③软骨；④软组织肿瘤、肌肉及炎症。

韧带和肌腱

　　韧带和肌腱结构在所有 MRI 序列上都呈低信号，如果信号增高，需要怀疑存在炎症、变性或者断裂的可能。成像效果较好的 T1、T2 加权像是万能序列，特别是为了排除魔角效应（注释 3-2，第 76 页）造成的肌腱假性病变，应该将 T2 加权像纳入扫描计划内。压脂图像（STIR 像、质子密度压脂像、T2 压脂像等）将周围软组织信号压低的同时，突显周围血肿以及积液信号，对于韧带损伤等病变的观察反而不佳，因而需要和其他序列配合使用（图 3-1A～E）。

　　轴位是韧带和肌腱的基本扫描方向。对于观察肌腱的连续性，矢状位扫描也很有帮助（图 3-1F）。矢状位是足底筋膜的基本扫描方向。冠状位适合于观察跟腓韧带以及足底筋膜。

骨和骨髓

　　出现骨髓水肿、骨挫伤的情况下，压脂图像（STIR 像、T2 压脂像等）能够清晰显示水肿的范围，对诊断很有帮助。但是，这些异常的改变在压脂像上容易被过度突显，结合 T1 加权像进行评价比较好（图 3-2、3-3）。出现骨折或者骨痂形成等情况，在 T1 加权像上最容易观察到增厚的骨皮质结构。骨膜反应造成骨皮质层状改变在压脂图像上表现为带状高信号，这有助于推测骨折时间。在 T2 加权像上常常很难清晰地显示骨髓水肿情况（如果大幅度改善扫描条件的话，能够清晰显示出病变）。但是骨髓、骨皮质以及骨肿瘤的诊断还需要结合 T1 加权像。

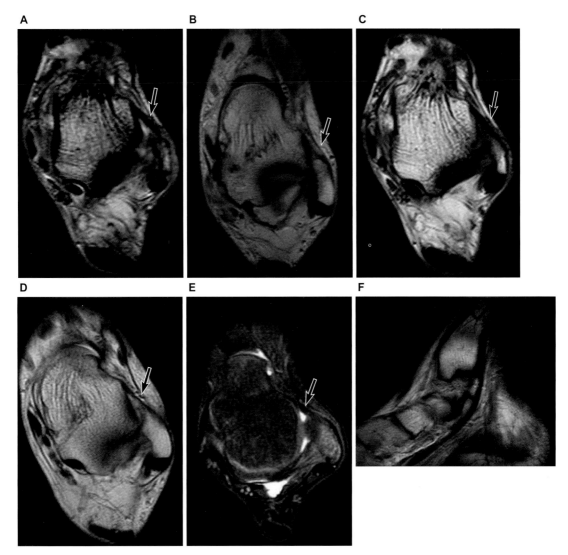

图3-1　韧带和肌腱：距腓前韧带及肌腱的信号对比

虽然图中患者年龄以及性别有所不同，但是在所用的序列上均可观察到距腓前韧带（→）。轴位DESS像（A）要比其他序列显示的韧带更清晰。轴位质子密度加权像（B）上距腓前韧带边缘有些模糊不清楚，这可能是患者体位偏差造成的。轴位T1、T2加权像（C、D）均能清晰显示韧带结构。轴位T2压脂像（E）上由于周围组织信号降低，距腓前韧带轮廓有些难以分辨。综上可以看出肌腱在所有序列上均表现为低信号。此外，矢状位扫描对于观察肌腱的连续性也十分重要。当使用回波时间（echo time，TE）较短的序列时，由于很容易出现魔角效应，最好追加矢状位T2加权像（F）以辅助诊断

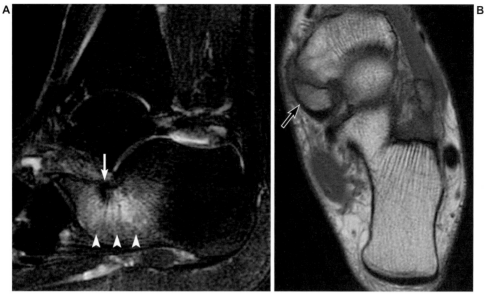

图3-2　骨和骨髓：疲劳性骨折（A为17岁女性）和副骨损伤（B为30岁男性）

矢状位T2压脂像（A）显示跟骨颈部关节面片状低信号，提示骨折（→）；周围放射状高信号代表骨折伴随的骨髓水肿（►）。轴位T1加权像（B）上足舟骨内下方椭圆形的骨块是副骨（→）；其内骨髓信号减低，提示水肿，即存在副骨损伤

软骨

　　观察距骨滑车的软骨病变需要特定的扫描序列。DESS（双回波稳态，注释3-1）和T1、T2加权像上软骨呈低信号，质子密度压脂像、GRE T1加权像上软骨呈高信号。

　　如果软骨发生变性，其信号会减低，其结构会变薄。这在软骨呈高信号的序列图像上很容易观察到，但同时伪影也会很明显。软骨的缺损常伴有软骨下骨的信号异常，因而在寻找软骨病变的同时，注意观察软骨下骨的信号改变，更容易发现病变区。软骨损伤在所有序列上均呈低信号区域（图3-4）。软骨内的焦磷酸钙结晶等成分呈无信号。如果扫描条件足够好，T1、T2加权像可以清晰显示软骨的轮廓。欲观察距骨滑车软骨时，需要进行矢状位和冠状位两个方向扫描，并明确有无软骨不稳定性。

软组织肿瘤、肌肉及炎症

　　欲观察软组织肿瘤、肌肉及炎症的情况下，压脂像（STIR像、T2压脂像）对肌肉以及肿瘤周围的水肿，炎症造成的水肿以及相应范围的评估很有帮助（图3-5、3-6）。如果大腿及小腿羽状肌的肌腱移行处断裂，中心的肌腱会出现沿着羽状肌纤维走行的带状高信号，后者可能是由血肿和水肿所致。因自身免疫性疾病出现的肌炎、筋膜炎、肌肉水肿等，表现为沿着肌肉以及筋膜分布的高信号。进行炎症以及肌肉损伤等评估时，往往左右两侧对比分析

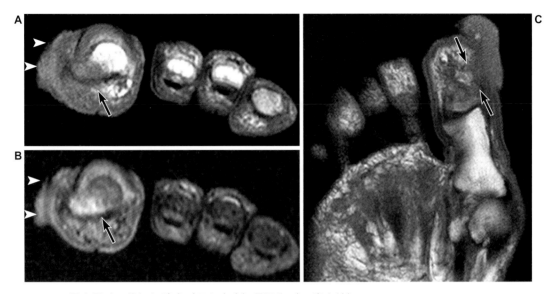

图3-3　骨和骨髓：软组织肿瘤（黑色素瘤）骨浸润（70岁女性）

冠状位T1加权像（A）显示第1远节趾骨内侧皮下软组织增厚并突出，提示存在软组织肿瘤（➤）；肿瘤直接侵袭第1远节趾骨，骨髓内见片状低信号区（→）。冠状位STIR像（B）显示肿瘤呈不均一的高信号（→，➤）。轴位T1加权像（C）上能够同时清晰显示远节趾骨内侧锯齿状突出的肿瘤及趾骨局部受侵的部位（→）

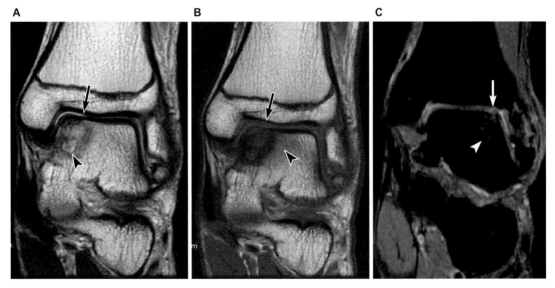

图3-4　软骨：骨软骨损伤（A、B为14岁男性；C为30岁男性）

冠状位T2加权像（A）显示距骨滑车内后方卵圆形囊性病变，考虑软骨下囊变（➤）；虽然软骨厚薄较均一，但依然能够观察到提示软骨缺损的局部低信号，考虑存在软骨损伤（→）。冠状位T1加权像（B）上软骨下囊变周围骨髓见淡片样低信号，提示存在骨挫伤（➤）；损伤区与A图相一致。冠状位质子密度压脂像（C）显示距骨滑车外侧骨髓信号增高，存在骨挫伤（➤）；软骨面部分缺损，缺损区呈高信号（→）

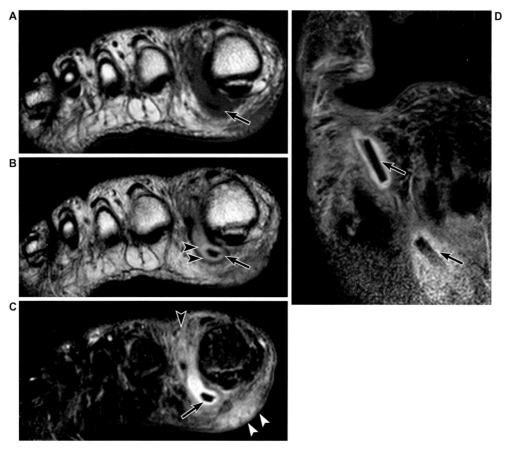

图3-5 软组织肿瘤、肌肉及炎症：异物造成的脓肿（20岁女性，木片刺入足底部但未及时取出）

冠状位T1加权像（A）显示方形无信号区，考虑是异物影像（→）；异物周围见明显带状低信号包绕。冠状位T2加权像（B）显示异物（→）周围有积液包绕，并由厚度较均一的包膜包绕（▶），提示脓肿形成。冠状位STIR像（C）显示异物（→）与脓肿周围皮下软组织广泛高信号，考虑炎症伴随的水肿改变（▶）。轴位STIR像（D）显示异物有两处，分别位于第1～2近节趾骨间以及第1跖骨旁（→），均由高信号包绕，提示脓肿形成

会更好，甚至有时需要双侧扫描（大腿及小腿进行双侧扫描的情况比较多，足部单侧扫描的比较多）。软组织肿瘤需要判定肿瘤的性质、对邻近骨质侵袭情况，因而 T1 及 T2 加权像是不可或缺的扫描序列。轴位可以观察神经及血管的位置，是基本的扫描方向，根据肿瘤的形状及位置再追加冠状位及矢状位（图 3-3）。有时还需要考虑使用增强检查。此外，对于容易出血的肿瘤及炎症（如色素沉着绒毛结节性滑膜炎，pigmented villonodular synovitis，PVNS），最好追加 T2* 加权像。

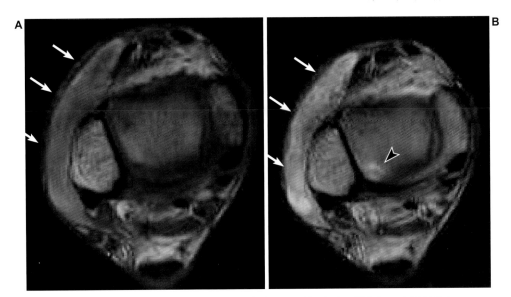

图3-6　软组织肿瘤、肌肉及炎症：外伤造成外踝周围血肿（40岁女性，交通外伤）

轴位T1加权像（A）显示以外踝周围皮下脂肪组织为中心的长条样异常信号，病变内部呈稍低信号，而环周呈稍高信号（→），提示血肿形成。轴位T2加权像（B）亦呈混杂的不均一信号改变（→）。此外，距骨滑车后外侧显示局灶高信号，可疑存在骨软骨损伤（➤）

注释 3-1　什么是DESS?

　　DESS（double echo steady state，双回波稳态）是西门子公司 MRI 装置特有的影像序列。采用 3D 扫描，可获取高空间分辨率以及多方位的断面图像。DESS 序列被认为是 FISP 与 PSIF 序列相结合的产物，详细参数设置等请参考相关的书籍。

　　DESS 图像信噪比（SN）高，综合了 T1 加权像和 T2* 加权像的优点。例如，骨髓水肿及骨挫伤呈低信号（类似 T1 加权像），软骨及关节腔积液呈高信号（类似 T2* 加权像）。进行 DESS 扫描的优点包括：① 能够发现关节腔积液、软骨、半月板损伤；② 3D 扫描能够获取高空间分辨率图像，并能进行 MPR（多平面重建）等。

临床采用的 MRI 扫描方法

踝关节及足部韧带的扫描方法

外侧韧带（含胫腓前韧带、胫腓后韧带）

外侧韧带主要包括距腓前韧带（起自腓骨外踝前缘止于距骨颈部外侧，anterior talofibular ligament，ATFL）、距腓后韧带（起自外踝底部止于距骨后方的外侧结节，posterior talofibular ligament，PTFL）、跟腓韧带（起自外踝后缘止于跟骨外侧，calcaneofibular ligament，CFL）3 层结构。也有学者将胫腓前韧带、胫腓后韧带归类于外侧韧带结构。

轴位能够显示跟腓韧带以外的外侧韧带结构（图 3-7）。在踝关节保持 0° 位时，选择与胫骨长轴垂直的轴位进行扫描最佳。用冠状位图像虽然易于观察到各韧带结构，但是对于观察韧带连续走行效果不佳（图 3-8）。需要注意一点，由于扫描时的膝部体位、足部体位差异，胫腓前、后韧带在胫腓间远端的走向，与扫描的冠状位方向会出现不一致（腓骨向后走行），很难清晰地显示出来，而在矢状位仅能观察到其起始部。

踝关节 0° 位扫描对跟腓韧带的外踝起始部显示不佳。由于跟腓韧带外踝附着处损伤的患者预后差，外踝附着处的显示尤其重要。这种情况下采用足部轻度跖屈位，或者踝关节 0° 位时轴位略偏斜扫描（介于斜冠状位与轴位之间的角度，图 3-9）为宜。跟腓韧带在冠状位能

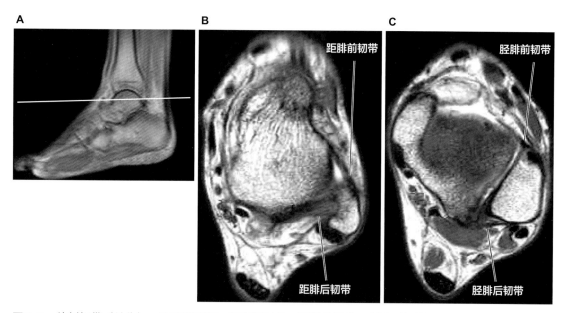

图3-7　外侧韧带（轴位）：距腓前韧带、距腓后韧带、胫腓前韧带、胫腓后韧带

轴位是基本扫描方向，踝关节保持0°位或轻度足跖屈曲位进行扫描（A），与胫骨长轴垂直的轴位最佳。轴位DESS像（B、C）上距腓前韧带、距腓后韧带、胫腓前韧带、胫腓后韧带的走行都能完整显示。上述韧带的起始部与止点附着处几乎都能在同一层面上显示，可以说是轴位图像的一大优势

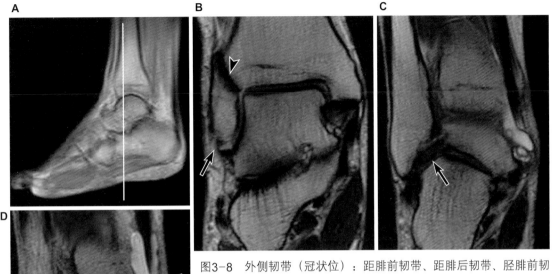

图3-8　外侧韧带（冠状位）：距腓前韧带、距腓后韧带、胫腓前韧带、胫腓后韧带

踝关节保持0°位或轻度足跖屈位进行扫描，与胫骨长轴平行的冠状位层面（A）。冠状位T1加权像（B）对距腓前韧带（→）起始部显示不佳，后者在连续多个层面呈点状低信号；胫腓前韧带也表现为裂隙样低信号（➤）。当扫描层稍厚，或者胫腓骨间层面与冠状位扫描方向不一致（扫描时膝关节外展或足部外转）时，也有可能看不到胫腓前韧带。冠状位T1加权像（C）中距腓后韧带（→）较距腓前韧带粗大，容易被观察到。冠状位T1加权像（D）中胫腓后韧带（➤）与胫腓前韧带类似，扫描时足部及膝部采取的体位可能会造成韧带显示不清，这点需要注意。此外，沿着胫骨后肌腱分布的囊性病变（→）是腱鞘囊肿

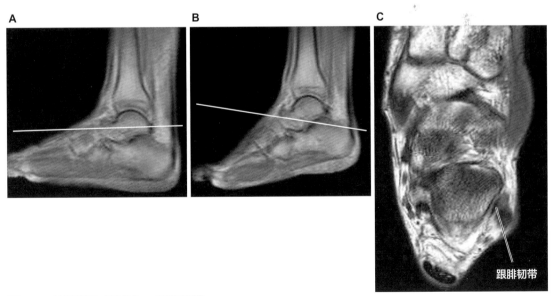

图3-9　外侧韧带（轴位）：跟腓韧带

A为踝关节0°位时与胫骨长轴垂直的轴位扫描断面示意图。B为足底轻度屈曲位，既是轴位也是斜位，总体也算是斜冠状位。轴位DESS像（C）跟腓韧带位于跟骨外侧与腓骨肌腱间。由于常发生外踝起始部损伤，因此要在图像上尽量将起始部显示出来

够很稳定地显示出来（图3-10）。沿着向外走行的腓骨肌腱进行追踪,就能够观察到跟腓韧带,后者走行于腓骨肌腱内侧。

三角韧带

采用外侧韧带相关扫描方法,也能够清晰显示内侧副韧带在内的三角韧带结构。虽然三角韧带在冠状位显示最佳,但是对韧带断裂的判定并不能仅根据冠状位改变,还需要在轴位上确认是否存在韧带不连续。再者,需要注意矢状位对三角韧带的走行显示欠佳（图3-11）。

跟舟足底韧带（跳跃韧带）

跟舟足底韧带也被称为跳跃韧带,是起自跟骨载距突前缘,通过距骨头下部止于足舟骨底部的一条较粗大的韧带结构（图3-12）。主要功能是通过支撑距骨头,与胫骨后肌腱及足底筋膜共同维持内侧纵弓的稳定性,同时缓冲负重造成的冲击。如果该韧带松弛的话会造成扁平足。胫骨后肌腱变性损伤（胫骨后肌腱功能不全症）合并跳跃韧带损伤的情况并不少见。跳跃韧带在轴位上有时表现为线状低信号,有时表现为扇形片状低信号,考虑是扫描时体位不同造成了上述差异（图3-13）。矢状位能够完整地显示该韧带的走行,起自载距突前方止

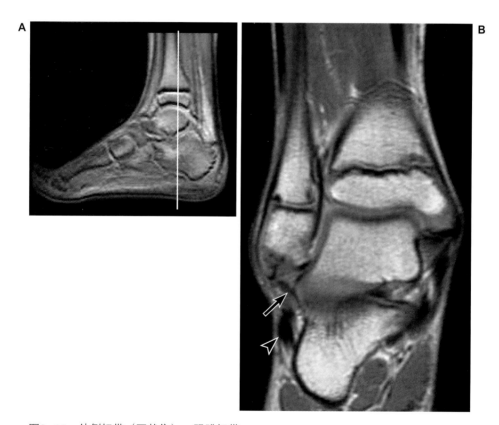

图3-10　外侧韧带（冠状位）：跟腓韧带

0°位冠状位扫描断面示意图（A）,冠状位质子密度加权像（B）上能够观察到跟腓韧带自外踝起始部止于跟骨附着处（→）。腓骨肌腱走行在其外侧（►）

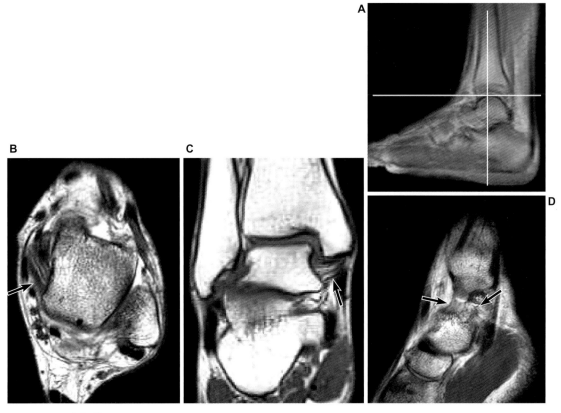

图3-11　三角韧带

采取与外侧韧带同样的0°位进行扫描（A），即使足底轻度屈曲也无影响；以胫骨为轴设定冠状位、轴位及矢状位的扫描计划。轴位DESS像（B）能够观察到相当于三角韧带胫距前、后部结构（→）；通常显示为有一定宽度的韧带结构，走行也比较均一。冠状位T1加权像（C）上表现为扇形纤维样结构（→）。矢状位DESS像（D）上三角韧带分为胫距部、胫跟部、胫舟部等，虽然在图像上能够显示，但轮廓往往欠清晰（→）

于足舟骨底部。虽然冠状位上能够观察到跳跃韧带沿着载距突内侧走行，但有时韧带会与载距突重叠，不利于观察。

分歧韧带（Y型韧带：跟骰韧带、跟舟韧带），跟骰足底韧带

　　分歧韧带起自跟骨前方突起止于足舟骨和骰骨，是呈 Y 字形或 V 字形的韧带结构（图3-14）。踝关节扭伤常合并该韧带损伤。在 X 线、矢状位 CT-MPR 及矢状位 MRI 的图像上跟骰关节对位不良，提示存在韧带损伤。在轴位图像上选择与跟骨长轴平行的方向，进行矢状位扫描，能够观察到该韧带结构。而轴位及冠状位图像对其显示不佳（图 3-15）。在观察分歧韧带时，还可同时观察附着于跟骨与骰骨下方的跟骰足底韧带（图3-14）。跟骰足底韧带包括足底短韧带和足底长韧带，后者越过骰骨，自足底发出附着于跖骨基底部。跟骰足底韧带起到维持足弓正常形态的作用。

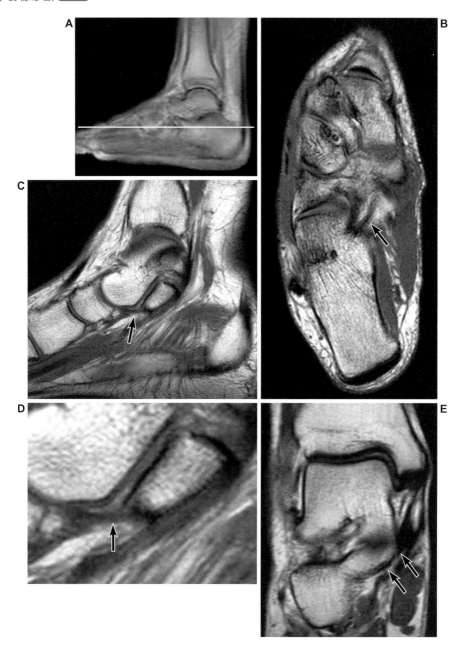

图3-12　跟舟足底韧带（跳跃韧带）

足部采用0°体位或者足底轻度屈曲位都可以（A）。轴位DESS像（B）显示跳跃韧带起自载距突前部附着于足舟骨底部（→）。根据扫描时足部体位不同，表现为线状或放射状低信号。矢状位T1加权像（C、D）上表现为一条线状低信号（→）。冠状位T1加权像（E）可观察到沿着载距突走行的跳跃韧带（→）。由于韧带与载距突相重叠，若韧带发生断裂，从影像上很难判断

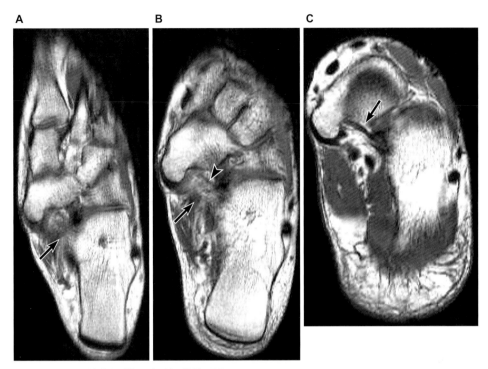

图3-13　不同体位扫描下跳跃韧带的形态不同

均为足部轴位MRI。背屈位（A）跳跃韧带轮廓显示欠清，呈扇形改变（→）。0°位（B）跳跃韧带显示较背屈位稍长一些（→）；再者跳跃韧带前部（►）看起来稍肥厚。采用足跖屈位（C）之前扇形表现的跳跃韧带表现为一条线状韧带（→）

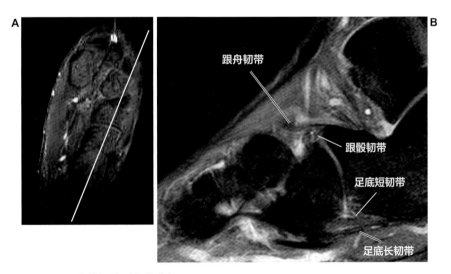

图3-14　分歧韧带（矢状位）

在轴位图像上的定位像，以跟骨长轴为参照设定矢状位参考线（A）。矢状位STIR像（B）显示分歧韧带由起自跟骨前方突起上缘附着于足舟骨的跟舟韧带和附着于骰骨的跟骰韧带两条韧带组成，呈Y字形或V字形。该扫描方法还可同时观察跟骰足底韧带（足底短韧带和足底长韧带），后者走行于跟骨与骰骨的外侧及底侧

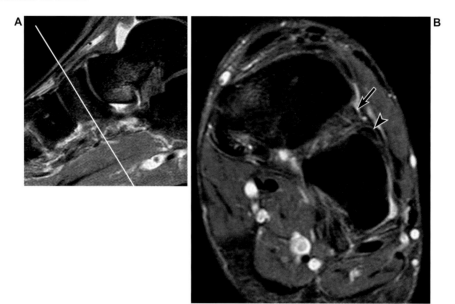

图3-15 分歧韧带（冠状位）

选择平行于矢状位上的足舟骨进行冠状位扫描（A）。冠状位STIR像（B）分歧韧带虽然轮廓不清，但可观察到跟舟韧带（→）及跟骰韧带（➤）。最好同时扫描其他角度图像，进行综合判断

Lisfranc韧带

Lisfranc 韧带是内侧楔骨与第2跖骨骨间韧带，是构成足部横弓的韧带之一。若进行踮脚尖的动作，在前足部固定的状态下轴向压力增加，韧带容易发生断裂。MRI上设定与足底平行的方向进行轴位扫描（图 3-16）。虽然采取与跗跖关节平行的方向进行冠状位扫描也没问题，但选择与 Lisfranc 韧带长轴垂直的方向进行扫描更佳。Lisfranc 韧带损伤时常同时伴有内侧 – 中间楔骨骨间韧带的损伤，采用与跗跖关节平行的方向进行扫描，有可能观察到该骨间韧带。

踝关节及足部外来肌腱的扫描方法

经过内踝的肌腱

◆ 胫骨后肌腱

胫骨后肌腱沿内踝绕行弯曲，走行于足内侧。在进行扫描时，轻度足跖屈位可使胫骨后肌腱拉直，从而显示得更好（图 3-17）。像胫骨后肌腱功能不全等需要评估肌腱变性范围的情况，让患者在俯卧的状态下采取足跖屈位，韧带走行可以不受内踝的影响。进行轴位胫骨后肌腱扫描的话，角度非常重要。若足部 0° 位时垂直于胫骨长轴进行轴位扫描（图 3-18B），胫骨后肌腱是斜行走行，轮廓并不清晰（图 3-18B）。沿跖屈位垂直胫骨长轴进

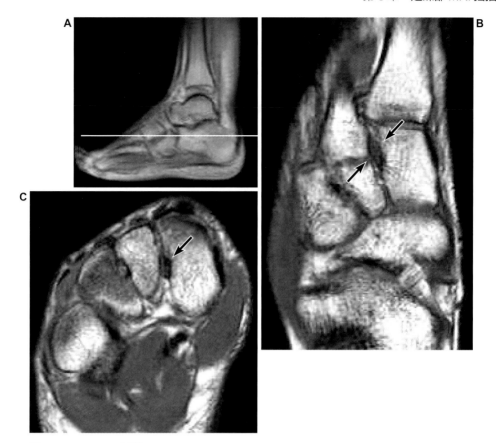

图3-16　Lisfranc韧带

无须采用特殊体位，以轻度跖屈位或0°位，平行于足底进行轴位扫描（A）。轴位DESS像（B）显示Lisfranc韧带连接于内侧楔骨与第2跖骨基底部，容易识别（→）。冠状位DESS像（C）显示楔骨与跖骨基底部间很难发生移动。Lisfranc韧带（→）

行轴位扫描（图 3-18D），不仅能够观察到胫骨后肌腱，还能显示趾长屈肌腱和跚长屈肌腱的横断面影像。不采用跖屈位（接近 0° 位）的情况下，平行于跟骨结节上缘进行斜冠状位扫描可以获得类似的图像（图 3-19）。或者，也可以采用垂直于载距突关节面（在矢状位上进行定位）的斜冠状位扫描。扫描序列选择与其他肌腱相同即可。肌腱出现炎症或者变性时，质子密度加权像、T1 加权像、DESS 像等显示肌腱内部信号增高，若评估腱鞘积液可追加 T2 压脂像或 STIR（short TI inversion recovery，短 TI 反转恢复序列）像。

◆ **趾长屈肌腱**

趾长屈肌腱走行于胫骨后肌腱与跚长屈肌腱之间，基本上不会出现炎症或断裂的情况。采用与跚长屈肌腱及胫骨后肌腱同样的扫描设定即可。

◆ **跚长屈肌腱**

跚长屈肌腱走行于距骨后突形成的内、外侧结节之间（跚长屈肌腱沟），沿内踝绕行并逐渐转向足内侧。跚长屈肌腱沟和载距突下方的纤维 - 骨隧道（踝管）是最容易与邻近骨发生摩擦并出现损伤的区域，因而扫描必须包括上述区域。对跚长屈肌腱沟内走行的跚长屈肌腱，

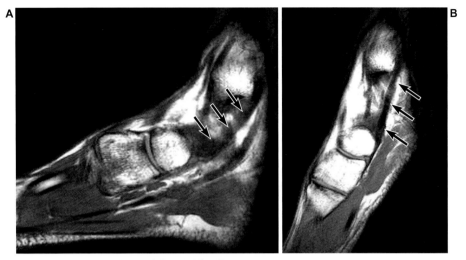

图3-17 胫骨后肌腱不同体位下扫描比较

均为矢状位DESS像。0°位（A）示胫骨后肌腱走行于内踝处明显弯曲，矢状位对其走行显示不佳。最大跖屈位（B）示胫骨后肌腱的内踝段伸直，显示清晰

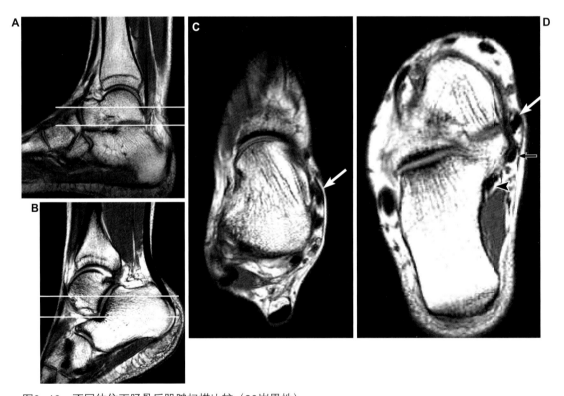

图3-18 不同体位下胫骨后肌腱扫描比较（20岁男性）

均为DESS像。踝关节无论采用0°位（A）还是轻度跖屈位（B），均采用垂直于胫骨长轴的方向进行轴位扫描。踝关节0°位，垂直于胫骨长轴的轴位层面上，载距突与距跟关节后关节面不平行（C）。再者，胫骨后肌腱呈斜向走行（白色箭头）。采用轻度跖屈位进行扫描（B），距跟关节后关节面与距跟关节中关节面（由距骨与载距突上缘构成）呈一直线排列（D）；载距突周围显示了断面呈椭圆形胫骨后肌腱（白色箭头）、趾长屈肌腱（→）、跗长屈肌腱（➤）

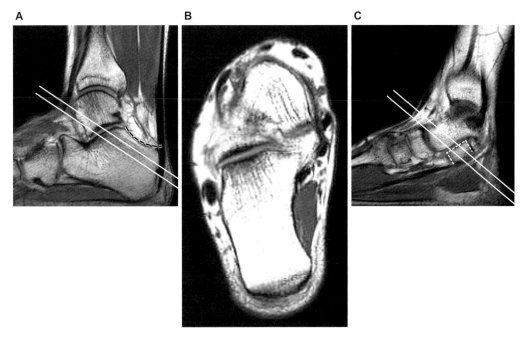

图3-19　0°位扫描胫骨后肌腱（20岁男性）

均为DESS像。在0°位的情况下，若要同跖屈位一样观察到胫骨后肌腱，与采用垂直于胫骨长轴的轴位扫描相比，采用斜冠状位扫描更佳（B）。此时，需要考虑斜冠状位的角度。与跟骨后上缘（曲线）相平行（A），或与载距突（虚线）的关节面垂直（C）进行斜冠状位扫描为宜

可以采用与胫骨长轴垂直的轴位像进行评估。对于纤维-骨隧道（踝管）区域的评估，扫描方法同胫骨后肌腱扫描，采用轻度跖屈位垂直于胫骨长轴的轴位像，避免蹞长屈肌腱在图像上呈斜向走行。

经过外踝的肌腱

◆ 腓骨短肌腱和腓骨长肌腱

腓骨长肌腱走行经过外踝、腓骨肌滑车、骰骨通道 3 个弯曲，转角较大。而腓骨短肌腱止于第 5 跖骨基底部。这样的解剖构造，无论哪一条肌腱都很难在单个层面上完全显示出来。虽然也可采用 0° 位进行扫描，但轻度跖屈位能够减轻腓骨肌腱在外踝走行的弯曲度，矢状位能够显示肌腱自外踝至腓骨肌滑车的一个较大的范围。矢状位能够显示腓骨短肌腱走行至止点（第 5 跖骨基底部）的轮廓（图 3-20）。但矢状位如果采用 4 mm 以上的层厚的话，有可能无法完整显示肌腱走行。欲观察腓骨长肌腱骰骨通道远端的部分时，沿跖骨长轴进行扫描，就可以像图 3-21 那样观察到止于第 1 跖骨基底部的腓骨长肌腱。冠状位对腓骨肌腱的评价意义不大，但是与轴位相结合，对评估腓骨肌滑车肥大有一定帮助。轴位适合对外踝水平的弯曲走行肌腱及腓骨肌滑车进行观察。存在炎症及变性的情况下，质子密度加权像、T1 加权像、DESS 像等显示肌腱内信号增高。若评估腱鞘积液可追加 T2 压脂像或 STIR 像比较好。由于

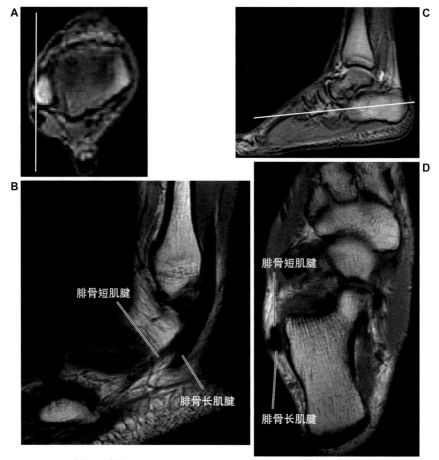

图3-20 腓骨肌腱的显示

矢状位方向与腓骨长轴相一致（A）。外踝层面的矢状位T1加权像（B）显示腓骨肌腱。腓骨短肌腱第5跖骨附着处以及腓骨长肌腱的轮廓，无法在单个层面上完全显示。腓骨短肌腱显示信号增高，是魔角效应所致的伪影。矢状位的定位像（C）上设定轴位扫描方向，与跟骨长轴方向相一致。在腓骨肌滑车层面的轴位T1加权像（D）可以观察到腓骨短肌腱在前，腓骨长肌腱在后

腓骨肌腱走行角度弯曲，常出现被称为魔角效应的伪影，故同时进行 T2 加权像扫描比较好（注释 3-2，第 76 页）。

趾伸肌腱的扫描方法

胫骨前肌腱、姆长伸肌腱、趾长伸肌腱、第 3 腓骨肌腱沿足背侧走行。上述肌腱采用与胫骨长轴垂直断面方向进行扫描即可（图 3-25）。但是，当怀疑前足踝管综合征造成神经损伤时，需行斜冠状位扫描观察腓深神经。常规的踝关节 MRI 扫描，姆长伸肌腱及趾长伸肌腱附着处（远节趾骨）超出扫描范围而无法显示。胫骨前肌腱附着于内侧楔骨，故矢状位

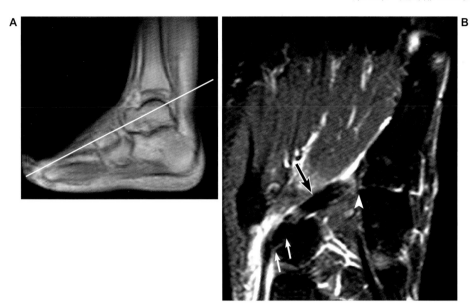

图3-21　通过骰骨通道的腓骨长肌腱附着部的扫描方法

踝关节体位采用0°位或轻度跖屈位（A）。轴位像与跖骨长轴相一致。扫描范围包括
骰骨和第1跖骨基底部。轴位STIR像（B）示腓骨长肌腱通过骰骨外侧缘绕行，附着于
第1跖骨基底部（大箭头，➤），骰骨通道内腓骨长肌腱弯曲度最大（小箭头）

扫描需要包括楔骨内侧缘（图 3-26）。Stoller 等报道虽然采用斜冠状位观察伸肌腱较好，但对胫骨前肌腱楔骨附着处显示欠佳。如果有腱鞘炎，肌腱周围则可见液体潴留，很容易发现。有炎症及变性的情况下，所有扫描序列上的肌腱内信号均增高。

跟腱

正常跟腱在矢状位上表现为向跟骨后部直线走行，轴位上足趾侧呈凹面或直线，在所有的序列上均呈低信号。可采用矢状位及轴位的质子密度加权像、T2 加权像、STIR 像、T2 压脂像进行评价（图 3-27）。在矢状位扫描时，为了包含断裂部及断端，需要尽可能多地将小腿纳入扫描范围。矢状位扫描前缘要包含跟骰关节（跟骨需要完全纳入扫描范围内）。追加T1 加权像，用于跟骨后部骨折及骨刺的鉴别。轴位采取与胫骨长轴垂直面扫描。追加冠状位扫描时，需注意扫描方向与跟腱走行方向相一致。

足底筋膜的扫描方法

矢状位是基本的扫描方向。采用 0° 位或轻度跖屈位，以胫骨长轴或跟骨长轴为参照进行矢状位扫描。足底筋膜在跟骨内侧结节附着处出现炎性病变的频率很高，以该部分为中心进行扫描比较好。若有足底筋膜炎，肌腱以及周围组织的信号升高，在 T2 压脂像及 STIR 像显示较明显（图 3-28）。

注释 3-2 **魔角效应**

　　魔角效应（magic angle effect）是骨关节领域较特异的 MRI 伪影。在组织构成均一且按照一定方向走行的结构中特异出现。在踝关节中，魔角效应会造成病变的假象。肌腱走行方向与静磁场夹角呈 55°，肌腱信号会增高，这是魔角效应的产生机制，短 TE 序列（T1 加权像，质子密度加权像，T2* 加权像等）上该效应很明显（下图及图 3-22 ～ 3-24）。另一方面，长 TE 序列不像短 TE 序列容易受到影响（T2 加权像、STIR 像、T2 压脂像等）。解决的方法是，再与 T2 加权像进行比较观察，或者对扫描时的体位进行调整等。在踝关节 0° 位发生魔角效应的概率较高。再者，如果采用足部线圈（foot coil），踝关节固定 0° 位，应预想到魔角效应的发生。足部关节的肌腱容易出现魔角效应的部位是沿内、外踝走行弯曲部。此外，腓骨肌腱还是腱鞘炎及肌腱炎的好发部位。

　　详细内容请参照相关书籍。

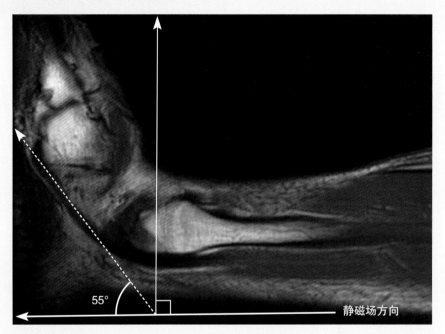

魔角效应原理

踝关节MRI，矢状位。采用足部线圈进行扫描，静磁场方向与线圈长轴方向相一致。上图所示的情况下，静磁场方向与小腿长轴方向相一致。向足部走行的外来肌腱经过外踝或者经过外踝后与静磁场方向呈55°夹角，从而出现魔角效应

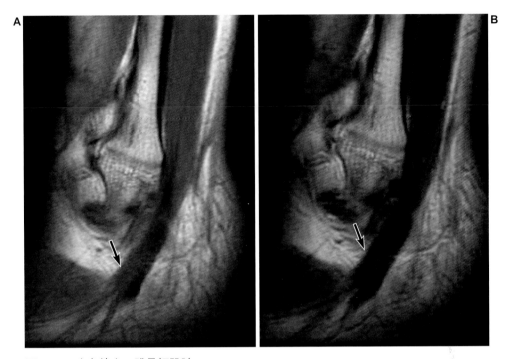

图3-22　魔角效应：腓骨短肌腱

矢状位T1加权像（A）示腓骨短肌腱信号增高（→）。腓骨长肌腱信号并无增高。矢状位T2加权像（B）腓骨短肌腱信号无变化（→），故而可以判定T1加权像上为伪影

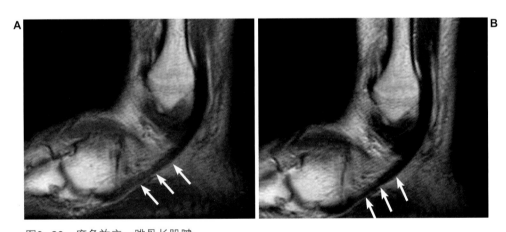

图3-23　魔角效应：腓骨长肌腱

矢状位T1加权像（A）示腓骨长肌腱信号增高（→）。矢状位T2加权像（B）腓骨短肌腱信号无变化（→），故而可以判定T1加权像上为伪影

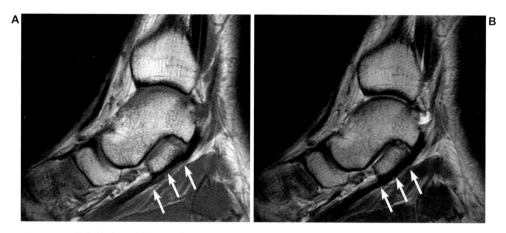

图3-24　魔角效应：跨长屈肌腱

矢状位T1加权像（A）示跨长屈肌腱自载距突水平信号增高，轮廓显示不清（→）。矢状位T2加权像（B）上肌腱轮廓清晰显示（→），故而可以判定T1加权像上为伪影

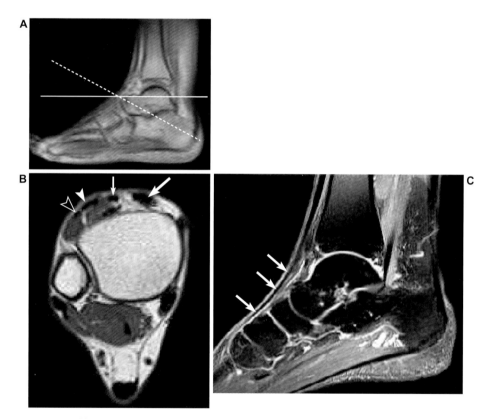

图3-25　伸肌腱扫描方法（30岁男性）

踝关节体位采用0°位或轻度跖屈位（A）。常规采用与胫骨长轴垂直的方向进行扫描（实线），有前足踝管综合征的情况下，采用斜冠状位（虚线）进行扫描。轴位T1加权像（B）自内向外依次显示胫骨前肌腱（大箭头）、跨长伸肌腱（小箭头）、趾长伸肌腱（白色 ➤）、第3腓骨肌腱（黑色 ➤）。采用与胫骨长轴垂直的轴位像能够清晰显示上述肌腱。矢状位STIR像（C）示伸肌腱表现为走行于足背部的带状低信号（→）

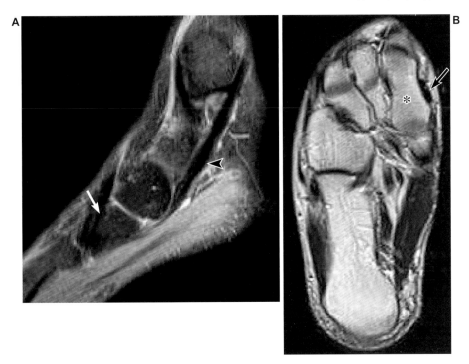

图3-26　胫骨前肌腱扫描方法（30岁男性）

矢状位STIR像（A），胫骨前肌腱走行于足背，附着于内侧楔骨内侧，缓慢向内侧弯曲走行（→）。因而矢状位扫描时需要将足部内侧完全包括，将胫骨后肌腱（➤）完全显示为最佳。轴位T2加权像（B）显示附着于内侧楔骨（*）内侧的胫骨前肌腱（→）

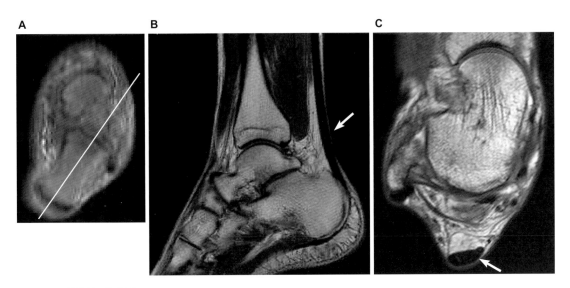

图3-27　跟腱扫描方法

矢状位扫描平行于跟骨长轴（A）。矢状位T2加权像（B）显示跟腱前方的Kager脂肪垫。跟腱是一根无腱鞘且较粗大的肌腱（→），附着于跟骨结节。如轴位DESS像（C）所示，正常跟腱前方呈凹面

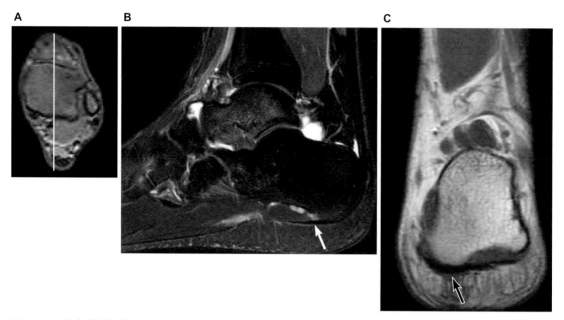

图3-28 足底筋膜扫描方法

矢状位扫描平行于胫骨或跟骨长轴（A）。矢状位T2压脂像（B）示足底筋膜表现为自跟骨内侧结节发起并走行于足底的低信号（→）。由于跟骨内侧结节部常出现炎性改变，以跟骨为中心进行扫描比较好。冠状位T1加权像（C）示足底筋膜自跟骨稍内侧向足部远端走行（→）

附 录：关键影像层面所示结构

胫腓前下韧带、胫腓后下韧带层面
观察骨间连接部及跟腱结构。

正常

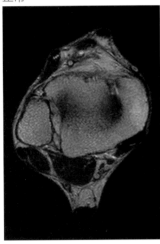

胫腓前下韧带损伤

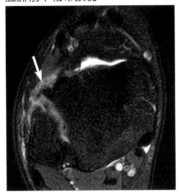

胫腓后踝骨折

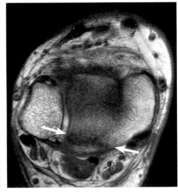

胫腓前下韧带损伤、胫腓后下韧带损伤

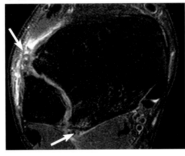

跟腱炎（跟腱周围炎）

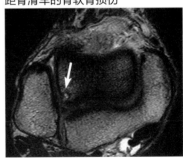

距骨滑车的骨软骨损伤

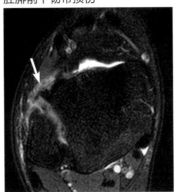

距腓前韧带层面

距腓前韧带的多种损伤改变。

正常

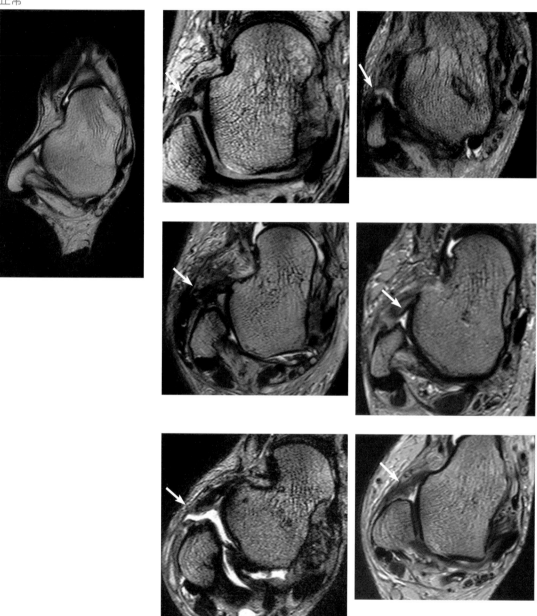

跗骨窦层面

观察外来肌腱的粗细及信号异常。

正常

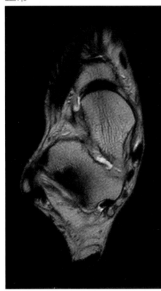

腓骨短肌腱变性损伤、腓骨长肌腱变性损伤

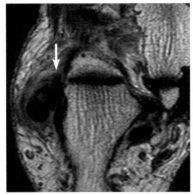

足舟骨无菌性坏死（Kohler病）

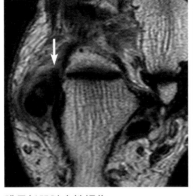

腓骨长肌腱变性损伤

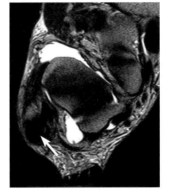

腓骨长肌腱损伤

腓骨长肌腱损伤

蹞长屈肌腱变性损伤

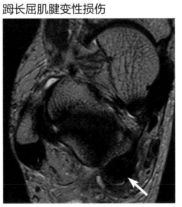

胫骨后肌腱变性损伤

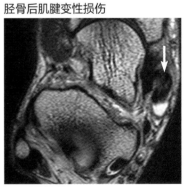

距骨滑车、载距突层面

注意骨软骨损伤和踝关节内侧的结构。

正常

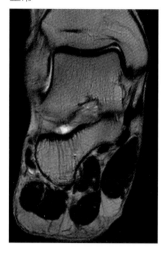

骨软骨损伤（外侧型）

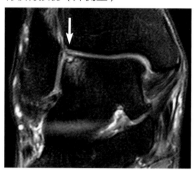

骨软骨损伤（内侧型）

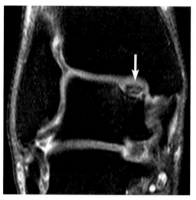

距跟骨融合症

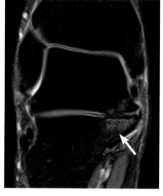

胫骨顶盖部骨软骨损伤

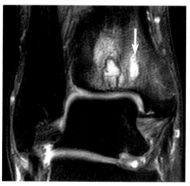

三角韧带损伤、距骨内侧骨
挫伤、外踝骨折

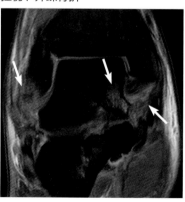

胫骨疲劳性骨折

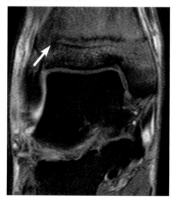

外踝层面

注意外踝周围的结构。

腓骨长肌腱损伤

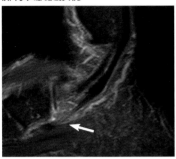

腓籽骨

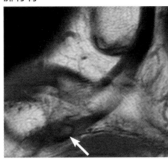

距腓前韧带损伤、跟腓韧带损伤

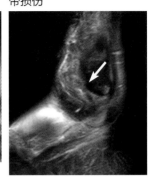

正常

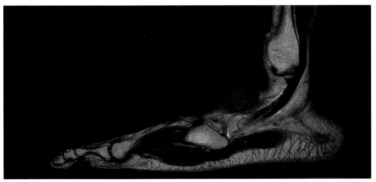

腓骨肌腱炎、腱鞘炎

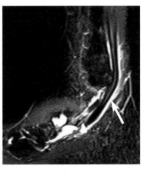

小趾展肌的肌肉挫伤

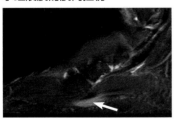

第5跖骨基底部骨骺损伤（Salter-Harris分型Ⅱ型）

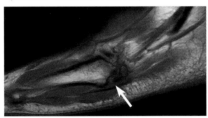

腓骨远端骨骺损伤

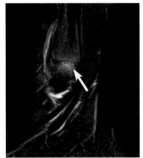

跟骨前方突起层面
注意跟腱及跟骨关节面。

跟骰关节炎

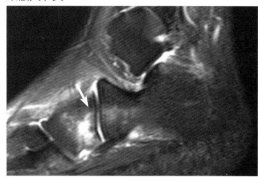

跟舟骨融合症

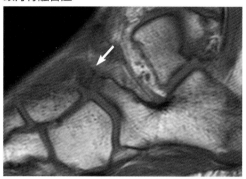

正常

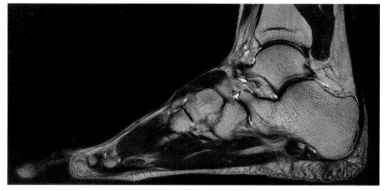

单纯性骨囊肿

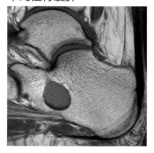

跟骨骨折

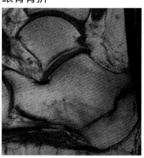

跟腱腱鞘巨细胞瘤

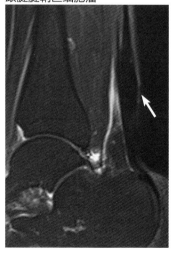

跟腱断裂

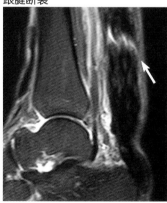

胫骨顶盖部骨软骨损伤

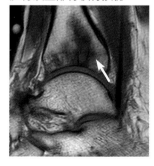

足舟骨、载距突层面
观察足舟骨及足底筋膜。

跖骨疲劳性骨折
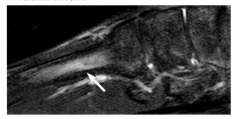

跖骨头骨折
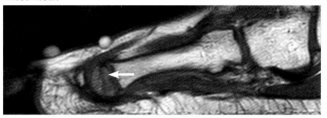

正常
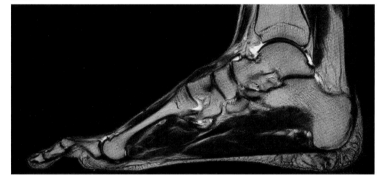

中间楔骨疲劳性骨折
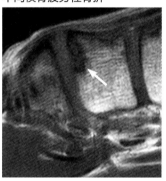

足舟骨无菌性坏死（Kohler病）
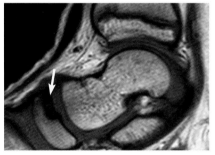

足底筋膜炎
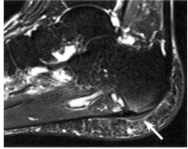

跟骨骨骺炎（Sever病）
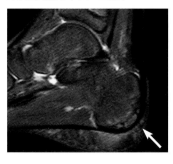

足舟骨疲劳性骨折（假性关节）、距舟关节紊乱症
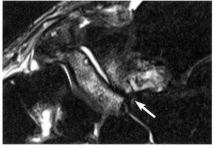

内踝层面

观察胫骨后肌腱及跨趾。

正常

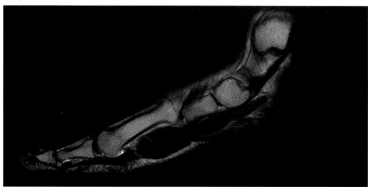

跨趾趾间关节的痛风性关节炎

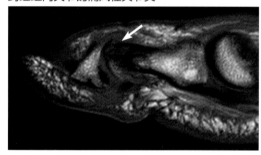

副骨损伤

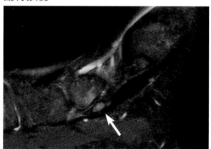

跨长伸肌肌腱炎

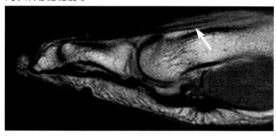

胫骨前肌腱周围炎

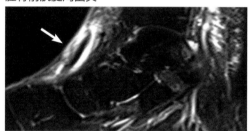

跨趾跖趾关节炎

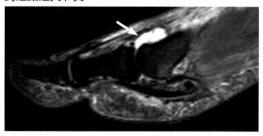

跨趾籽骨损伤

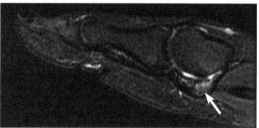

前足部扫描方法

一般与想要观察的骨长轴方向相一致。但对于跖趾关节，以足部长轴或欲观察的骨长轴为参照设定扫描方向均可。

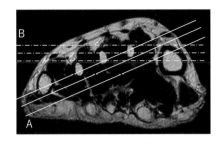

A. 与趾骨长轴相一致的轴位

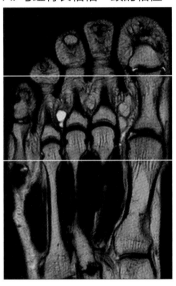

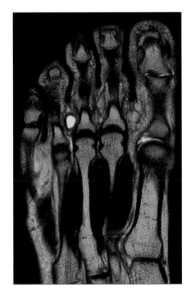

B. 与足部长轴相一致的轴位

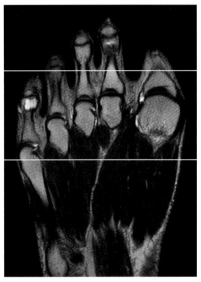

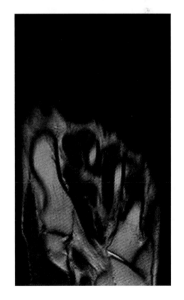

前足部扫描方法

　　冠状位扫描在前足部不需要特别设定。虽然矢状位扫描方向应与趾骨走行相一致，但沿着足部长轴方向进行扫描亦可。

C. 前足部中心，与趾骨长轴相一致的冠状位和矢状位

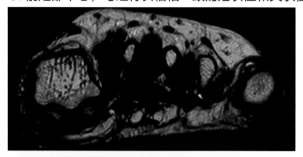

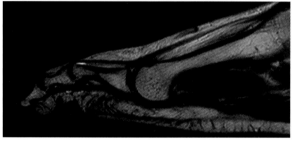

D. 与足部长轴相一致的冠状位和矢状位

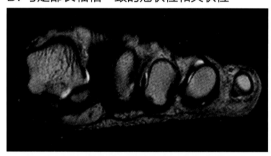

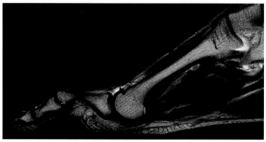

第 4 章

外伤性病变：
以交通事故
所致损伤为主

引　言

　　踝关节外伤、足部外伤包括骨折、脱位、韧带及肌腱损伤等多种情况，但本章的重点主要是关于高能量外伤所致的骨折及脱位，特别是踝关节外伤。骨折有多种不同的分类方法。根据外力施加的方法、骨折碎片数目、骨折的位置等采取相应的骨折分类方法，十分有必要。骨折的分类有助于不同手术疗法的选择及预后判定，因此非常重要。骨折的诊断目前主要依靠 X 线，但对于关节内骨折，X 线难以发现的小骨片的检出、血管及肌肉情况的评估等，CT 则能起到重要作用。此外，MRI 对于儿童骨骺骨折的评估十分重要。

踝关节外伤

踝关节骨折

　　踝关节骨折（malleolar fracture）包括内踝、后踝及外踝的骨折。出现关节内骨折时，准确的复位及固定与预后密切相关。由于扭伤等原因，踝关节受到强大的外力时易发生骨折。在这种外力的作用下，足部呈旋后或旋前位，距骨出现外旋或者内收、外展。足部与距骨由于受伤体位不同，会出现多种不同组合的骨折及韧带损伤。

　　踝关节骨折分型中最著名的是 Lauge-Hansen 分型（图 4-1，方框 4-1）。该分型方法基于受伤时的足部体位及距骨相对于小腿的运动方向。虽然这是常用的方法，但分型有些繁杂，且有些骨折病例根据此方法难以明确分型，若根据腓骨骨折形态进行分型反而更容易。此外，基于胫腓韧带结合部的分型方法（Weber 分型）易于预后评估，也在临床广泛应用。

　　虽然 X 线能够对骨折做出诊断（图 4-2、4-3），但对于骨折碎片位置的判定及 X 线难以发现的小骨折常常采用 CT 检查（图 4-4A、4-4B、4-5）。3D-CT 能够清晰地显示骨折及关节对位的情况（图 4-4C）。此外，骨折后判定是否合并韧带损伤，或者确认是否存在感染、骨坏死等情况时还需要 MRI 检查。

　　是否可以手法复位？复位后是否能够采用石膏固定？对这些问题应判定后再进行相应的治疗。由于踝关节骨折预后与解剖复位密切相关，因此存在错位的骨折最好采取手术复位。复位治疗的顺序依次是外踝、后踝、内踝（也有按照外踝、内踝、后踝的顺序，这是因为在外踝固定后，后踝借着胫腓后韧带基本就能自然复位）。无论什么情况，外踝都是踝关节运动相关的关键部位，需要小心仔细地复位、固定（方框 4-2）。

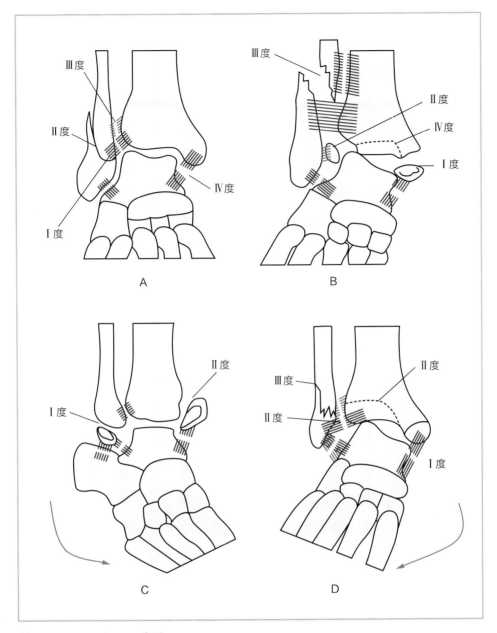

图4-1　Lauge-Hansen分型

A：旋后-外旋型骨折（supination-external rotation，SER）；B：旋前-外旋型骨折（pronation-external rotation，PER）；C：旋后-内收型骨折（supination-adduction，SA）；D：旋前-外展型骨折（pronation-abduction，PA）

Lauge-Hansen分型包括A～D 4种类型，类型名称前部分代表受伤时的足部体位，后部分代表距骨相对于小腿的运动方向（即施加在足部的外力方向）。根据外伤的严重程度，进一步细分为Ⅰ～Ⅳ度（参照方框4-1），级数越高损伤越严重

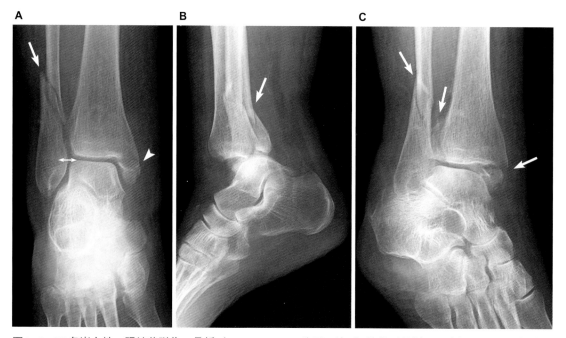

图4-2 70多岁女性，踝关节脱位、骨折（Lauge-Hansen分型：旋后–外旋型骨折，Ⅳ度）：交通事故（被车撞倒）

均为X线片。正位像（A）中能够观察到腓骨远端骨折（→），同时还能够观察到胫骨内踝横行骨折（▶）；远端胫腓关节间隙增宽提示胫腓前韧带撕裂（↔）。侧位像（B）中胫骨后踝可见向上延伸的骨折线（→）。斜位像（C）中能够同时观察到内踝、后踝及腓骨螺旋骨折（→）

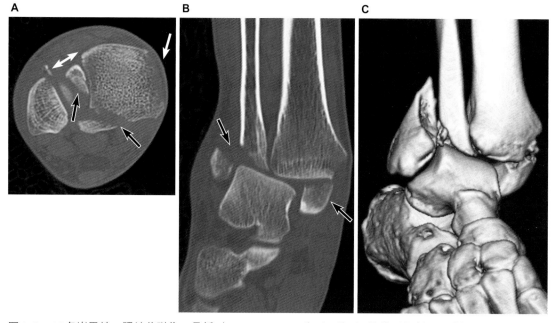

图4-3 40多岁男性，踝关节脱位、骨折（Lauge-Hansen分型：旋后–外旋型骨折，Ⅲ度）：交通事故

轴位CT（A）显示后踝、腓骨骨折（黑色箭头）。远端胫腓骨间隙增大（↔），胫骨内侧骨皮质显示不清，可疑存在骨折（白色箭头）。冠状位MPR像（B）显示内踝骨折及腓骨远端骨折（黑色箭头）。3D-CT（C）能够清晰显示骨折及关节对位情况

方框 4-1　Lauge-Hansen 分型

- A：旋后 – 外旋型骨折（supination-external rotation，SER）。

　Ⅰ度：胫腓前韧带撕裂或其附着处撕脱骨折。

　Ⅱ度：腓骨远端螺旋骨折。

　Ⅲ度：胫骨后踝撕脱骨折。

　Ⅳ度：内踝骨折或三角韧带撕裂。

- B：旋前 – 外旋型骨折（pronation-external rotation，PER）。

　Ⅰ度：内踝骨折或者三角韧带撕裂。

　Ⅱ度：胫腓前韧带撕裂或其附着处撕脱骨折。

　Ⅲ度：腓骨高位骨折。

　Ⅳ度：胫腓后韧带撕裂，后踝骨折。

- C：旋后 – 内收型骨折（supination-adduction，SA）。

　Ⅰ度：外踝横行骨折或外侧韧带撕裂。

　Ⅱ度：内踝骨折。

- D：旋前 – 外展型骨折（pronation-abduction，PA）。

　Ⅰ度：内踝骨折或三角韧带撕裂。

　Ⅱ度：伴有骨片撕脱的胫腓前韧带撕裂，胫腓后韧带撕裂，后踝骨折。

　Ⅲ度：腓骨内踝上部斜行骨折。

方框 4-2　踝关节骨折

　　X 线基本能够满足临床上骨折的诊断需求。CT 对于显示踝关节对位情况及 X 线难以诊断的骨折很有帮助。

　　骨折分型多采用 Lauge-Hansen 分型及 Weber 分型。Lauge-Hansen 分型很常用，但较为繁杂。

　　解剖复位十分重要。一般先处理外踝，治疗顺序为外踝→后踝→内踝或者外踝→内踝→后踝。

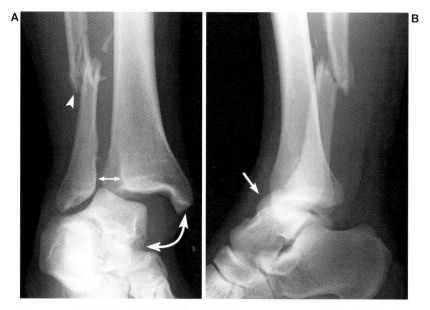

图4-4　20多岁男性，踝关节脱位、骨折（Lauge-Hansen分型：旋前-外展型骨折，Ⅲ度）：交通事故

均为X线片。正位像（A）上显示距骨向外侧半脱位，内踝与距骨间距明显增大，三角韧带损伤（弧形双箭头）。腓骨高位骨折（➤），远端胫腓关节间隙增宽（↔），胫腓骨间见游离小骨片。侧位像（B）显示距骨向前方移位（→），踝关节前方软组织肿胀

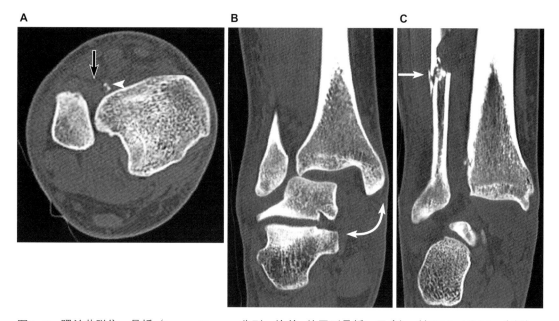

图4-5　踝关节脱位、骨折（Lauge-Hansen分型：旋前-外展型骨折，Ⅲ度）（与图4-4为同一病例）

轴位CT（A）示远端胫腓关节对位不良（→），前方可见小游离骨片（➤），可能存在胫腓前韧带撕脱骨折和胫腓后韧带撕裂。冠状位MPR像（前部，B）示距骨向外侧移位，与内踝间距增大（弧形双箭头）。内踝没有骨折，考虑仅存在三角韧带损伤。冠状位MPR像（后部，C）示腓骨高位骨折（→），后踝未发生骨折

胫骨顶盖部骨折

如果发生胫骨顶盖部骨折（plafond fracture），无论是复位还是内固定都十分困难。胫骨顶盖部骨折多因高处跌落或交通事故等高能量外伤，沿胫骨长轴方向向踝关节垂直施加外力所致。骨折分型包括 Rüedi 分型及 AO 分型。Rüedi 分型仅根据骨折块移位和关节面粉碎程度进行分型，相对简单（图4-6），分为Ⅰ～Ⅲ型，其中Ⅱ、Ⅲ型适合手术治疗（图4-7～4-9）。虽然解剖复位十分重要，但是胫骨顶盖部骨折无法进行牢固的内固定。为了保持关节复位，同时尽早进行关节活动锻炼，外固定治疗很有必要。但类似 Rüedi 分型Ⅲ型的粉碎性骨折，无论采取哪种治疗策略，多预后不良，一期手术多推荐关节固定术。

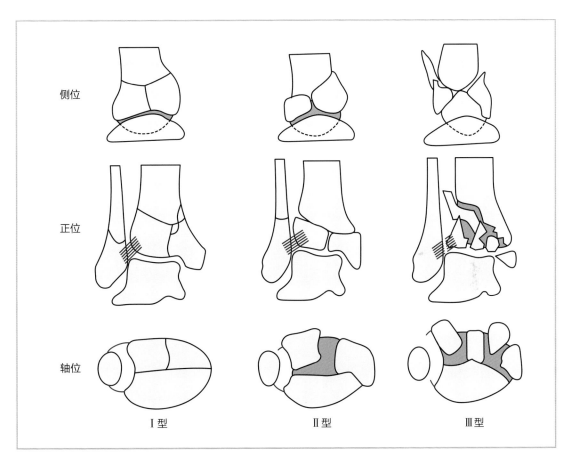

侧位　　正位　　轴位

Ⅰ型　　Ⅱ型　　Ⅲ型

图4-6　Rüedi分型
Rüedi分型是基于胫骨远端关节面骨折块移位和关节面粉碎程度进行分型，分为Ⅰ～Ⅲ型，对治疗及预后评估有帮助。Ⅰ型：胫骨远端关节面劈裂骨折但骨折块无明显移位；Ⅱ型：胫骨远端关节面非粉碎性骨折，骨折块明显移位；Ⅲ型：胫骨顶盖部粉碎性及压缩性骨折

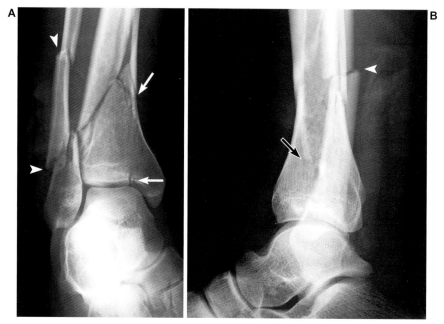

图4-7　40多岁男性，胫骨顶盖部骨折（Rüedi分型为Ⅰ型）

均为X线片。正位像（A）显示累及胫骨顶盖部的骨折线（→），关节面轻度不平整。另外，胫骨、腓骨骨干见多发骨折线（➤），周围软组织肿胀。侧位像（B）显示胫骨（→）及腓骨（➤）骨折。距骨未发生脱位

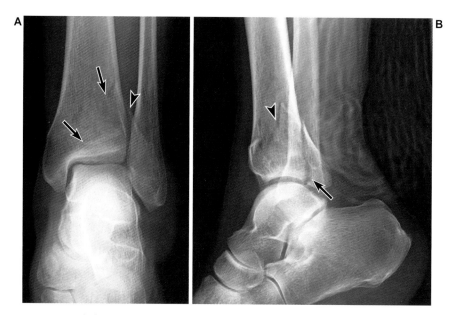

图4-8　50多岁女性，胫骨顶盖部骨折（Rüedi分型为Ⅱ型）：交通事故

均为X线片。正位像（A）显示自骨干延续至关节面的骨折（→），远端胫腓关节间隙增宽（➤）。侧位像（B）显示骨折线可达胫骨顶盖部（→），此外，顶盖部前部亦可见骨折线（➤）

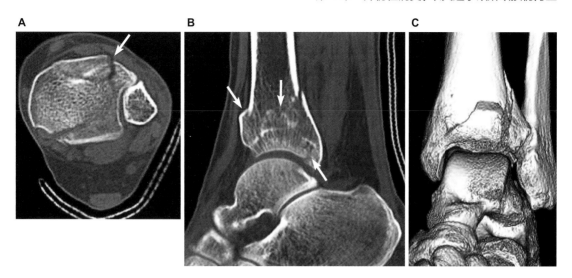

图4-9　胫骨顶盖部骨折（Rüedi分型为Ⅱ型，与图4-8为同一病例）

轴位CT（A）显示骨折累及胫骨远端关节面（→）。骨折断端轻度移位。矢状位MPR像（B）显示胫骨远端有多发骨折线，骨折断端移位及关节面骨折均能够清晰观察到（→）。3D-CT（C）对于骨折线位置及骨折断端关系的显示，比MPR图像更易让人理解

距小腿关节脱位

距小腿关节脱位（dislocation of the talocrural joint）多合并踝关节骨折，不伴骨折单独发生的脱位很少见。根据脱位方向，距小腿关节脱位可分为内侧脱位、后方脱位及前方脱位。由于距小腿关节内旋位容易受伤，故内侧脱位较多。距小腿关节发生骨折时易出现后方脱位，而前方脱位极其少见（图4-10）。

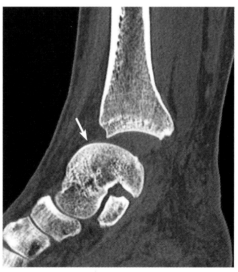

图4-10　20多岁男性，距小腿关节前方脱位（距骨脱位）：交通事故

踝关节CT，矢状位MPR像显示距骨向前方移位（→）。该病例在受伤时出现自行复位，变为半脱位状态

据踝关节 X 线很容易做出诊断。新发外伤造成的脱位可以进行手法复位，但伴发踝关节骨折的情况下很容易出现骨折端再次移位。关节周围软组织（肌腱及韧带）向关节内陷入的情况下，不能直接进行手法复位。脱位即使不伴踝关节骨折也可能存在韧带损伤，脱位后即使复位固定还会残存关节不稳的情况（方框 4-3）。

方框 4-3	距小腿关节脱位

- 常常合并踝关节骨折，即使不存在骨折也会存在韧带损伤。
- 内侧脱位较常见。
- 脱位复位与踝关节骨折治疗同时进行。

距下关节脱位

距下关节脱位（dislocation of the subtalar joint）极其少见。被动的猛烈内旋会发生内侧脱位，被动的猛烈外旋会发生外侧脱位。内侧脱位的情况下距骨头向跟骨外上方突出，外侧脱位的情况下距骨在足舟骨内侧向皮下突出。距下关节脱位在踝关节 X 线上很容易做出诊断。初次治疗可尝试手法复位。若发生外侧脱位则手法复位比较困难，多采用手术复位。

足部外伤

距骨骨折

距骨具有强大的力学构造，站立位时可承受全身的体重，从结构上分为头部、颈部和体部，但其表面积的 2/3 为关节面（图 4-11）。正是因为关节面多，血液的流入通路受限，距骨的血供相对匮乏。距骨紧邻足舟骨、跟骨、胫骨及腓骨，并在彼此之间通过强韧的韧带结合成稳固的结构，如果发生骨折，意味着受到了强大的外力。距骨具有特殊的血供及解剖学特点，发生骨折时需要注意并发症的发生。距骨骨折（talar fracture）根据骨折部位分为距骨颈骨折、距骨体骨折、距骨头骨折、后突骨折、外突骨折、距骨滑车骨软骨损伤等。距骨颈及距骨体骨折时，常常发生距小腿关节、距下关节、距舟关节的脱位和骨折（注释 4-1、4-2）。

虽然在足底骨中距骨骨折的发生率仅次于跟骨，但在全身骨折中其比例不足 1%，是很少出现骨折的部位。距骨骨折中发生频率最高的是距骨体骨折，约占 61%，距骨颈和距骨头骨折的发生率约 5%。然而，距骨骨折中 29% 属于联合骨折，如距骨头 + 距骨颈、距骨颈 + 距骨体，或者累及整个距骨（距骨头 + 距骨颈 + 距骨体）（图 4-12 ~ 4-15）。

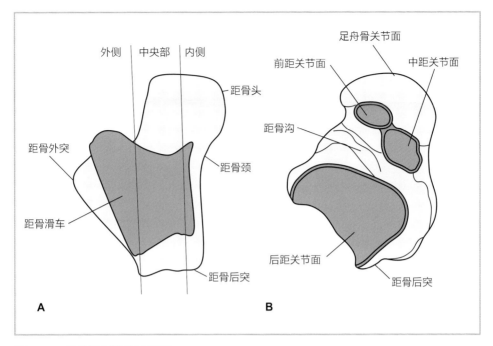

图4-11 距骨解剖结构示意图

从上面观察（A），距骨滑车占据了很大的关节面，距骨外突及后突稍微向外伸展。距骨头处是与足舟骨间的关节面结构。从下面观察（B），支撑全身体重的距后跟关节面（后距关节面）占据很大比例。前部是距中跟关节面（中距关节面）及距前跟关节面（前距关节面）。中距关节面是由距骨与跟骨载距突形成的。前、中距关节面与后距关节面之间是距骨沟，后者与跟骨沟共同组成跗骨窦

注释 4-1　**距骨解剖结构**

距骨是踝关节运动的轴心骨，表面积的 2/3 均为关节面，没有肌腱附着。距骨自前向后分为距骨头、距骨颈和距骨体，每部分均有关节面存在。距骨头处是与足舟骨间的关节面，距骨颈下方是距跟关节的前、中距关节面，距骨体上表面被称为距骨滑车，是与胫骨顶盖部间的关节面。距骨体下面是距跟关节的后距关节面，距骨体内侧是与胫骨内踝间的关节面，距骨体外侧是与腓骨外踝间的关节面。因此，距骨有血管进出的区域非常有限，距骨骨折时很容易合并骨坏死。再者，由于有多个关节面结构，距骨容易发生变形性骨关节病。

注释 4-2　**距骨和扔石子、掷骰子**

古希腊有一种类似扔石子的游戏被称为 "astragali"，据说用的是羊的距骨。游戏规则是把 5 块羊距骨抛到空中，用手背接住，掉落的羊距骨要捡起来，同时保证手背上的羊距骨不掉下来。这种扔石子的游戏在世界各地都有（抛掷的游戏道具各种各样）。再者，距骨还曾被当成骰子使用，正因为不像现在的骰子具有规则形状，投掷结果的概率不均等。

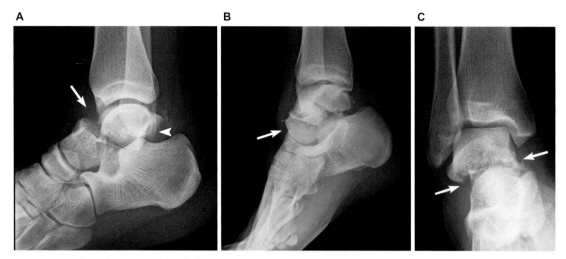

图4-12　17岁男性，距骨骨折：体育课受伤

均为X线片。侧位像（A）显示距骨颈骨折（→），同时伴有距下关节脱位（➤）。跖屈位侧位像（B）显示距骨颈与足舟骨呈半脱位状态（→）。正位像（C）显示由于骨折距骨头与距骨颈分离（→）

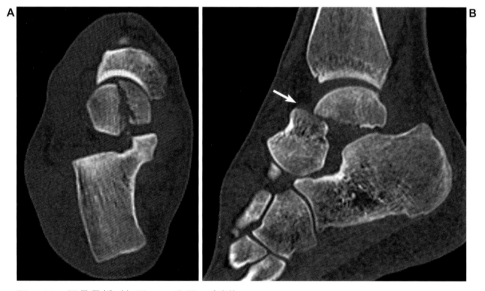

图4-13　距骨骨折（与图4-12为同一病例）

轴位CT（A）显示距骨头发生骨折。矢状位CT（B）显示骨折线在距骨颈略后方向距下关节面走行（→）。骨折波及的范围自距骨头至距骨体

距骨体骨折

距骨体骨折（talar body fracture）包括距骨滑车、外突、内突等结构的骨折，分型方法包括 Sneppen 分型（图 4-16）和井口分型（图 4-17）等。Sneppen 分型是对 51 例距骨骨折病例进行 23 个月观察分析后做出的总结，分为 A ～ F 型。每种骨折类型的治疗方法及预后都不相同。井口等认为 Sneppen 分型中的 B 型描述骨折线位于距骨外侧突前方，应该将该型

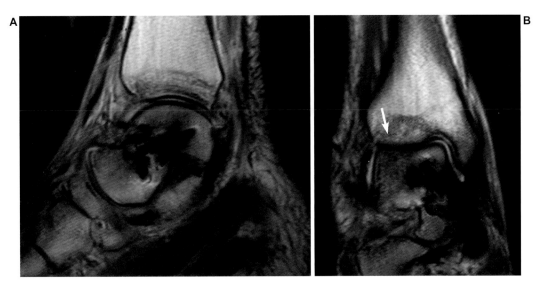

图4-14　距骨骨折：术后2个月（与图4-12为同一病例）

矢状位T2加权像（A）显示自距骨颈至距骨体插入螺丝钉区域的信号丢失。距骨滑车及距骨颈未见骨坏死相关的双边征（double line）。冠状位T2加权像（B）显示距骨滑车轻度的信号减低，有轻度骨髓水肿的改变（→）。距骨滑车没有内陷改变，亦没有明确的骨坏死征象

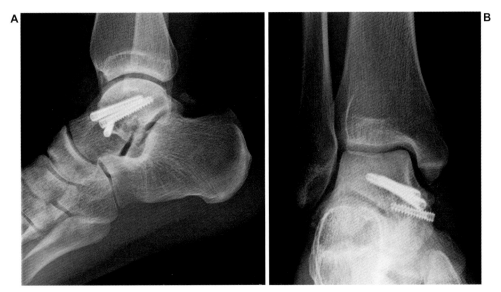

图4-15　距骨骨折：术后10个月（与图4-12为同一病例）

均为X线片。侧位像（A）显示距下关节复位。钉子周围没有明确透亮的骨质吸收区。正位像（B）原距骨体和距骨颈分离观察不到。距骨滑车没有内陷改变，骨密度没有减低或增加，没有明确的骨坏死征象

骨折归于距骨颈骨折。再者 C 型的发生率很低，在距骨骨折中仅占约 0.7%。Sneppen 分型根据骨折线走行方向将距骨骨折划分为冠状面骨折和矢状面骨折，但实际上骨折线走行不可能完全沿着冠状面或矢状面走行，这个分型的定义并不明确。

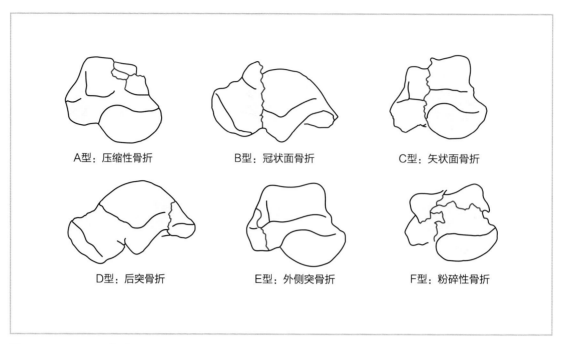

图4-16 Sneppen分型

分为A～F型。B型中描述骨折线位于距骨外侧突前方，应该将该型骨折归类于距骨颈骨折。严格划分为B型和C型的骨折病例非常少，多与其他类型的骨折合并发生

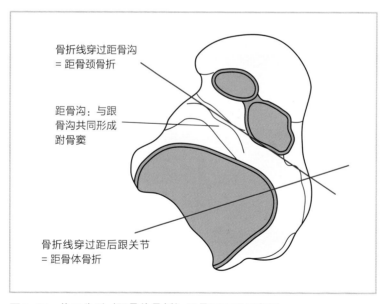

图4-17 井口分型（距骨体骨折）距骨下面观示意图

井口分型中距骨颈和距骨体骨折是有明确划分的。累及距骨沟的骨折为距骨颈骨折，穿过距后跟关节面的骨折为距骨体骨折。其他部分的骨折分别以累及的部位进行相应命名

Sneppen 分型中的 A 型是指距骨滑车发生骨挫伤（压缩性骨折）及骨软骨损伤，在距骨体骨折中的发生率是最高的。强烈的外力作用下会同时造成关节软骨的损伤。距骨滑车骨折在标准的踝关节 X 线片上多难以发现。Dale 等对 122 例 132 处距骨骨折进行分析探讨，发现 31% 的距骨滑车骨折在初次的 X 线片上均为阴性结果，再者距骨滑车内侧和外侧病变造成骨软骨碎片的形状改变以及相关症状也存在一定差异。滑车内侧病变很容易形成半圆形骨软骨碎片且多无临床症状，病变范围比滑车外侧病变要大。滑车外侧病变多形成相对浅显且小的骨软骨碎片。骨软骨碎片如果位置相对稳定则预后良好，如果骨折碎片发生了明显移位或者断端不稳定则可能会进展为骨坏死。B 型指冠状面骨折，C 型指矢状面骨折，D 型指后突骨折，E 型指外侧突骨折，而 F 型指粉碎性骨折。

井口分型主要关注距骨底，如果骨折线累及距骨沟划分为距骨颈骨折，如果穿过后距下关节（距后跟关节面）则为距骨体骨折（图 4-18、4-19），其他骨折类型分别为距骨头骨折、外侧突骨折（图 4-20）、后突骨折、内侧突骨折、矢状面骨折。距骨体骨折的骨折线多穿过后距下关节，自距骨沟内侧向外侧突外侧缘的后方走行（图 4-21、4-22）。距骨体骨折者 38% 合并骨坏死（图 4-23），65% 合并距小腿关节变形性骨关节病，34% 合并距下关节变形性骨关节病。即使是距骨体骨折如果出现骨折断端移位或关节脱位也需要复位固定处理。

距骨颈骨折

距骨颈骨折（talar neck fracture）占足部骨折的 2% 左右，非常少见。骨折最常用的是 Hawkins 分型，根据骨折碎片移位的程度分为 I ～ IV 型（图 4-24、4-25）。距骨颈骨折的同时发生明显的骨折断端移位的话，容易合并距骨体血供中断并坏死（特别是 Hawkins 分型

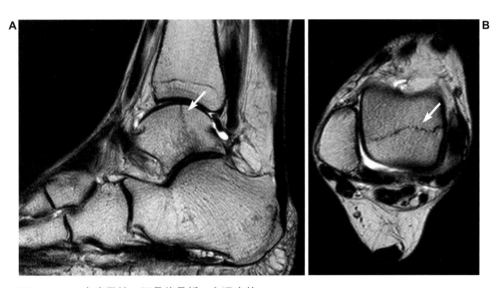

图4-18　40多岁男性，距骨体骨折：交通事故

矢状位T2加权像（A）显示骨折线（→）自距骨滑车向后距下关节走行，属于距骨体骨折。骨折断端几乎没有移位。轴位T2加权像（B）骨折线呈线状低信号（→），周围没有明确的骨髓水肿改变

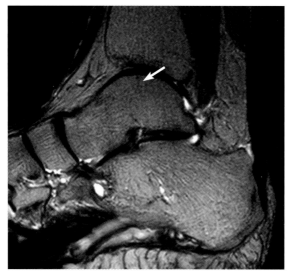

图4-19 距骨体骨折：保守治疗后2年（与图4-18为同一病例）

矢状位T2加权像显示原骨折线不清晰（→）

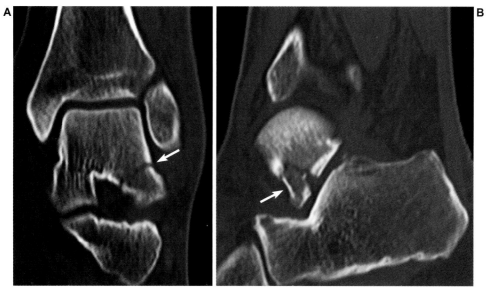

图4-20 30多岁男性，距骨外侧突骨折：跌落

冠状位MPR像（A）显示距骨外侧骨折（→）。矢状位MPR像（B）显示外侧突骨折，骨折线延伸至距后跟关节（→）

Ⅲ型以上者，如果没有采取适当的治疗，骨坏死的发生率是100%）。治疗方案是为了尽可能保留血供而进行的紧急复位固定。因而 Hawkins 分型Ⅱ型以上者适合手术治疗选择有效的内固定。根据文献报道距骨颈骨折合并骨坏死者占 11% ～ 50%。骨坏死大概发生在受伤后的 3 ～ 8 周，但出现明显的骨硬化影，能够在 X 线片上做出明确诊断大概在受伤后的 2 ～ 3 个月。其他并发症包括手术造成的骨折断端畸形愈合，变形性骨关节病等。

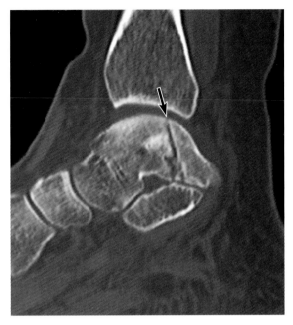

图4-21　50多岁女性，距骨体骨折：扭伤后，踝关节疼痛

矢状位MPR像示骨折线自后距下关节（距后跟关节）向距骨滑车延伸（→），属于距骨体骨折。距后跟关节融合并伴骨折

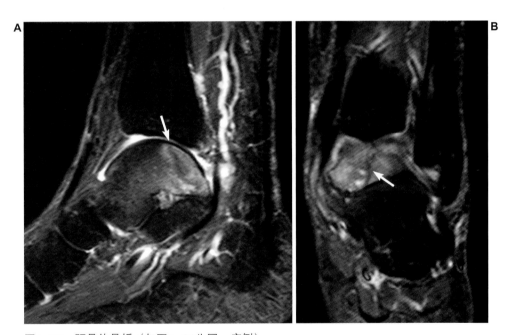

图4-22　距骨体骨折（与图4-21为同一病例）

矢状位STIR像（A）上自距骨滑车至距后跟关节低信号线状影提示骨折（→），周围可见骨髓水肿。冠状位STIR像（B）显示骨折线延伸至距后跟关节（→）

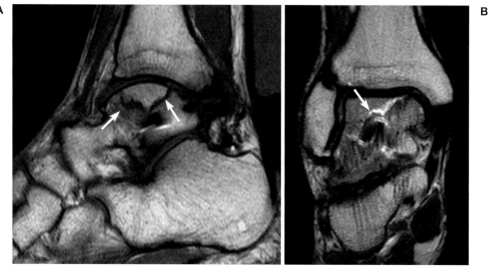

图4-23　30多岁男性，距骨骨折术后骨坏死：交通事故

矢状位T1加权像（A）显示距骨滑车可见地图样线状低信号（→），提示骨坏死。距骨滑
车无陷落。冠状位T2加权像（B）坏死区域可见双边征（double line）（→），是骨坏死的
典型表现

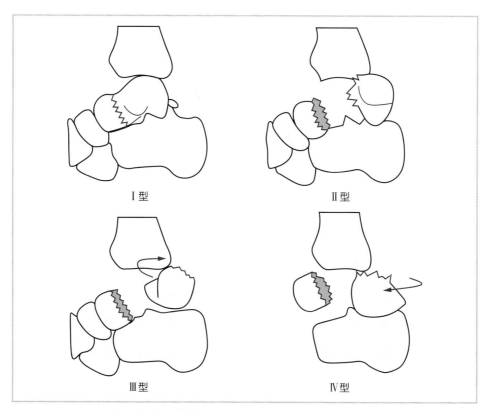

图4-24　Hawkins分型（距骨颈骨折）

Ⅰ型：无脱位；Ⅱ型：距下关节脱位（半脱位）；Ⅲ型：距下关节及距小腿关节脱位（距骨
体自距小腿关节窝脱出）；Ⅳ型：距下关节、距小腿关节及距舟关节全部脱位

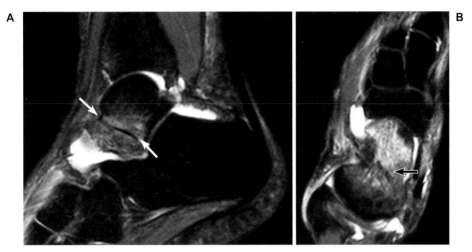

图4-25　20多岁男性，距骨颈骨折（Hawkins分型Ⅰ型）：交通事故

矢状位STIR像（A）显示距骨颈线状低信号（→），提示骨折，周围可见骨髓水肿。距骨体无移位。轴位STIR像（B）显示骨折线穿过距骨沟（→），距骨颈可见骨髓水肿，周围积液

跟骨骨折

跟骨因支撑体重故含有丰富的髓质骨。跟骨包括距跟关节的前距、中距以及后距 3 个关节面（图 4-26），其中后距关节面（即距后跟关节）对支撑全身体重最为重要。跟骨骨折（calcaneal fracture）多是从高处跌落或跳下的直接外力所致。骨折时后距关节面的评估与治疗及预后密切相关。根据骨折是否累及后距关节，跟骨骨折分为关节外骨折和关节内骨折（方框 4-4）。

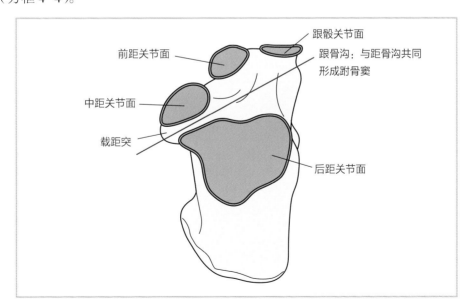

图4-26　跟骨解剖示意图（上面观）

能够观察到跟骨与距骨间关节面（前距、中距、后距关节面）、骰骨间关节面（跟骰关节面）。中距关节面与后距关节面间是跟骨沟，同距骨沟共同形成跗骨窦。中距关节面位于跟骨载距突上表面

　　X 线骨折分型采用 Essex-Lopresti 分型（图 4-27）方法，而 CT 上则采取 Sanders 分型（图 4-28）方法。Essex-Lopresti 分型将关节内骨折分为舌型（图 4-29）和关节面塌陷型（图 4-31），这种分型方法对手术术式的选择很有帮助。Sanders 分型主要基于距后跟

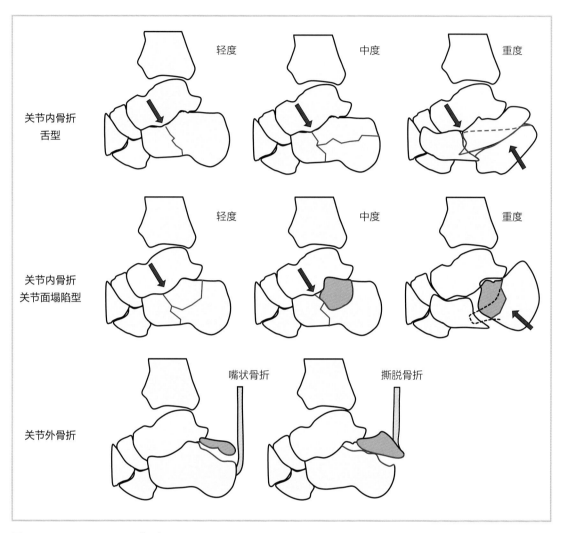

图4-27　Essex-Lopresti分型
关节内骨折分为舌型和关节面塌陷型，其他归类于关节外骨折。关节内骨折分型的评估对治疗非常重要。舌型骨折的游离骨块来自跟骨体后外侧（包含后距关节面），由于游离骨块有跟腱附着，在跟腱牵拉下游离骨块前部表现为向跟骨体刺入样的移位（如图4-29中关节内骨折舌型的重度）。这类型骨折约占跟骨骨折的40%。关节面塌陷型表现为后距关节面整体内陷改变

方框 4-4	跟骨骨折

- 除疲劳性骨折外，多是高处跌落或跳下所致。
- 根据骨折是否累及距跟关节的后距关节面，其治疗及预后均不相同。

关改改变进行分型。根据距后跟关节骨折线、骨折碎片数目选择治疗方案。Sanders 分型Ⅰ、Ⅱ型预后相对较好，Ⅲ、Ⅳ型（图 4-30、4-32）预后不良，而Ⅳ型者有不少会选择距下关节固定术。

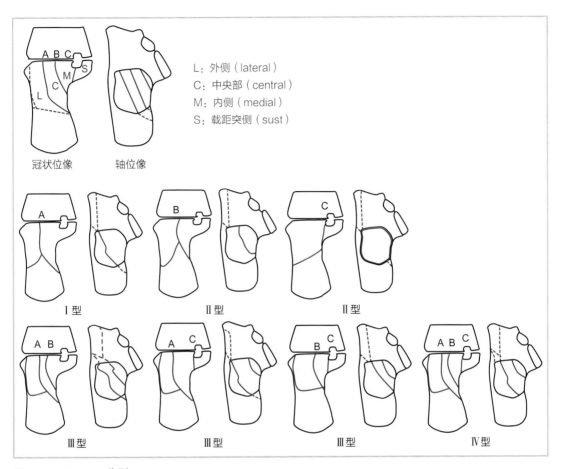

图4-28　Sanders分型

Sanders分型主要基于CT图像上距后跟关节的改变进行分型。利用CT获取与足底平行的轴位，以及能够最大限度显示距后跟关节的冠状位，以判定骨折部位以及骨折碎片数目。骨折线位置自外向内分为A、B、C。骨折类型分为Ⅰ～Ⅳ型。Ⅰ型：所有骨折均无移位，与骨折线数目无关。Ⅱ型：1条骨折线。Ⅲ型：2条骨折线。Ⅳ型：3条骨折线或粉碎性骨折。Ⅰ型采用保守疗法，Ⅱ型采用手术复位固定，有望恢复良好。Ⅲ、Ⅳ型预后不良，而Ⅳ型者可能适合采取一次性距下关节固定术进行治疗

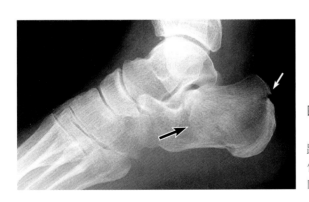

图4-29　60多岁男性，跟骨骨折：自脚架上跌落
[Essex-Lopresti分型：关节内骨折舌型（重度）]
踝关节X线侧位像。可见自跟骨体向跟骨结节延伸的骨折（黑色箭头）。跟骨结节一部分因骨折向上方轻度移位（白色箭头）

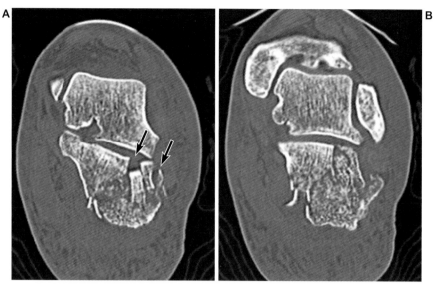

图4-30　跟骨骨折（Sanders分型Ⅲ型）（与图4-29为同一病例）

均为踝关节CT，冠状位MPR像。跟骨外侧、中央部可见骨折线（→）。跟骨后方见多发骨折碎片，呈粉碎性骨折。后距关节面（A、B区域）可见两条骨折线，归类于Sanders分型Ⅲ型

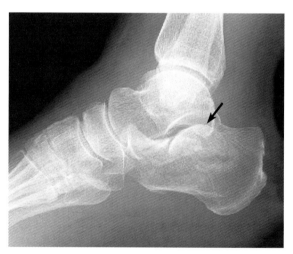

图4-31　60多岁男性，跟骨骨折（Essex-Lopresti分型：关节内骨折关节面塌陷型）

踝关节X线片示跟骨体骨折，后距关节面塌陷（→）

跗横关节脱位骨折

跗横关节脱位骨折（dislocated fracture of Chopart joint）时，距骨头也会脱位。常伴有足舟骨或骰骨骨折（图4-33、4-34）。脱位的复位相对容易，针对骨折用石膏固定静养6～8周即可。CT的MPR图像及3D-CT能够清晰显示脱位的方向。

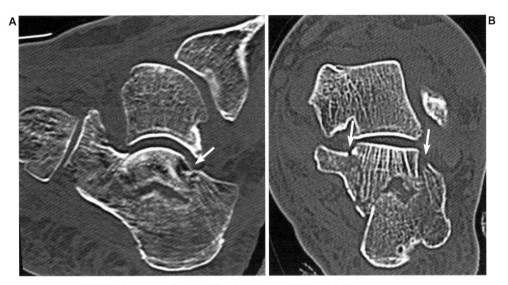

图4-32　跟骨骨折（Sanders分型Ⅲ型）（与图4-31为同一病例）
矢状位MPR像（A）显示后距关节面周围骨折，后距关节面塌陷（→）。冠状位MPR像（B）
显示后距关节面A、C区域骨折线（→），考虑为Sanders分型Ⅲ型

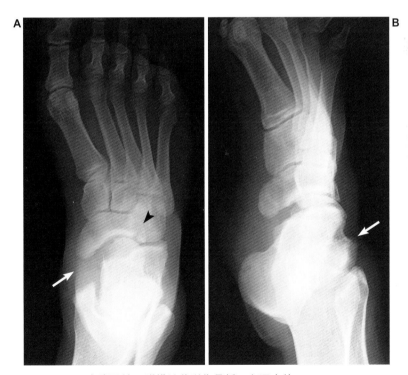

图4-33　30多岁男性，跗横关节脱位骨折：交通事故
正位X线片（A）显示距骨头与足舟骨关节面消失，距骨头向外侧偏
位。距骨内侧未见距骨头（→）。足舟骨外侧可见透亮骨折线（►）。
侧位X线片（B）显示距骨头向背侧移位，并向足背突出（→）。足
舟骨周围软组织肿胀，显示血肿形成（译注：仅凭X线片是否能诊断
血肿？）

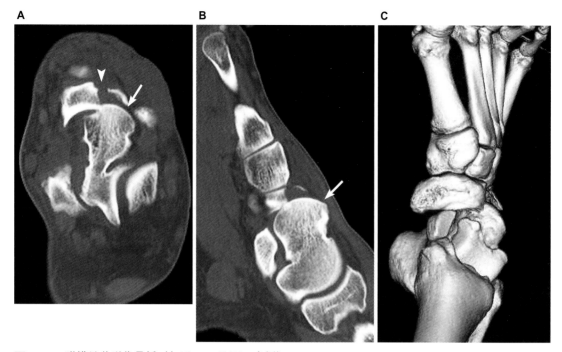

图4-34　跗横关节脱位骨折（与图4-33为同一病例）

轴位CT（A）显示距骨外侧移位（→），足舟骨骨折（➤）。矢状位MPR像（B）显示距骨头向足背侧移位（→）。通过3D-CT（C）能够更清晰地观察距骨与足舟骨的关系

足舟骨骨折

足舟骨骨折（navicular fracture）比较少见，根据骨折位置分为撕脱骨折、结节部骨折、体部骨折。撕脱骨折在足舟骨背侧可见小游离骨片影像，常合并足部扭伤。由于骨折较小，普通X线容易漏诊。结节部骨折是由直接外力或胫骨后肌腱牵拉造成的足舟骨结节骨折，注意需要与外胫骨鉴别。体部骨折是足舟骨的体部发生的骨折，向足背内侧移位的骨折碎片较大。体部也是足舟骨疲劳性骨折的好发部位。此外，跗横关节脱位骨折时足舟骨与距骨头撞击也可发生体部骨折（图4-33、4-34）（注释4-3）。

> ### 注释4-3　　"navicular"和"scaphoid"都是舟状骨
>
> 虽然都是舟状骨的意思，但是"navicular"是足舟骨，而"scaphoid"是手舟骨。navicular源于拉丁语，由小舟（navicula）派生而来。scaphoid源于希腊语，与肩胛骨（scapula）具有相同的词根，由挖掘（希腊语skaptein）演变为scaphe（被挖掘而成的东西→小舟），而后派生而来。

骰骨骨折

骰骨骨折（cuboid fracture）很少发生，可分为撕脱骨折和体部骨折。撕脱骨折多发生在骰骨外侧且近关节处（跟骰关节或者第 5 跗跖关节）。即使发生体部骨折，断端也很少移位（图 4-35）。发生明显移位的骨折需要手术复位治疗。

楔骨骨折

楔骨（cuneiform）包括内侧楔骨、中间楔骨及外侧楔骨，容易发生骨折的是内侧楔骨，主要是撕脱骨折。即使发生体部骨折，骨折断端错位和移位的程度很小（图 4-36）。

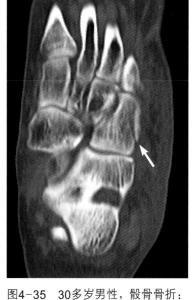

图4-35　30多岁男性，骰骨骨折：交通事故

足部轴位CT显示自骰骨体外侧向前方延伸的透亮低密度影（→），提示骨折，外侧软组织肿胀

跗跖关节脱位骨折

跗跖关节又被称为 Lisfranc 关节，跗跖关节脱位骨折主要是由于前足猛烈的回旋力造成了关节脱位甚至是骨折。多数情况下，用 X 线诊断有困难，需要借助 CT 及 MRI 检查。Lisfranc 韧带损伤也归于跗跖关节脱位骨折的范畴内（Lisfranc 韧带损伤相关内容请参照第 5 章）。骨折分型主要采用 Hardcastle 分型方法以及在此基础上改进的 Myerson 分型方法，基于姆趾（第 1 趾）与第 2～5 趾移位方向是否一致进行分型。图 4-37 的内容引自 Aitken 等 1963 年发表的文献，也是 Hardcastle 分型的基础。跗跖关节损伤部位极其不稳定，即使复位也很容易再次发生移位，因此常采用手术治疗（图 4-38～4-41），推荐采用螺丝钉内固定术。

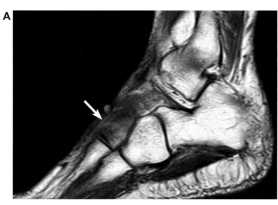
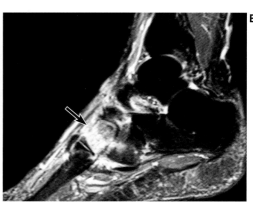

图4-36　50多岁女性，外侧楔骨骨折：行走过程中足背疼痛

矢状位T1加权像（A）显示外侧楔骨体见片状低信号（→），提示骨折。矢状位STIR像（B）显示外侧楔骨见片状高信号（→），为骨折伴骨髓水肿。足背部软组织肿胀呈高信号

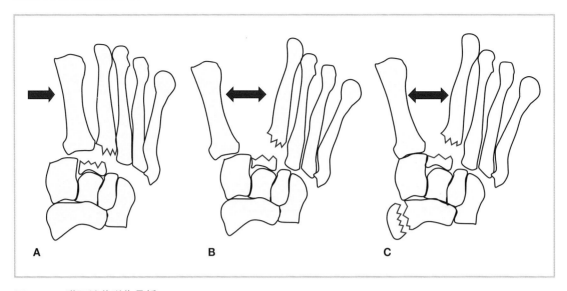

图4-37 跗跖关节脱位骨折

A：同侧移位型（homolateral displacement）；B、C：分离移位型（divergent displacement）。同侧移位型（A）踇趾与其他4趾均向外侧移位的脱位骨折，同时伴有第2跖骨基底部骨折。分离移位型（B、C）踇趾不移位或者向内侧移位，其他4趾向外侧移位。有时伴有足舟骨骨折。Myerson分型方法对分离移位型进行了更详细的分类

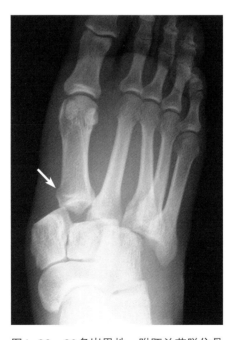

图4-38 20多岁男性，跗跖关节脱位骨折（同侧移位型）：台阶踩空跌倒

足部正位X线片显示第1跖骨脱位并向外侧移位（→），内侧楔骨关节面暴露。第2～5跖骨也向外侧移位。所有跖骨向同一方向移位，即同侧移位型。跖骨未见明确骨折

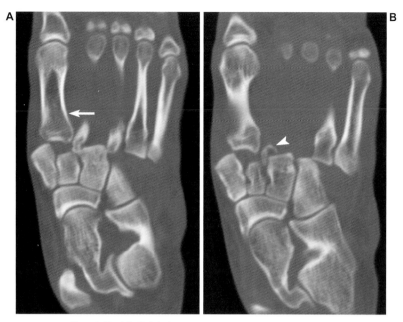

图4-39　跗跖关节脱位骨折（与图4-38为同一病例）

均为足部轴位CT。第1跖骨与内侧楔骨关节对位不良并向外侧移位
（A，→）。此外，第2～5跖骨脱位并向外侧移位。第2跖骨基底部骨
折（B，➤）。第4、5跖骨与骰骨对位不佳，脱位表现

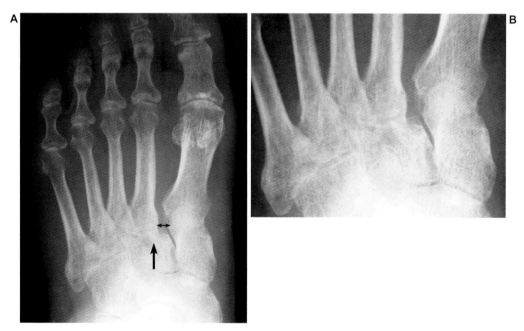

图4-40　50多岁女性，跗跖关节脱位骨折（分离移位型）：台阶踩空跌倒，被诊断为足部扭
伤，但经过2个月疼痛仍未消失，遂来院就诊

正位X线片（A）显示第1与第2跖骨基底部间隙增宽，第2跖骨基底部与中间楔骨对位欠佳呈半
脱位改变（→）。通过放大像（B）能够确定第2跖骨基底部向外侧移位，而第1跖骨及其他跖
骨移位不显著。第2跖骨基底部未见骨折

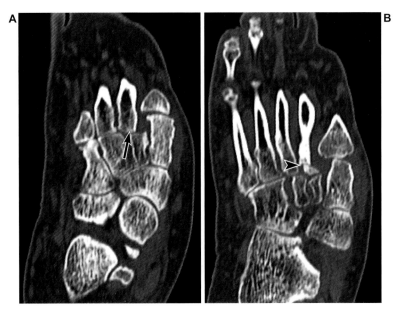

图4-41　跖跗关节脱位骨折（陈旧病例）（与图4-40为同一病例）

均为足部轴位CT。第2跖骨基底部与中间楔骨对位不良，向外侧脱位
（A，→）。第1及第3跖骨对位尚可。第2跖骨基底部骨折（B，▶）。
全足骨密度减低，失用性萎缩表现

跖骨骨折

从踇趾至小趾共5块跖骨。根据骨折部位分为基底部骨折（撕脱骨折）、骨干近端骨折、骨干骨折及头部骨折（图4-42）。除了外伤相关骨折外，跖骨还是运动相关的疲劳性骨折的好发部位。外伤相关骨折多由足背部被重物砸中或是被车轮碾压这样的直接外力所致。对骨折断端移位较轻可手法复位者应采用石膏固定进行保守治疗，而对断端移位显著者应采用手术复位。

跖骨骨折分类

（1）基底部骨折（撕脱骨折）

最常见于第5跖骨。腓骨短肌腱的牵拉造成的撕脱骨折归于基底部骨折，特别是第5跖骨发生骨折时，骨折线常常向骰骨的关节面或第4～5跖骨间关节延伸。另外，第2跖骨基底部骨折也常出现，多为芭蕾舞样的运动相关的疲劳性骨折（图4-43）。

（2）骨干近端骨折

该类骨折发生时跖骨间关节常不连续。第5跖骨在疲劳性骨折的基础上受到一次外力冲击很容易发生该类骨折。骨干近端容易出现楔形骨折线，常发生延迟愈合（图4-43）。此外，该处骨折还易向基底部延伸（图4-44、4-45）。

（3）骨干骨折

多发生于第2～4跖骨。跖骨骨干是疲劳性骨折的好发部位，该类骨折常见于马拉松运动员（图4-46、4-47）。

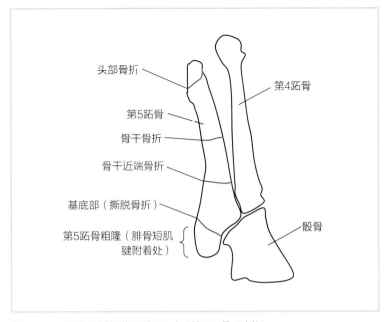

图4-42　跖骨骨折部位示意图（以第5跖骨为例）

跖骨骨折由近端向远端分别为基底部骨折（撕脱骨折）、骨干近端骨折、骨干骨折、头部骨折。其中第5跖骨骨干近端骨折易出现延迟愈合，需要特别注意。骨干部除了强大外力所致骨折外，还好发疲劳性骨折（第2~4跖骨）。头部骨折好发于第2跖骨

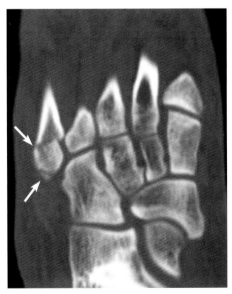

图4-43　17岁男性，第5跖骨基底部及骨干骨折：骑自行车摔倒

足部轴位CT显示了第5跖骨基底部及骨干横行骨折线（→）

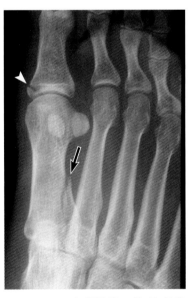

图4-44　40多岁男性，第1跖骨基底部—骨干近端骨折及近节趾骨基底部骨折：摔倒

足部斜位X线片显示了自第1跖骨基底部向骨干近端斜行的骨折线（→）。此外，还可观察到近节趾骨基底部骨折（►）

119

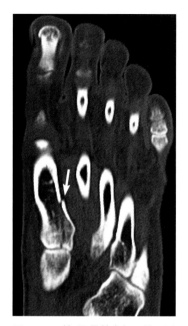

图4-45 第1跖骨基底部—骨干近端骨折（与图4-44为同一病例）

足部轴位CT显示了第1跖骨基底部向骨干近端斜行的透亮骨折线（→），骨折线直达关节面

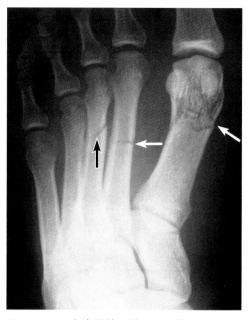

图4-46 20多岁男性，第1~3跖骨骨干骨折

足部正位X线片显示了第1~3跖骨骨干横行透亮的骨折线（→），第1跖骨可见多发骨碎片影像

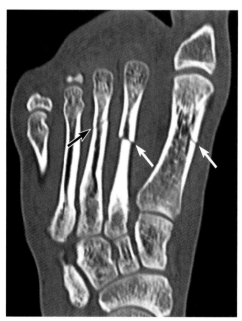

图4-47 第1~3跖骨骨干骨折（与图4-46为同一病例）

足部轴位CT显示了第1~3跖骨骨干横行透亮的骨折线（→），断端轻度移位

（4）头部骨折

跖骨头骨折时骨折碎片向足底移位，复位不完全会引发疼痛（图4-48），往往需要再次手术治疗。另外累及关节内的骨折会造成骨坏死。有学说认为跖骨头的疲劳性骨折是跖骨头无菌性坏死的原因，后者常出现第 2 跖骨头骨坏死。

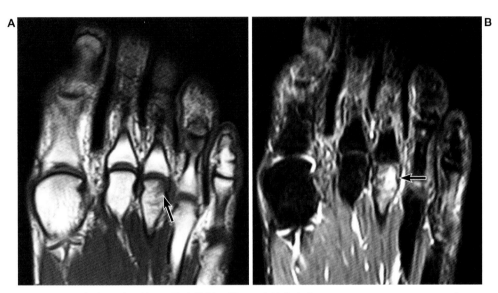

图4-48　30多岁女性，第3跖骨头骨折：第3跖趾关节疼痛

轴位T1加权像（A）显示第3跖骨头线状低信号（→），考虑骨折可能。轴位STIR像（B）显示第3跖骨头骨折线周围骨髓信号明显增高（→），提示骨髓水肿，关节腔少量积液

跖趾关节脱位、趾间关节脱位

因击打造成的远节趾骨背侧脱位约占 50%，其他远节趾骨背侧脱位的原因包括跌倒、扭伤、交通事故等。该脱位的发病率男性高于女性。对踇趾尖部施加轴向外力容易造成踇趾趾间关节脱位（如踢到墙壁）。脱位复位比较容易，复位后也比较稳定（图4-49）。

近节趾骨、中节趾骨、远节趾骨骨折

与交通事故所致损伤相比，重物砸落导致的骨折更常见。脚撞到桌子或踢到硬物（特别是踇趾）容易出现趾骨骨折，同时伴有周围软组织肿胀。即使采用保守治疗，如果不能静养和减少活动，骨折断端也可形成假关节（图4-50 ~ 4-52）。

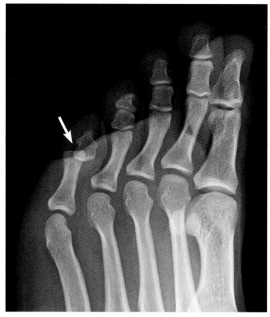

图4-49　20多岁男性，第5远节趾骨脱位：在工地，足部被铁板砸到

足部斜位X线片显示了第5远节趾骨脱位（→）

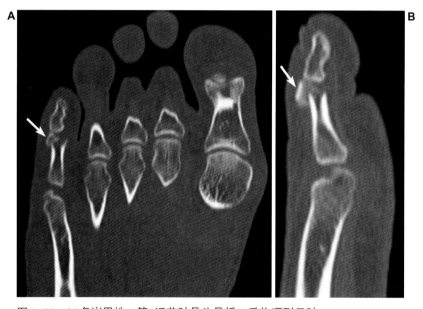

图4-50　20多岁男性，第5近节趾骨头骨折：重物砸到足趾

轴位CT（A）示第5近节趾骨头骨折，骨折断端向外侧移位（→）。矢状位MPR像（B）显示骨折碎片向足背侧移位（→）

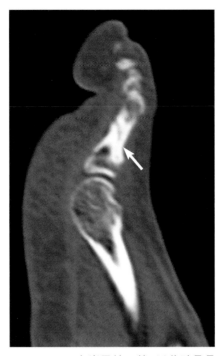

图4-51　30多岁男性，第4近节趾骨骨折（延迟愈合）：重物砸到足趾

足部CT，矢状位MPR像。近节趾骨可见斜行骨折线（→）。观察到骨痂形成，骨折已有段时间，但是骨折线依然清晰可见，故考虑为延迟愈合

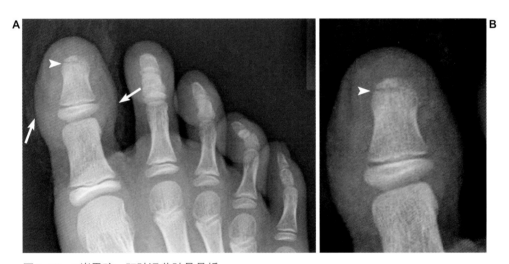

图4-52　8岁男孩，姆趾远节趾骨骨折

正位X线片（A）显示姆趾远节趾骨周围软组织肿胀（→），远节趾骨尖端横行骨折线（▶）。姆趾远节趾骨尖端骨折线在放大像（B）上十分清晰

小儿骨折

骺板损伤

小儿存在骺板结构,后者决定了骨的生长发育。胫骨远端骺板对于踝关节及足部特别重要。这个区域主要由软骨组织构成,十分脆弱,容易在运动或者外伤中受损,若治疗不及时可导致骨骼变形及生长发育障碍。

骺板损伤(growth plate injury)的典型分型方法是 Salter-Harris 分型(方框 4-5)。Salter-Harris 分型对预后评估十分有帮助。虽然 I 型预后良好(图 4-53、4-54),但 II ~ V 型(图 4-55、4-56)随着分型的提高,骨折累及骺板的范围不断扩大同时预后不佳。V 型损伤早期多很难发现,直到出现骨骼变形才注意到存在骺板损伤。在踝关节,Salter-Harris 分型 III 型的

方框 4-5	**Salter-Harris 分型**

- 正常。
- I 型:骨折线沿着骺软骨板走行,骨骺完全分离。
- II 型:骺软骨板分离伴干骺端骨折。
- III 型:骨软骨板分离伴骨骺骨折,骨折线达关节面。
- IV 型:自干骺端至骨骺斜行骨折。
- V 型:骺软骨板挤压性损伤。

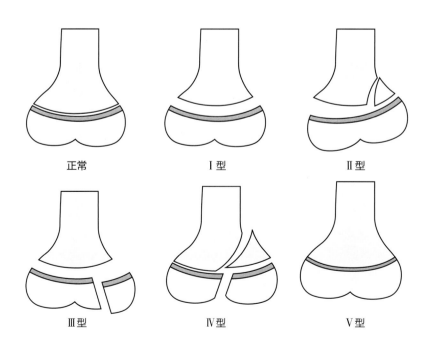

正常   I 型   II 型

III 型   IV 型   V 型

Tillaux 骨折（图 4-57、4-58）以及 Salter-Harris 分型 Ⅱ ～ Ⅲ 型的三平面骨折（图 4-59、4-60）非常有名。据说胫骨远端骺板自内踝侧向外踝侧逐渐闭合，在 12 ～ 13 岁期间，内踝侧骺板闭合（或者开始闭合）而外踝侧骺板仍残留。当足部被施加强大的外旋作用力会导致外踝侧骺板分离，从而造成 Tillaux 骨折或三平面骨折。无论是 Tillaux 骨折还是三平面骨折，骨折碎片均不稳定，需要手术固定。治疗不及时必然会造成生长发育障碍及骨骼变形。

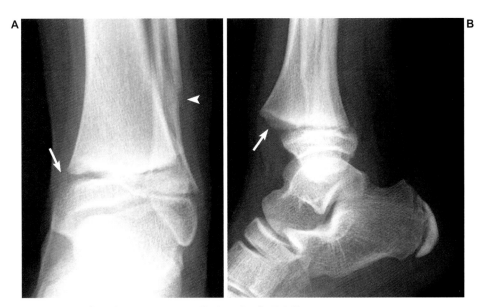

图4-53　12岁男孩，Salter-Harris分型 Ⅰ 型：交通事故

正位X线片（A）显示胫骨远端内侧骺板间隙增宽（→），腓骨远段可见横行骨折线（➤）。侧位X线片（B）显示骨骺对线不良，胫骨干骺端向前部移位（→），考虑骺板损伤（Salter-Harris分型 Ⅰ 型）

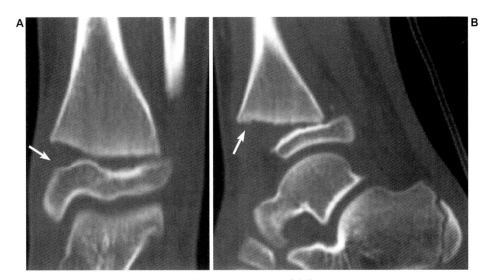

图4-54　Salter-Harris分型 Ⅰ 型（与图4-53为同一病例）

冠状位MPR像（A）显示骺板局部增宽（→）。矢状位MPR像（B）显示胫骨干骺端向前部移位，类似X线片所示

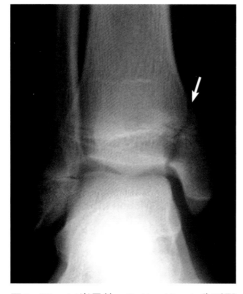

图4-55 14岁男性，Salter-Harris分型Ⅳ型：踢足球时骨折

踝关节正位X线片显示胫骨内踝斜行骨折线（→），骨折累及骺板

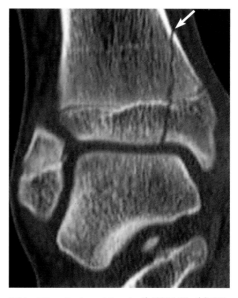

图4-56 Salter-Harris分型Ⅳ型（与图4-55为同一病例）

踝关节CT，冠状位MPR，与X线类似，骨折线（→）自胫骨干骺端向骨骺延伸。虽然归于Salter-Harris分型Ⅳ型，但结合患者运动史，考虑与疲劳性骨折有很大关系

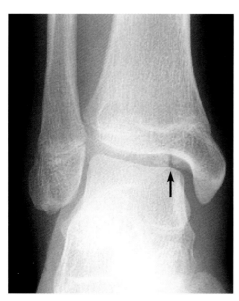

图4-57 14岁男性，Salter-Harris分型Ⅲ型（Tillaux骨折）：踢足球时骨折

踝关节正位X线片显示胫骨远端骨骺纵行透亮线，提示骨折（→）。骺板是否受累尚不清楚

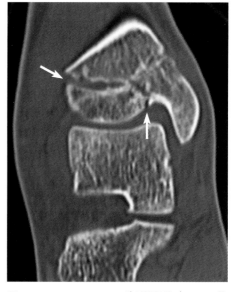

图4-58 Salter-Harris分型Ⅲ型（Tillaux骨折）（与图4-57为同一病例）

踝关节CT，冠状位MPR，图中显示了胫骨远端骨骺纵行骨折线以及沿骺板走行骨折线（→）。胫骨远端骺板受损，归为Tillaux骨折

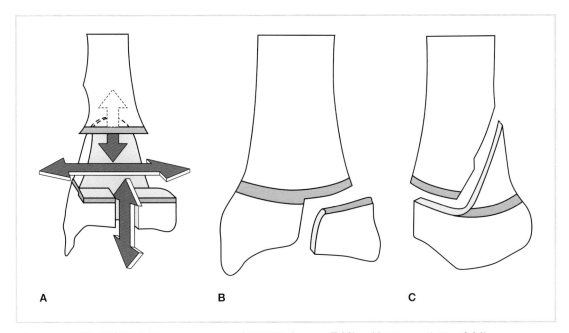

图4-59　三平面骨折示意图，Salter-Harris分型Ⅲ型（Tillaux骨折）（与图4-57为同一病例）
三平面骨折是足部被施加强大的外旋作用力时出现的骺板损伤。骨折累及骨骺且骨折线在三维平面上延伸
是该类骨折的特点。以骺板为中心，骨折向干骺端及骨骺内延伸（A）。矢状位骨折表现为骨骺纵向骨折
（B），轴位骨折表现为骺板外侧骨折，冠状位骨折表现为自干骺端向骨骺延伸的斜行骨折（C）

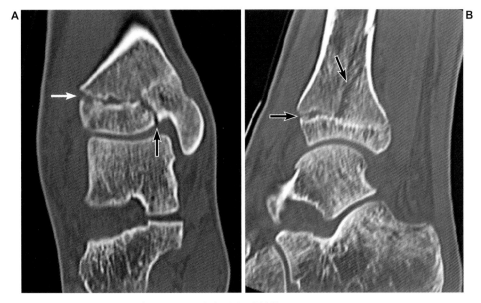

图4-60　Salter-Harris分型Ⅱ＋Ⅲ 型（三平面骨折）
冠状位MPR像（A）显示胫骨骨骺垂直方向低密度线样影以及沿骺板走行低密度线样
影，提示骨折（→）。矢状位MPR像（B）显示骺板骨折线向胫骨背侧延伸（→），
合并干骺端骨折，累及三个平面的骨折，归为三平面骨折

参考文献

[1] Lauge-Hansen N：Fractures of the ankle．Ⅱ．Combined experimental-surgical and experimental-roentgenologic investigations. Arch Surg 1950；60：957-985.

[2] Malek IA, Machani B, Mevha AM, Hyder NH：Inter-observer reliability and intra-observer reproducibility of the Weber classification of ankle fractures. J Bone Joint Surg Br 2006；88：1204-1206.

[3] Rüedi T, Matter P, Allgöwer M：Intra-articular fractures of the distal tibial end. Helv Chir Acta 1968；35：556-582.

[4] Weber M：Trimalleolar fractures with impaction of the posteromedial tibial plafond：implications for talar stability. Foot Ankle Int 2004；25：716-727.

[5] Dale JD, Ha AS, Chew FS：Update on talar fracture patterns：a large level Ⅰ trauma center study. AJR Am J Roentgenol 2013；201：1087-1092.

[6] Caranci F, Tedeschi E, Leone G, et al：Errors in neuroradiology. Radiol Med 2015；120：795-801.

[7] Sneppen O, Christensen SB, Krogsoe O, et al：Fracture of the body of the talus. Acta Orthop Scand 1977；48：317-324.

[8] 井口　傑，小川清久，宇佐見則夫・他：距骨骨折の分類―頸部骨折と体部骨折の区別．日足外会誌 1996；17：199-203.

[9] Mei-Dan O, Hetsroni I, Mann G, et al：Prevention of avascular necrosis in displaced talar neck fractures by hyperbaric oxygenation therapy：a dual case report. J Postgrad Med 2008；54：140-143.

[10] Tezval M, Dumont C, Sturmer KM：Prognostic reliability of the Hawkins sign in fractures of the talus. J Orthop Trauma 2007；21：538-543.

[11] Ohl X, Harisboure A, Hemery X, Dehoux E：Long-term follow-up after surgical treatment of talar fractures：twenty cases with an average follow-up of 7.5 years. Int Orthop 2011；35：93-99.

[12] Stoller DW, Ferkel RD, Li AE, et al：Chapter 5. The ankle and foot. In：Stoller DW（ed）：Magnetic resonance imaging in orthopaedics and sports medicine, 3rd ed. Philadelphia：Lippincott Williams & Wilkins, 2007：976-979.

[13] Sanders R, Fortin P, DiPasquale T, Walling A：Operative treatment in 120 displaced intraarticular calcaneal fractures：results using a prognostic computed tomography scan classification. Clin Orthop Relat Res 1993；290：87-95.

[14] Fotiadis E, Lyrtzis C, Svarnas T, Koimtzis M：Closed subtalar dislocation with non-displaced fractures of talus and navicular：a case report and review of the literature. Cases J 2009；2：8793.

[15] Shah K, Odgaard A：Fracture of the lateral cuneiform only：a rare foot injury. J Am Podiatr Med Assoc 2007；97：483-485.

[16] Hardcastle PH, Reschauer R, Kutscha-Lissberg E, Schoffmann W：Injuries to the tarsometatarsal joint：incidence, classification and treatment. J Bone Joint Surg Br 1982；64：349-356.

[17] Myerson MS, Fisher RT, Burgess AR, Kenzora JE：Fracture dislocations of the tarsometatarsal joints：end results correlated with pathology and treatment. Foot Ankle 1986 Apr；6：225-242.

[18] Aitken AP, Poulson D：Dislocations of the tarsometatarsal joint. J Bone Joint Surg Am 1963；45-A：246-260.

[19] 門野邦彦：趾骨骨折・脱位．高倉義典・監修，田中康仁，北田　力・編：図説　足の臨床　改訂3版．メジカルビュー社，2010：269-271.

[20] Salter RB, Harris WR：Injuries involving the epiphyseal plate. J Bone Joint Surg 1963；45A：587-622.

第 5 章
运动外伤

引 言

足部外伤在所有关节外伤中最常见。值得注意的是，在足部外伤中运动相关损伤的比例很高。例如，过度使用或与运动撞击相关的疲劳性骨折，与重复运动相关的肌腱炎和腱鞘炎，因鞋子不合脚或在硬地上运动导致的滑囊炎和足底筋膜炎，以及与各种体位下的踝关节扭伤伴随的韧带和骨软骨损伤等。本章主要介绍与运动相关的足部损伤。

疲劳性骨折

随着公众的体育活动逐年增加，疲劳性骨折已成为一种常见损伤，不只在运动员中多见。疲劳性骨折约占所有运动损伤的 10%，其中下肢的疲劳性骨折约占 90%。与运动有关的疲劳性骨折是局部长期反复受到轻微外力出现的损伤。具体来说是肌腱或韧带牵引造成骨折，直接施加于骨骼的外力（冲击力）造成损伤（方框 5-1）。

岩本等人对 10 726 例患者的疲劳性骨折和患者年龄的相关性进行调查分析。根据该研究，患者的平均年龄为 20.1 岁，76.7% 为年轻人，其中年龄在 15 ~ 19 岁的患者占 42%，年龄在 20 ~ 24 岁的患者占 34.7%。有可能是由于学校或体育社团内剧烈的体育运动比较多。另一方面，疲劳性骨折也受到训练频度的影响。有报道疲劳性骨折在业余选手中的发生率约为 1%，在精英运动员中的发生率接近 20%。但是不同的报道差异很大，另外一篇报道上即使是业余运动员疲劳性骨折的发生率也有 37.8%。这些统计数据的差异有可能与患者自身情况、运动的强度与频率、运动装备或场地、监督员或教练等多种因素有关。

患者自身因素方面，常包括骨密度低下、体力差、进行负重形式的运动、下肢或足部对线不良（扁平足、踇趾外翻、O 型腿等）等。在学生群体中，为了备战大型运动会，从每年 6 月左右（夏初）开始运动量激增，或者追加不擅长的运动项目，很容易出现疲劳性骨折。再者，骨折与鞋子不合脚、运动场地维护不善等原因也有关。此外，无法进行充分的休息（监督员或教练要求严格，或无间断高强度训练等）也容易出现疲劳性骨折。

患者存在与骨折部位一致的触痛，但多数没有红肿等局部炎症反应。在许多情况下，通过详细了解患者的病史，包括运动的强度和频率，对判断疲劳性骨折是很重要的。

方框 5-1	疲劳性骨折在足部的好发部位

- 跖骨（第 2、3 跖骨）。
- 跟骨。
- 胫骨内踝。

在骨折早期，X 线片常常没有明显的异常。骨折 2 ~ 3 周后，出现骨膜反应，可以确定骨折部位。CT 上能够观察到早期疲劳性骨折表现为线样透亮影。疲劳性骨折的骨折线很有特点，不同于单次外伤造成一条直线状的骨折线，疲劳性骨折的骨折线多种多样，这是由于长期运动反复施加外力逐渐造成骨折扩大所致。骨折后一段时间在 CT 上也能观察到骨痂，断端骨皮质肥厚呈纺锤状。需要注意疲劳性骨折发生于关节（骨端）时，不出现骨膜反应（因为没有骨膜），仅表现为骨折线周围骨密度增高。

^{99m}Tc-MDP 核素骨扫描显示骨折区浓聚，与 CT 相比假阴性诊断结果较少，Groves 等人认为前者是骨折诊断的首选检查。但是在日本，核素骨扫描不是诊断疲劳性骨折的常用检查方法。此外，伴有退变的关节区也会出现放射性核素浓聚，难以与疲劳性骨折相鉴别。

MRI 能够早期诊断疲劳性骨折，骨折线在所有序列上均表现为线状低信号。MRI 上骨折线也可表现为锯齿状，可能是反复外力造成的骨折线逐渐延伸。骨折线周围显示骨髓水肿。随着时间的推移，沿骨皮质出现高信号，提示骨痂形成。

治疗方面，首先是制动静养。但像第 5 跖骨及足舟骨，采用单纯的静养，骨折是无法愈合的，还需要石膏固定或钢钉内固定等治疗（方框 5-2）。

方框 5-2　即使手术治疗也容易出现延迟愈合或再次发生疲劳性骨折的部位

- 第 5 跖骨骨干 ~ 骨端的疲劳性骨折。
- 足舟骨。
- 胫骨内踝。
- 第 1 近节趾骨。

胫、腓骨的疲劳性骨折

胫骨和腓骨是疲劳性骨折的好发部位（参照注释 5-1），主要发生在骨干部，但年轻运动员的内踝也会发生骨折。这种情况文献中报道的比较少，但在日本由于 MRI 检查使用频率比较高，所以相对比较常见。

内踝疲劳性骨折

1988 年 Shelbourne 等首次报道了内踝部位的疲劳性骨折，占胫骨所有疲劳性骨折的 3% ~ 3.4%。骨折线沿内踝纵向走行（图 5-1），主要是由胫骨轴向负荷及三角韧带牵拉的共同作用所致。常在篮球或排球这样需要跳跃的运动中发生。患者缺乏自觉症状，内踝区域压痛往往是唯一的症状。

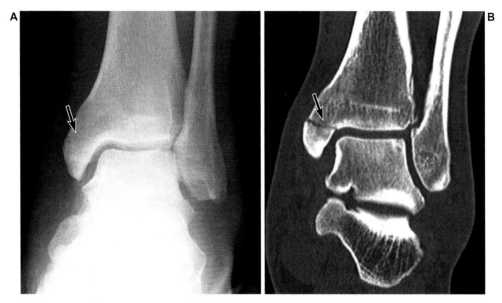

图5-1 30多岁男性，胫骨内踝疲劳性骨折：打网球时踝关节内侧疼痛

踝关节正位X线片（A）显示胫骨内踝横行透亮影（→），周围未见明确骨硬化。内踝周围软组织肿胀。冠状位MPR像（B）显示内踝带状低密度影，提示骨折（→）。内踝横行疲劳性骨折非常罕见

在踝关节 X 线片的内踝的骨折线多显示不清晰（图 5-1A），需要 CT 的 MPR 图像进行确认（图 5-1B）。踝关节 MRI 上骨折线呈线状低信号，比较容易诊断（图 5-2、5-3）。虽然没有明确的症状，有时还是会看到距跟关节面下跟骨或者距骨骨髓水肿。

外踝疲劳性骨折

理论上，腓骨外踝的疲劳性骨折是存在的。虽然运动导致的腓骨远端骨折比较常见，但发生于外踝的疲劳性骨折在现有的文献中未见报道。Niva 等对 142 例踝关节的 378 处疲劳性骨折进行总结时亦未发现外踝的疲劳性骨折，在后续讨论的病理性骨折会有伴外踝骨折的情况出现。

跗骨疲劳性骨折

跗骨包括距骨、跟骨、足舟骨、骰骨、内侧楔骨、中间楔骨、外侧楔骨共 7 块骨（参照注释 5-2）。

与内踝疲劳性骨折的发生率（3% ~ 3.4%）相比，跗骨疲劳性骨折的发生率为 57.7%。跟骨的孤立性疲劳性骨折很常见。距骨的孤立性疲劳性骨折在 Oestreich 等的报道（527 例）中的发生率约为 19%，在 Niva 等的报道（378 例）中的发生率约为 39%。距骨与足舟骨、跟骨，

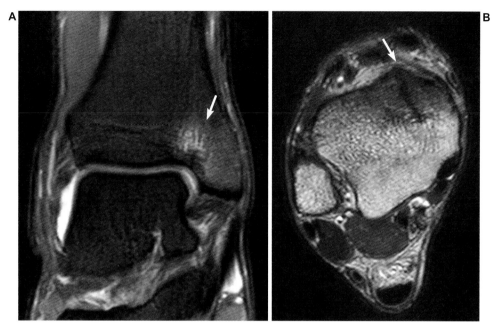

图5-2 20多岁男性，胫骨内踝疲劳性骨折：长距离奔跑

胫骨内踝显示线状低信号（→）提示疲劳性骨折。冠状位质子密度加权压脂像（A）显示周围骨髓水肿呈浅淡的高信号。轴位T2加权像（B）显示骨折线只达内踝中部（→）

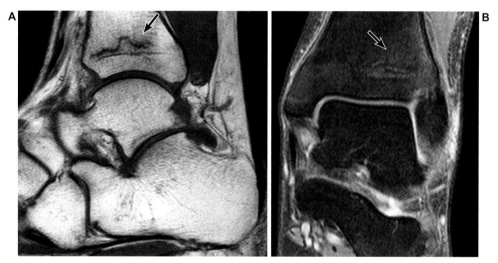

图5-3 30多岁男性，胫骨远侧骨端疲劳性骨折：刚开始竞走运动，1周内出现踝关节疼痛

矢状位T1加权像骨折线位于骨骺线旁，呈锯齿状低信号（→）。需要注意质子密度加权压脂像（B）中，如果周围骨髓水肿不明显则很难发现骨折线（→）

| 注释 5-1 | 胫骨类似笛子，腓骨类似胸针 |

胫骨（tibia）在拉丁语中有笛子的意思。古代埃及用胫骨制作骨笛（sebi），故在罗马，胫骨就被称为 "tibia"。腓骨（fibula）在拉丁语中有旗杆、胸针的意思，可能是因为其靠近胫骨且尖端尖细。

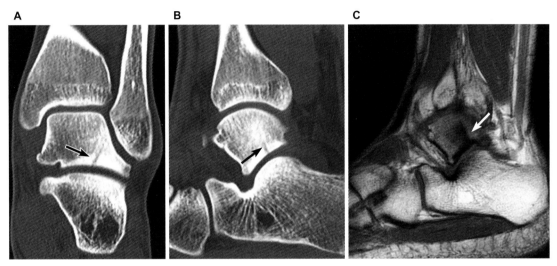

图5-4　19岁男性，距骨疲劳性骨折：马拉松运动员

CT的冠状位像（A）及矢状位像（B）显示距后跟关节（距下关节）的距骨侧见线状透亮影，提示骨折（→）。周围可见骨硬化改变，说明是已经过了一段时间的骨折。矢状位T1加权像（C）显示距后跟关节（距下关节）的距骨侧见低信号骨折线（→）。周围骨髓信号低下，提示广泛骨髓水肿

甚至是跖骨同时发生骨折并不少见。因此，发现距骨的疲劳性骨折时，需要注意是否合并其他跗骨的骨折。骰骨和楔骨的疲劳性骨折相对少见，发生率分别为 1.3% 和 5.5%。也有报道说如果骰骨或楔骨发生骨折很可能是病理性骨折。足舟骨可存在先天性分裂（Kohler 病），诊断时需要考虑。再者，在年轻患者中会发生双侧跗骨疲劳性骨折（特别是足舟骨），故问诊时还需要询问患者对侧跗骨区是否有异常症状。

距骨疲劳性骨折

距骨的疲劳性骨折在马拉松运动员、体操运动员等群体中很常见（图 5-4）。体操运动员在腾空后落地的过程中，足背过度外翻并用力撞击地面，如此反复容易造成疲劳性骨折（胫骨顶盖部与距骨间呈锐角，发生撞击）。此类患者在运动时有踝关节的不适和疼痛。

跟骨疲劳性骨折

跟骨的疲劳性骨折常见于马拉松运动员。骨折线沿着跟骨体、跟骨粗隆及距后跟关节（距下关节）等负重区域的分布（图 5-5、5-6）。跟骨前部很少出现疲劳性骨折。跟骨会出现

孤立性疲劳性骨折，制动休息就能很快修复。如果感觉到跟骨后部疼痛，需要与跟腱炎、跟腱周围炎、跟腱周围滑囊炎等进行鉴别诊断。

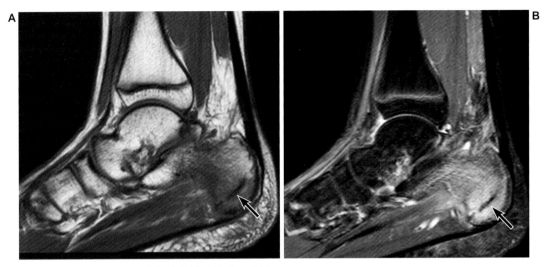

图5-5　10岁男孩，跟骨疲劳性骨折：棒球运动员

矢状位T1加权像（A）显示沿跟骨后方隆起的线状低信号影，考虑骨折（→）。矢状位STIR像（B）显示骨折线（→），周围见明显高信号，即骨折伴骨髓水肿。跟腱及跟腱附着处无异常信号

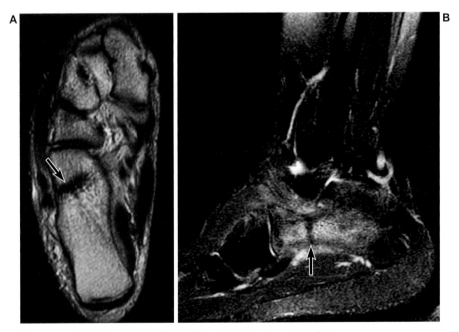

图5-6　16岁女性，跟骨疲劳性骨折：长跑（1500 m）运动员

轴位T2加权像（A）显示跟骨体见带状低信号，即骨折线（→）。矢状位STIR像（B）显示骨折线（→）周围信号明显增高，即骨髓水肿改变

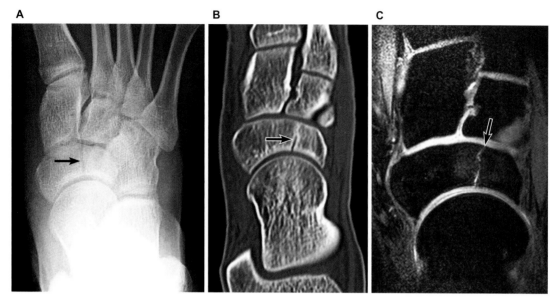

图5-7　18岁女性，足舟骨疲劳性骨折：篮球运动员

正位X线片（A）显示足舟骨中部见透亮骨折线（→）。轴位CT（B）显示骨折线（→）周围还未出现骨硬化。轴位GRE T1加权像（C）显示骨折线（→）周围边界不清的浅淡高信号，即骨髓水肿

足舟骨疲劳性骨折

足舟骨疲劳性骨折在篮球运动员及马拉松运动员中非常常见。骨折线在营养血管稀疏的区域（足舟骨中 1/3 背侧，被称为 N-spot）多见（图 5-7、5-8）。再者足部诸骨自身的对线关系也是足舟骨骨折的重要原因。例如，第 1 跖骨短并有内收倾向、距舟关节内侧略狭窄、距骨朝向足底、舟骨朝向足背等对线不良，使足部缺乏平稳的负荷传递，导致足舟骨的负荷过大，容易出现疲劳性骨折。X 线或 CT 上无法发现的隐匿性骨折（occult fracture）并不少见，如果患者症状持续没有改善的情况下最好采用 MRI 检查进行评估。仅采用制动静养的治疗方法，骨折很难愈合，临床多采用石膏固定或钢钉内固定进行治疗。

骰骨疲劳性骨折

骰骨疲劳性骨折是一种很少见的骨折。骰骨位于跟骨和第 4、5 跖骨之间，活动范围小，在邻近骨质的压迫下会发生骨折。在练习剑道等武术时可能会发生骰骨的疲劳性骨折（图 5-9）。

注释5-2　跗骨

在希腊神话中，珀尔修斯（名字的意思是从波斯来的人，是全能之神宙斯之子）攻打伊索利亚与奇里乞亚时，得到"当你从马上下来，脚底（torsos）触碰到大地的时候就会得到胜利"这样的神谕。当到达一个叫安德拉索斯的村庄时，他的脚踏上了那片土地，就获取了梅德乌萨的首级取得了胜利。珀尔修斯根据神谕，将那个区域（可能是安德拉索斯）命名为 Torsos。这个城市实际存在于土耳其南部，这一带是希腊神话的宝库，而跗骨的英文单词 tarsal 来源于希腊语中的 torsos。

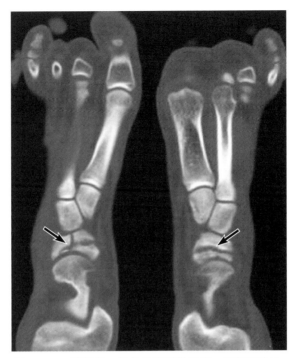

图5-8　18岁男性，足舟骨疲劳性骨折：相扑运动员

双足轴位CT。双侧足舟骨可见横行骨折线（→）。而且右侧足舟骨还可见前后方向走行的骨折线，骨折呈十字形。推测在相扑现场，由于双方双臂紧紧扭在一起或用力猛推对方等动作，足舟骨受到来自楔骨和距骨两方面的挤压，从而出现这样的骨折

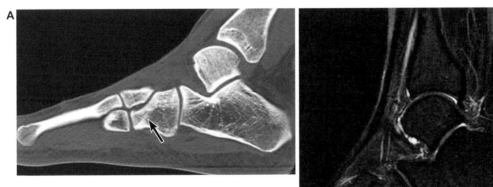
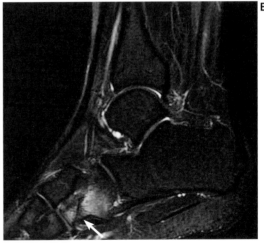

图5-9　16岁女性，骰骨疲劳性骨折：剑道运动员

矢状位MPR像（A）显示自骰骨底部斜向上延伸的线样影，提示骨折（→），看起来似乎形成了骨痂。矢状位T2加权压脂像（B）显示骨折呈线状低信号，周围可见骨髓水肿，骨折断端无移位

跖骨疲劳性骨折

跖骨疲劳性骨折在近代也被称为行军骨折，被认为是军人最常见的骨折。在现代，马拉松运动员、舞者等中更常见。女性骨皮质较薄，较男性更易发生骨折。疲劳性骨折见于跖骨的骨干或颈部，骨折线呈横行或斜行。单独分析每个跖骨，第1跖骨疲劳性骨折的发生率比较低，而第2～4跖骨疲劳性骨折的发生率相对高，且发生同时性骨折的情况也比较多见。在后续讨论中，小趾跖骨（第5跖骨）的疲劳性骨折易延迟愈合并形成假关节。另外，第2跖骨头的疲劳性骨折与跖骨头无菌性坏死很难鉴别（图5-13）。

在X线片及CT图像上骨折部位的骨皮质肥厚（图5-10、5-11）。即使出现断端移位，程度也很轻微。多个跖骨出现骨折的情况下，会发生同向性移位。在MRI上骨折线周围骨髓明显水肿，很容易进行诊断（图5-11、5-12）。

第5跖骨骨折根据骨折部位有多种名称，这对骨折的诊断及理解造成一定的困扰。关于骨折部位以及常用名见图5-14（注释5-3）。

Jones骨折是如图5-14B所示仅发生在近侧骨干很小范围内的骨折（图5-15）。骨折线位于第5跖骨骨干近端的外侧底部，在足部常规X线的正位像上难以发现（在斜位像观察最佳）。

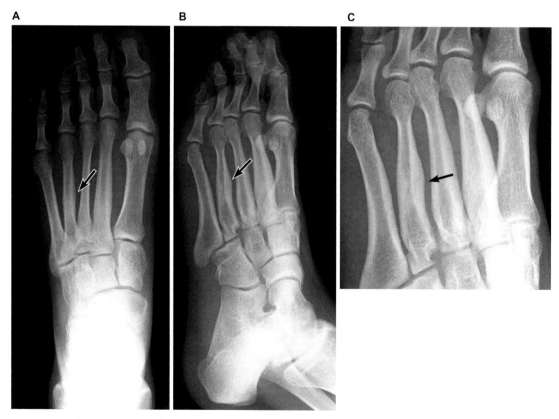

A **B** **C**

图5-10　20多岁男性，跖骨疲劳性骨折：马拉松（20～30 km）运动员

正位X线片（A）显示第4跖骨骨皮质肥厚（→），为骨膜反应。斜位X线片及其放大像（B、C）显示仅骨干部骨皮质纺锤状肥厚（→），无明确骨折线，推测为骨折后1个月左右

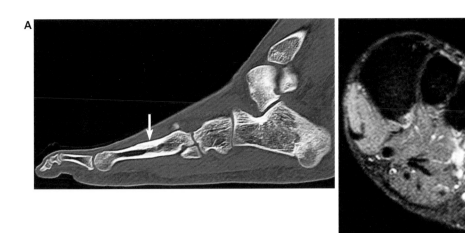

图5-11 跖骨疲劳性骨折（与图5-10为同一病例）

矢状位MPR像（A）同X线所示，骨干部骨皮质纺锤状肥厚（→），无明确骨折线影像。冠状位STIR像（B）显示第4跖骨骨髓信号增高，为骨髓水肿（→）。跖骨周围轻度高信号区域，考虑为骨膜反应及炎症性改变

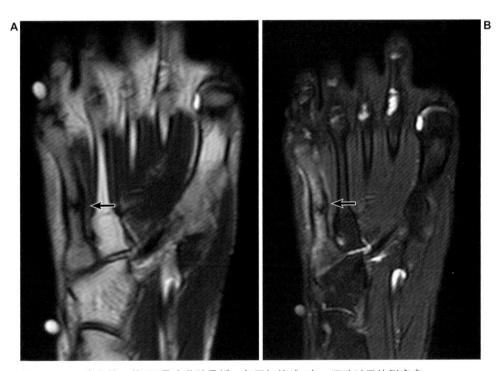

图5-12 14岁女性，第5跖骨疲劳性骨折：每周打篮球5次，运动时足外侧疼痛

轴位T1加权像（A）和轴位T2加权压脂像（B）均显示第5跖骨骨干锯齿线状低信号（→），即疲劳性骨折，骨折周围骨皮质增厚，轻度外凸。T2加权压脂像（B）显示第5跖骨广泛性骨髓水肿，沿着骨皮质可见带状高信号区，提示骨痂形成

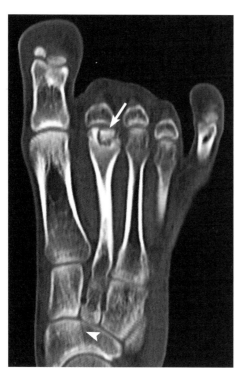

图5-13　20多岁女性，第2跖骨头疲劳性骨折后骨坏死：在体育馆频繁锻炼（自数年前踮脚或穿高跟鞋时趾根部疼痛）

足部轴位CT显示有一小骨块与第2跖骨头部分离（→）。与跖骨不连续，周围有透亮像，考虑是骨坏死。需要与跖骨头无菌性坏死相鉴别，其伴有骨端扁平化，但并不像本病例那样出现骨的分离。本病例既往有外伤，是骨愈合不良导致的骨坏死，与跖骨头无菌性坏死的发生机制完全不同。可能是先出现疲劳性骨折，因愈合不佳合并了骨坏死。此外，舟状骨中央可见线状透亮影，提示并发了骨折（➤）

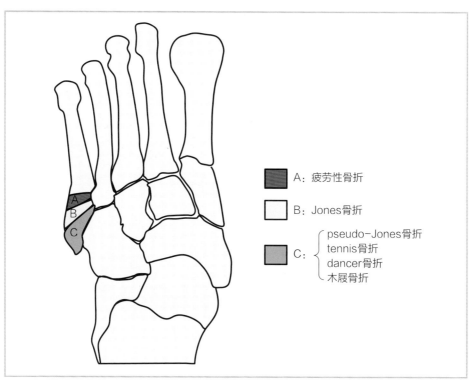

图5-14　第5跖骨骨折示意图（解说参照注释5-3）

A：疲劳性骨折

B：Jones骨折

C：
pseudo-Jones骨折
tennis骨折
dancer骨折
木屐骨折

注释 5-3 **第5跖骨骨折**

第 5 跖骨近端骨折大致可分为 3 类。疲劳性骨折的发生位置最靠近骨干中央部（图 5-14A）。Jones 骨折是指跖骨骨干近端骨折，如图 5-14B 所示的狭小区域范围的骨折。该区域也会发生外伤性骨折及疲劳性骨折，如果检索文献会发现有各种各样的病例报道。但是该区域与图 5-14A 所示的部位非常接近，很容易混淆。

近侧骨端骨折在病例报道中有多个名称，在日本被称为木屐骨折（图 5-14C），是由腓骨短肌腱的牵引造成的撕脱骨折。需要注意"dancer 骨折"这一说法，因为第 2 跖骨基底部的疲劳性骨折，偶尔也有报告中用"dancer 骨折"来表示，这种疲劳性骨折多因跳古典芭蕾舞造成。

英国利物浦的外科医生 Robert Jones 首次报道了 Jones 骨折。他报道了在跳舞时踮起脚尖旋转的过程中受伤，脚尖或者脚的内侧在承受身体重量的同时进行旋转动作是骨折的原因，在这个过程中没有直接的外力作用。Jones 发表论文的那个年代（1902 年），学术界认为跖骨骨折都是在直接外力下造成的，而 Jones 的发现可以说是划时代的突破。第 5 跖骨疲劳性骨折的好发位置较 Jones 骨折略远一些（图 5-14A）。然而，由于两处位置很接近，近些年多次出现诸如"造成 Jones 骨折的疲劳性骨折 1 例"这样容易造成误解的论文（注意 Jones 骨折不是疲劳性骨折）。而且疲劳性骨折是反复作用的外力造成的，骨折线更靠近外侧。较 Jones 骨折稍近部位的骨折有多种不同的名称，包括 dancer 骨折、pseudo-Jones 骨折、tennis 骨折等。日本学者称之为木屐骨折，是因其由腓骨肌腱牵拉所致，与疲劳性骨折不同。

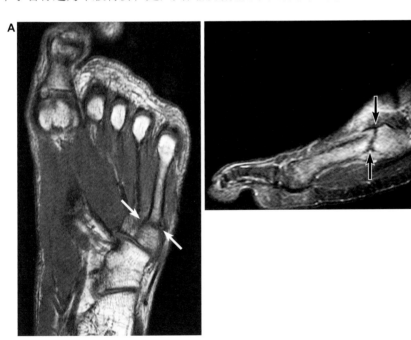

图5-15　17岁男性，Jones骨折：足球运动员

轴位T1加权像（A）显示第5跖骨骨干近端横行低信号区，即骨折线（→）。矢状位STIR像（B）显示骨折线（→）。以骨折线为中心跖骨整体呈高信号，即骨髓水肿改变。骨折断端有少许的移位

第1近节趾骨及蹈趾籽骨的疲劳性骨折

近节趾骨骨折多伴有重物砸到足趾上，或足尖踢到硬物等外伤史。虽然发生率很低，但在田径选手的第1近节趾骨常常见到。存在蹈趾外翻等情况下近节趾骨与远节趾骨间骨性对线不良，在此基础上反复施加的运动负荷会造成疲劳性骨折。在X线片及CT图像上表现为第1跖骨基底部内侧足底斜行透亮线（图5-16）。出现断端移位需要考虑手术复位。其他足趾的近节趾骨极少发生疲劳性骨折（图5-17）。

反复跳跃的运动会造成蹈趾籽骨疲劳性骨折。内侧籽骨较外侧籽骨大，且由于承重容易受到撞击，疲劳性骨折发生率较高。虽然内侧籽骨可分为2块或3块（分裂籽骨），也被认为是疲劳性骨折后的籽骨表现。在X线片及CT图像上表现为籽骨内横行的透亮线（图5-18）。MRI上显示籽骨骨髓水肿。极少情况下会合并骨坏死，仅仅从影像表现很难区分骨折和骨坏死。

病理性骨折

在正常承受范围内的外力作用下，骨关节发生的骨折，称为病理性骨折（insufficiency fracture），多存在骨密度减低等基础因素。常见的病因包括骨质疏松症、慢性肾脏病变、服用类固醇药物、糖尿病等（图5-19）（方框5-3）。病理性骨折主要发生于骨盆诸骨及股骨颈、胸腰椎等中轴骨，在下肢的发生率较低。表现为"难以下地行走"的疾病，如下肢动脉瘤或蜂窝织炎等造成的软组织肿胀，也可发生踝关节及足部的病理性骨折。

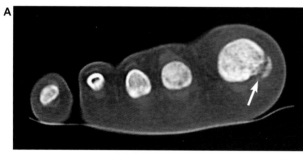
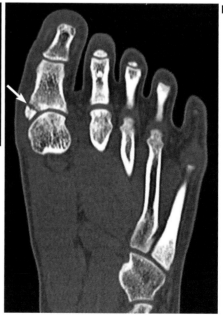

图5-16　30多岁男性，第1近节趾骨疲劳性骨折：马拉松运动员

冠状位MPR像（A）显示第1近节趾骨基底部内侧近足底部横行的低密度骨折线（→）。轴位MPR像（B）显示第1近节趾骨内侧骨折（→），骨折小碎片轻度分离。同时蹈趾轻度外翻改变

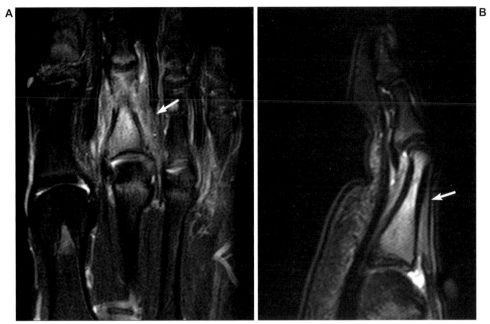

图5-17　16岁男性，第2近节趾骨疲劳性骨折：练习剑道，第2趾骨疼痛

轴位T2加权压脂像（A）和矢状位T2加权压脂像（B）显示第2近节趾骨骨髓信号增高，有广泛骨髓水肿（→）。矢状位像（B）显示骨皮质增厚。虽然未观察到明显的骨折线，但患者无明确外伤史，结合其运动史，考虑为疲劳性骨折

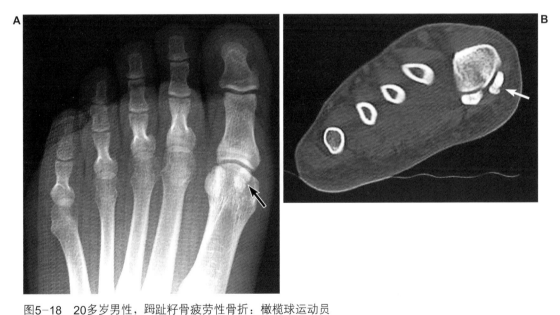

图5-18　20多岁男性，蹈趾籽骨疲劳性骨折：橄榄球运动员

正位X线片（A）显示内侧籽骨内横行透亮的低密度影（→），是骨折的部位。外侧籽骨未见异常。冠状位CT（B）显示内侧籽骨骨折（→）。仅根据影像很难分辨骨折与分裂籽骨以及籽骨炎性病变。本例是基于患者病史、临床症状等做出的诊断

方框 5-3	容易发生疲劳性骨折或病理性骨折的足部病变

- 蜂窝织炎、下肢静脉瘤等伴踝关节、足部软组织肿胀的病变。
- 骨质疏松、骨质软化、糖尿病等导致骨密度减低的病变。
- 放射治疗后。

  大部分为蜂窝织炎、下肢静脉瘤、糖尿病。

　　胫骨、腓骨、距骨比较容易发生病理性骨折。胫骨骨折线多沿着远侧骨端走行（图 5-19）。腓骨病理性骨折虽然多发生于骨干，但远侧骨端也可发生（图 5-20、5-21）。距骨骨折多发生于骨干。此外，由于跟腱的牵拉作用，正常行走的情况下也可能发生跟骨骨折。在 X 线及 CT 图像上，由于骨密度减低，常常无法确定骨折线的存在（图 5-20）。MRI 能够清晰显示骨折线及周围骨髓水肿范围（图 5-21）。全身骨扫描检查显示骨折部位放射性浓聚，甚至还能发现一些隐匿部位的骨折。

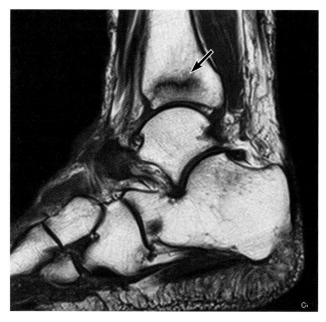

图5-19　60多岁女性，胫骨病理性骨折：无运动史（下肢静脉瘤及踝关节周围水肿）

在矢状位T1加权像中，胫骨远端相当于骨骺线区域可见线状的低信号区（→），即骨折位置，周围可见轻度骨髓水肿。若胫骨或腓骨出现病理性骨折，一般会先出现限制踝关节运动的病变。常见的病变包括踝关节蜂窝织炎、下肢静脉瘤、淋巴管瘤（踝关节肿胀造成踝关节运动困难）、髋关节或膝关节畸形（下肢对线不良造成行走不便）等，而且骨折线多发生于原骨骺线的区域。从解剖学角度考虑为局部结构相对薄弱所致

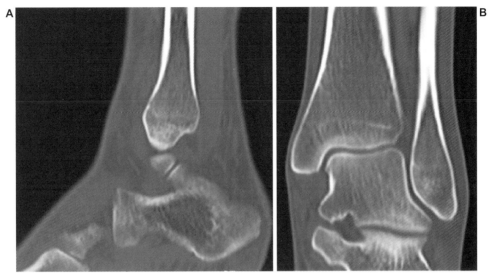

图5-20　40多岁女性，腓骨（外踝）的病理性骨折：存在髋关节病变，行走困难

无论是在矢状位MPR像（A）还是在冠状位MPR像（B）上，骨折线均显示不清

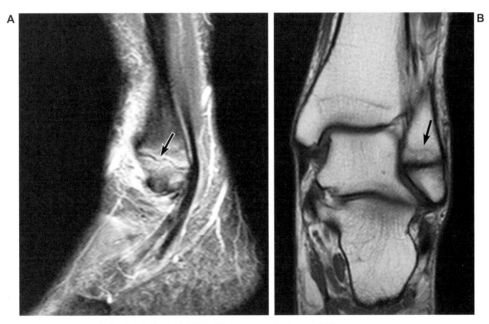

图5-21　腓骨（外踝）的病理性骨折（与图5-20为同一病例）

矢状位STIR像（A）显示波浪状低信号（→），考虑骨折。周围骨髓水肿呈高信号。软组织肿胀也十分明显。冠状位T1加权像（B）显示骨折线在骨骺线的远侧（→），即外踝骨折

肌腱、腱鞘、滑囊的损伤

踝关节的肌腱是自小腿发起止于足部的外来肌腱。内踝后部走行肌腱包括胫骨后肌腱、趾长屈肌腱、跛长屈肌腱。外踝后部走行肌腱包括腓骨短肌腱、腓骨长肌腱。这些肌腱走行略浅表，在内踝或外踝处绕行。再者，跟腱作为小腿三头肌肌腱下移结构附着于跟骨。足底腱膜虽然称不上是致密的肌腱结构，但也是构成足部的组成之一。

肌腱的损伤包括过度使用造成的肌腱炎、腱鞘炎，以及外伤造成的肌腱撕裂。

跟腱撕裂

跟腱（Achilles tendon）是由腓肠肌及比目鱼肌腱汇合而成，是人体内最粗大的肌腱结构。跟腱没有腱鞘，被称为腱旁组织（paratenon）的结缔组织所包绕。虽然跟腱周围膜在 MRI 的 T2 加权压脂像及 STIR 像上可表现为薄层高信号（图 5-22），但在没有炎症的情况下是观察不到的。此外，跟腱的前方是 Kager 脂肪垫，从而与其他的肌肉及肌腱区分开来（图 5-23）。Kager 脂肪垫同时也是负责跟腱血液供应的组织。跟腱主要负责足部跖屈动作和调整行走时跟骨的负重情况。

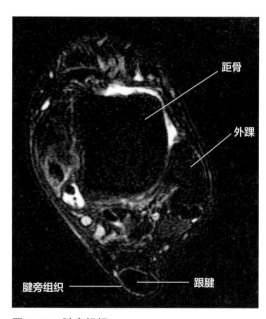

图5-22 腱旁组织

轴位T2加权压脂像显示，腱旁组织并非腱鞘样的坚韧结构，而是膜状的结缔组织，包绕跟腱。在跟腱或跟腱周围的Kager脂肪垫有炎症的情况下，腱旁组织可因局部少量积液从而显示出来

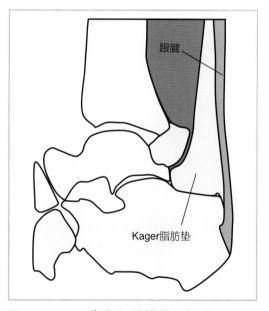

图5-23 Kager脂肪垫（侧位像示意图）

Kager脂肪垫是跟腱前方的三角形脂肪组织，其内有血管走行，负责跟腱血液供应。是跟腱周围炎的好发区

　　跟腱撕裂在足部肌腱损伤中的发生率最高。有些是非直接外力造成的，踝关节背屈的同时腓肠肌及比目鱼肌收缩会造成撕裂。具体例子包括打篮球时的跳跃动作、打排球时的接发球动作、剑道中的"踏足"动作、踢足球时的紧急转向动作等。受伤时，患者会听到"弹弹珠样的声音"，或有"足跟像被什么重击了一样"的感觉。受伤后足跟不能触碰，无法落地行走。跟腱撕裂在 30 ~ 50 岁常进行运动的人中多发，男女比例为（5 · 6）· 1。50 岁以上的人在日常活动或跌倒时也可能发生跟腱撕裂。患有类风湿关节炎、系统性红斑狼疮、糖尿病和痛风等疾病的患者跟腱撕裂的发生率更高。其他情况还包括反复的轻微外力（如马拉松运动员）、直接外力、比目鱼肌萎缩、服用喹诺酮类抗生素和钙通道阻断剂等引起的撕裂。跟腱撕裂在中年和老年人群中更为常见，原因是跟腱在撕裂前发生了变性。撕裂的部位多位于跟骨附着处上方 2 ~ 6 cm 处（图 5-24），特别是附着处 2 ~ 3 cm 处。该处跟腱的血流量较别处少，并随着年龄的增长而进一步减少。最初发生撕裂的部位是稍远离 Kager 脂肪垫的跟腱后部或中央部（图 5-25），这个区域可同时出现变性。但跟骨附着处跟腱一般不受累。病理学显示胶原纤维减少并退化，从而使跟腱的弹性降低甚至是断裂。部分损伤的情况下跟腱变得纤细，周围可见液体潴留（可能是血肿）（图 5-26）。撕裂的跟腱近端回缩，可呈螺丝钉样蜿蜒走行（图 5-27）。

　　作为临床诊断方法，Thompson 试验很常用。该试验是通过握住腓肠肌肌腹观察是否有足部跖屈（如果跟腱断裂，即使握住腓肠肌肌腹也不会出现足部跖屈）。治疗方法包括保守治疗和手术治疗，两者都有其优点和缺点。撕裂早期无论采用何种治疗方法，6 个月后结果都是一样的。采用保守治疗发生再次撕裂的风险比较高。采用手术治疗则需要注意术后感染（由于跟腱本身血供差，如果发生感染会很难治疗）。

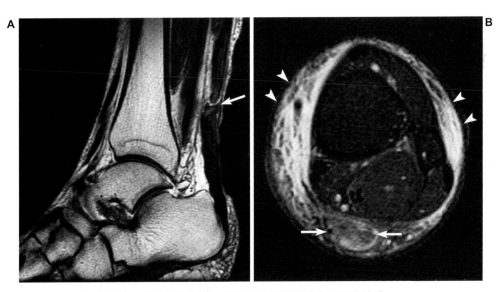

图5-24　50多岁男性，跟腱完全撕裂：长跑中足部受到冲击后无法移动

矢状位T2加权像（A）显示跟腱上部连续性中断，即跟腱完全性撕裂（→）。跟腱肿大并呈波浪状。轴位T2加权压脂像（B）显示跟腱外形不规则，信号增高，内部可见积液（→）。踝关节周围软组织肿胀，信号增高（➤）

A

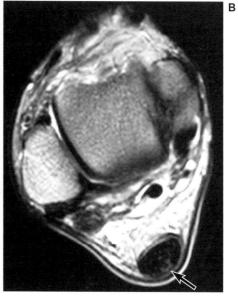

B

图5-25　40多岁男性，跟腱撕裂（仅后部部分撕裂）

矢状位STIR像（A）显示跟腱肿大，偏后方可见局部稍高信号（→），考虑部分损伤。Kager脂肪垫区呈片状高信号并伴有积液。轴位T2加权像（B）显示跟腱后方边界不清的稍高信号（→），提示存在损伤

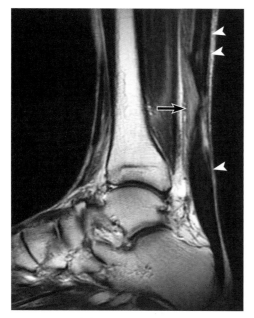

图5-26　40多岁男性，跟腱部分撕裂

矢状位T2加权像显示跟腱不规则变细（→），周围见积液。邻近节段跟腱呈不规则肿大（►）

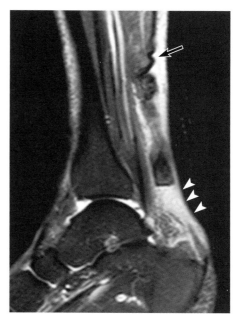

图5-27　跟腱螺丝钉样改变

矢状位T2加权压脂像显示跟腱完全性撕裂（►）。由于远端完全性撕裂，近心端跟腱不规则收缩，呈螺丝钉样蜿蜒走行（→），周围见液性高信号，考虑是血肿

跟腱炎（跟腱病）、跟腱周围炎、跟腱滑囊炎

跟腱炎（Achilles tendinitis）是反复施加于跟腱上的外力造成的，这些外力反复造成跟腱的轻微损伤。在马拉松运动员和舞蹈演员等需要频繁重复进行踝关节跖屈或背屈运动的群体中多见。在 MRI 上，与跟腱撕裂相似，跟骨附着处上方 2 ~ 6 cm 处呈纺锤样肿胀。在轴位图像上，跟腱前表面的凹面变得凸起，整体隆起。跟腱内毛刷状高信号反映跟腱内变性改变（图5-28）。如果跟腱内以变性改变为主，则诊断为跟腱病。

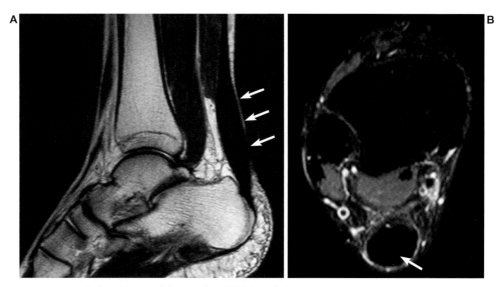

图5-28　30多岁男性，跟腱炎：因跑马拉松出现疼痛

矢状位T2加权像（A）显示跟腱呈纺锤状肿大（→），但跟腱附着处无信号增高或跟骨骨髓水肿。轴位STIR像（B）显示跟腱内部点状高信号，提示变性（→）。此外，腱旁组织表现也提示存在跟腱炎

跟腱周围炎（peritendinitis of Achilles tendon）是指包绕跟腱的腱旁组织的炎症。如果 MRI 图像上能够观察到跟腱周围薄层线状高信号，提示腱旁组织炎性肥厚，可能有跟腱周围炎。如果 Kager 脂肪垫侧也受累（即环周包绕跟腱的线状高信号）则高度怀疑跟腱周围炎，多数较难治疗。此外，跟腱周围炎可合并跟腱炎。与跟腱炎类似，跟腱周围炎在马拉松运动员中常见，即运动过度造成的炎性改变（图 5-29）。

跟腱滑囊炎（bursitis of Achilles tendon）是指跟腱周围滑囊较发达并出现炎性改变。跟腱滑囊包括跟骨后滑囊（跟腱前滑囊，retrocalcaneal bursa；存在于跟腱与跟骨间）和皮下滑囊（跟腱后滑囊，subcutaneous bursa；存在于跟腱与皮肤间）（图 5-30）。跟骨后滑囊是内衬滑膜细胞的真性滑囊，而皮下滑囊不含有滑膜组织，是外伤等造成的继发性假性滑囊（pseudo-bursa）。与跟腱炎及跟腱周围炎类似，滑囊炎也是运动过度造成的炎性病变（图 5-31）。再者，鞋子摩擦压迫会造成跟腱滑囊炎。此外，跟骨伴 Haglund 畸形，即跟骨结节后外侧突起者更易出现滑囊炎。

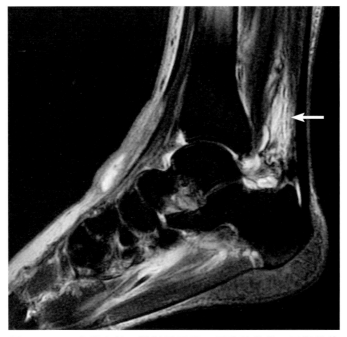

图5-29　50多岁女性，跟腱周围炎：因跑马拉松，足部持续疼痛

矢状位T2加权压脂像显示Kager脂肪垫区呈线状高信号，提示有炎症（→）

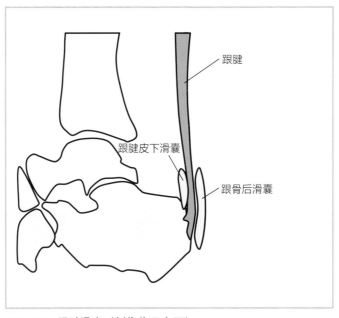

图5-30　跟腱滑囊（侧位像示意图）

跟腱前方及后方均存在滑囊。跟腱前方滑囊位于跟骨后方与跟腱之间，被称为跟骨后滑囊，内衬真正的滑膜组织，属于真性滑囊。Haglund畸形患者容易造成该滑囊的炎性改变。跟腱后方的滑囊被称为跟腱皮下滑囊，由足跟与鞋子摩擦等造成，为假性滑囊

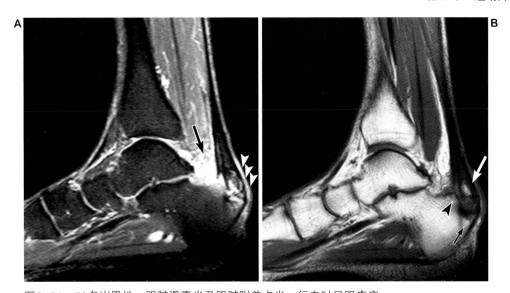

图5-31　50多岁男性，跟腱滑囊炎及跟腱附着点炎：行走时足跟疼痛

矢状位STIR像（A）显示跟腱附着处肿大且内部信号增高（白色箭头），提示跟腱附着点炎。跟腱前方见不规则的积液影像，考虑跟腱后滑囊炎（大箭头）。矢状位T1加权像（B）显示跟腱内部圆形小骨块影像，考虑肌腱内骨化改变（大箭头），跟腱附着处骨刺形成（小箭头），跟骨后上方另见骨刺样结构，即Haglund畸形（黑色箭头）

跟腱附着点炎

跟腱附着点炎（Achilles tendon enthesopathy）是指跟腱在跟骨附着点的炎性改变，这一附着点是通过纤维软骨连接的。跟腱运动过度、与鞋子摩擦等慢性刺激会造成炎症（图 5-31）。患有自身免疫性疾病的患者也会出现跟腱附着点炎，表现为跟腱附着处肿大、跟骨结节后方骨刺形成、跟腱骨化等（图 5-31）。由于解剖位置相近，跟腱附着点炎多合并跟腱滑囊炎。自身免疫性疾病伴跟腱附着点炎的情况下，附着点处跟骨可出现骨质侵蚀改变（图 5-32、5-33）。

腓骨肌腱炎、腱鞘炎

腓骨肌腱（peroneal tendon）由腓骨长肌腱和腓骨短肌腱组成。腓骨长肌腱起自腓骨上2/3外侧面，附着于内侧楔骨和第1跖骨基底部的外侧。腓骨短肌腱起自腓骨下 2/3 外侧面，附着于第5跖骨基底部外侧。腓骨短肌腱较长肌腱短小，外踝尖端 2 ~ 3 cm 上方是其起始部分。腓骨长、短肌的作用是足跖屈、外翻、外展。腓骨长、短肌腱在外踝后方走行在同一腱鞘内，在腓骨肌滑车（peroneal trochlea; peroneal tubercle）处分开（图 5-34）。腓骨肌滑车是跟骨外侧的一个骨性突起，其大小因人而异。

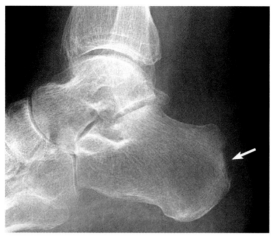

图5-32 60多岁男性，干癣性关节炎合并跟腱附着点炎：因自觉足跟疼痛、肿胀就诊

踝关节侧位X线片。跟骨后方跟腱附着点处糜烂改变（→）。跟腱呈带状软组织密度，附着处稍肥大。Kager脂肪垫区若密度增高，提示存在积液或炎症可能

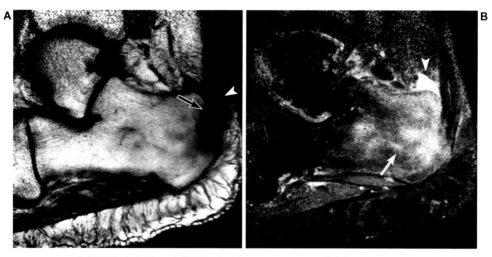

图5-33 干癣性关节炎合并跟腱附着点炎（与图5-32为同一病例）

矢状位T1加权像（A）显示跟骨后方跟腱附着点处糜烂（→）。跟腱肿大伴内部高信号（➤），考虑为跟腱变性。矢状位STIR像（B）显示跟骨后上方液体潴留，为跟骨后滑囊炎性改变（➤）。以跟骨结节为中心，骨髓信号增高，提示骨髓水肿（→）

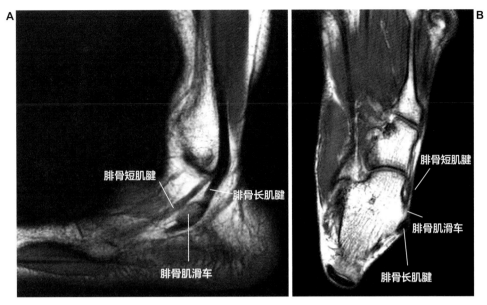

图5-34 20多岁男性（正常），腓骨肌滑车

腓骨肌滑车是跟骨外侧的局部突出结构，大小存在个体差异，几乎不可能从体表触及，可起到支持腓骨肌腱的作用。通过矢状位（A）和轴位（B）DESS像显示，腓骨肌腱腱鞘在腓骨肌滑车水平分为2束，分别为腓骨长肌腱腱鞘、腓骨短肌腱腱鞘

腓骨肌腱炎、腱鞘炎是由于运动过度引起的（方框 5-4）。腓骨背侧有一条狭小的潜沟被称为腓骨肌腱沟。腓骨肌腱走行于该沟内，在外踝处转角很大，之后沿腓骨肌滑车继续走行，在运动过程中腓骨肌腱与腓骨、跟骨发生摩擦很容易引起炎症。腓骨长肌腱还在骰骨下方（骰骨通道，cuboid tunnel）出现较大转角，因而还会与骰骨发生摩擦形成炎症。这在从事对足部依赖性较大的运动（足球、橄榄球、网球等）的运动员或芭蕾舞者中很常见。此外，这在休赛期结束开始备战的运动员中也比较常见。

在足部进行跖屈及旋前动作时，患者会有自外踝后方向下的疼痛感。或者表现为运动时自足底向姆趾延伸的痛感，与肌腱的走行一致。腓骨长肌腱走行距离较长，疼痛的位置因炎症部位不同而不同（图 5-35、5-36）。其他可能造成腓骨肌腱与跟骨间出现摩擦的原因，还包括跟骨骨折后、腓骨肌滑车骨质增生、鞋子压迫等。

在 MRI 上腓骨肌腱有炎症的部位，肌腱肿大且信号增高（图 5-35、5-36）。肌腱炎常合并腱鞘炎，腱鞘内有液体潴留。此外，还需要注意，跟腓韧带损伤时也常常造成腓骨肌腱腱鞘内的液体潴留。极少的情况下，腓骨肌腱炎、腱鞘炎还会伴有跟骨外侧的骨髓水肿。慢性腱鞘炎会造成腱鞘增生性改变及纤维化，出现明显的功能障碍。

治疗应首先采取制动休息。有慢性疼痛的情况下再考虑外科手术治疗。

方框 5-4	腓骨短肌腱和腓骨长肌腱的疾病特点

- 腓骨短肌腱：因外伤容易在外踝水平撕裂。
- 腓骨长肌腱：过度使用常会出现肌腱炎、腱鞘炎。

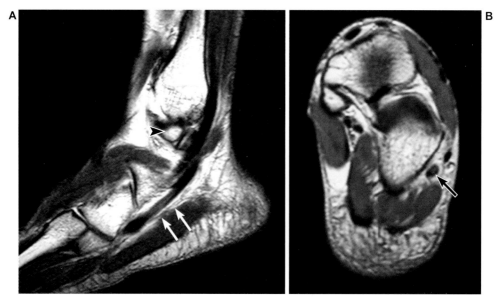

图5-35 18岁男性，腓骨长肌腱炎（腓骨肌滑车旁）：打网球时外踝前方压痛

矢状位T2加权像（A）示腓骨长肌腱信号增高，周围见积液（→），符合腓骨长肌腱炎改变。腓骨远端的类圆形小骨块，是腓下骨（os subfibulare，►）。斜冠状位T1加权像（B）可清晰显示腓骨长肌腱内部高信号（→）

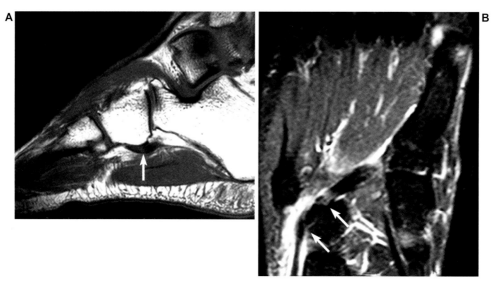

图5-36 20多岁男性，腓骨长肌腱炎（骰骨水平）：踢足球时自足外侧至足底疼痛

矢状位T1加权像（B）显示骰骨下方（骰骨通道）腓骨长肌腱信号增高（→），提示腓骨长肌腱炎。轴位STIR像（B）显示肌腱肿大并见条索样信号增高（→），周围可见呈高信号的积液影像

腓骨肌腱撕裂

腓骨肌腱撕裂（rupture of peroneal tendon）在过度使用或摩擦造成的肌腱炎基础上发生，或是由外伤造成。撕裂的区域出现疼痛、肿胀，左、右足间出现肌力差。进行旋后动作时，患者会出现腓骨肌腱走行区疼痛，但常难以明确疼痛的具体位置，所以常会被误诊。腓骨短肌腱的撕裂比腓骨长肌腱相对更常见。

腓骨短肌腱撕裂是沿肌腱长轴的撕裂，青年运动员比中年运动员更易发生。虽然撕裂部位的疼痛和肿胀能够感觉到，但在中老年患者中也会有症状不太明显者。肌腱周围的解剖学结构异常（如腓骨肌支持带功能不全、跟腓韧带肥厚、腓骨短肌的肌腹向下延伸造成腓骨肌腱沟位置偏低或形态不规整等）会造成腓骨短肌腱变性。特别是在踝关节背屈位，腓骨短肌腱夹在腓骨肌腱沟与腓骨长肌腱之间，容易出现变性损伤（图 5-37）。

在 MRI 上，腓骨短肌腱撕裂呈字母 "C" 字形，像覆盖在腓骨长肌腱表面一样（图 5-38），多伴有腱鞘积液。

腓骨长肌腱在外踝水平撕裂多与腓骨短肌腱撕裂同时发生，单独撕裂多发生在骰骨水平。除了运动过度的原因外，腓骨长肌腱撕裂多是由跟骨及跟骰关节旁外伤所致。腓骨长肌腱撕裂的临床诊断比较困难。在 MRI 上表现为腓骨长肌腱的连续性中断（完全性撕裂）、口径不均匀（部分损伤），其他的可能改变包括骰骨及跟骨外侧（包括腓骨肌滑车）的骨髓水肿、腓骨肌滑车的骨质增生等（图 5-39）。

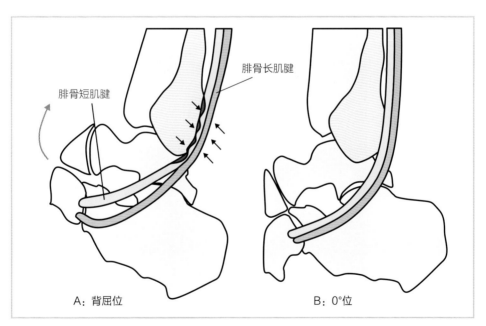

腓骨短肌腱   腓骨长肌腱

A：背屈位   B：0°位

图5-37 　腓骨短肌腱变性损伤的发病机制

腓骨短肌腱走行在一个解剖学上非常狭小的间隙。踝关节背屈时，腓骨短肌腱常被夹在腓骨肌腱沟与腓骨长肌腱之间，很容易因摩擦造成肌腱变性（→）。因而，腓骨短肌腱容易发生变性的部位是沿着腓骨长肌腱的走行区域

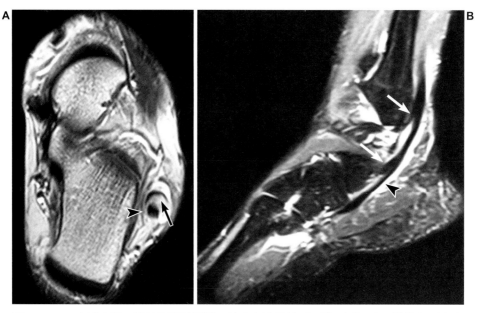

图5-38 30多岁女性，腓骨短肌腱撕裂：练习卡波耶拉（一种巴西运动，类似舞蹈和武术），做踢腿动作时足部外侧疼痛、不适

轴位T2加权像（A）示腓骨短肌腱呈新月形，即"C"字形（→），提示腓骨短肌腱撕裂。其背侧是正常的腓骨长肌腱影像（▶）。腓骨肌腱腱鞘内可见积液。矢状位STIR像（B）显示腓骨短肌腱（→）较腓骨长肌腱（▶）明显纤细，考虑可能为肌腱撕裂所致

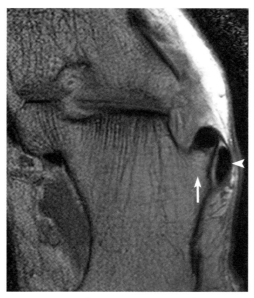

图5-39 30多岁女性，腓骨肌滑车肥大：跟骨外侧局部突出，与鞋子摩擦撞击出现疼痛

轴位质子密度加权像显示了腓骨肌滑车（→）肥大。腓骨长肌腱走行在腓骨肌滑车外侧（▶），无退行性改变

腓骨肌腱脱位

腓骨肌腱脱位（peroneal tendon subluxation）是指腓骨肌腱从外踝背侧的腓骨肌腱沟移位至腓骨外侧。基本上都是腓骨长肌腱脱位，极少情况下会发生腓骨短肌腱单独脱位或腓骨长、短肌腱同时脱位。如果腓骨肌腱沟浅平则发生脱位的风险较高。其他先天性的异常，如腓骨短肌的肌腹低位，也是发生脱位的危险因素之一。然而，大多数的脱位原因都是腓骨肌支持带损伤。腓骨肌支持带是稳定腓骨肌腱的纤维性膜状结构，分为上支持带（连接外踝与跟骨）与下支持带（连接跟骨体上部与腓骨肌滑车），上支持带损伤会造成腓骨肌腱滑脱（图 5-40）。在体育活动中踝关节极度跖屈或被动内翻，引起腓骨肌上支持带撕裂及肌腱脱位（急性腓骨肌腱脱位），会导致外踝周围软组织肿胀并剧烈疼痛。此时表现为类似外侧韧带的损伤，肌腱脱位容易被忽略。腓骨肌上支持带损伤（撕裂）常用的是 Oden 外科分型，根据损伤部位分为 Ⅰ ~ Ⅳ型（图 5-41）。Ⅰ 型为上支持带自腓骨骨膜剥离，常伴有腓骨长肌腱脱位，该型最常见。腓骨肌上支持带与外踝骨膜间由纵横交错的纤维组织牢固地结合在一起，在强大的外力作用下，自相对脆弱的骨膜下组织开始被剥离。

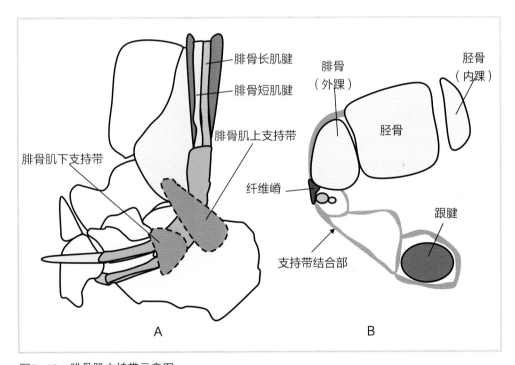

图5-40　腓骨肌支持带示意图

侧位像（A）显示腓骨肌上支持带起自外踝止于跟骨后方，支持固定弯曲走行的腓骨肌腱。腓骨下支持带起自跟骨沟覆盖于腓骨肌滑车及腓骨长、短肌腱之上。轴位像（B）显示腓骨支持带与周围结缔组织相延续，对踝关节区域的肌腱、韧带起到固定、支持作用。特别是外踝后缘的纤维嵴（fibrous ridge），有助于预防腓骨肌腱脱位

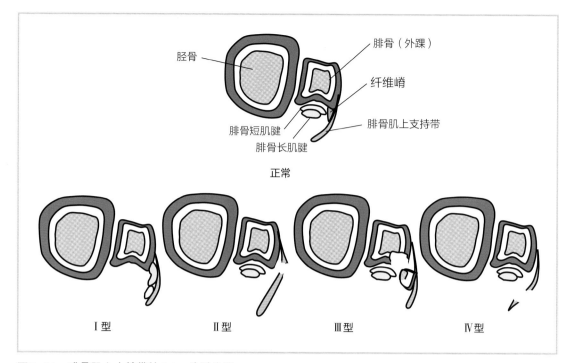

图5-41 腓骨肌上支持带的Oden外科分型

Ⅰ型：腓骨肌上支持带自外踝骨膜剥离，腓骨肌腱脱位。Ⅱ型：腓骨肌上支持带仅在外踝附着处撕裂。Ⅲ型：外踝后缘撕脱性骨折，撕脱的骨片附着于腓骨肌上支持带。Ⅳ型：腓骨肌上支持带在外踝附着处近端撕裂

　　另外，在发生脱位时，还需要注意外踝后外侧的纤维嵴结构。该结构是腓骨外踝后外侧直径约2 mm的纤维软骨组织（图5-42A、5-43C），在MRI所有序列上均为低信号（图5-42B、5-43A、5-43B），形状多种多样（三角形、椭圆形等），有时显示不清。其主要作用是将腓骨肌腱固定在腓骨肌腱沟内并防止其脱位。与外踝结合牢固，腓骨肌腱脱位时多与骨膜同时被剥离（相当于Oden外科分型的Ⅰ型）。Eckert和Davis腓骨肌腱脱位分类方法主要着眼于纤维嵴（fibrous ridge）与脱位部位的关系（图5-44）。与Oden外科分型对照，Oden的Ⅰ型相当于Eckert和Davis分度的Ⅰ、Ⅱ度；Oden的Ⅲ型相当于Eckert和Davis分度的Ⅲ度。但是，Oden是根据有无脱位进行分型，Eckert和Davis是根据腓骨肌上支持带有无撕裂进行分度，两种分类方法存在根本性的差异。在很多文献报道中并未将腓骨肌上支持带与纤维嵴进行区分，纤维嵴剥离也被归于腓骨肌上支持带损伤的范畴。但在日本，是将纤维嵴剥离与腓骨肌上支持带损伤作为不同的情况进行处理的。

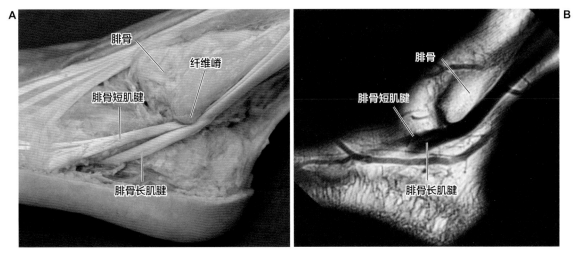

图5-42　纤维嵴

大体标本（A）中显示纤维嵴是白色的纤维软骨组织，位于外踝下端后缘（→）。该结构非常坚固，是组成腓骨肌腱沟的一部分，可预防腓骨肌腱的脱位。矢状位DESS像（B）中的纤维嵴非常小，与腓骨肌腱相重叠，在矢状位上很难被观察到

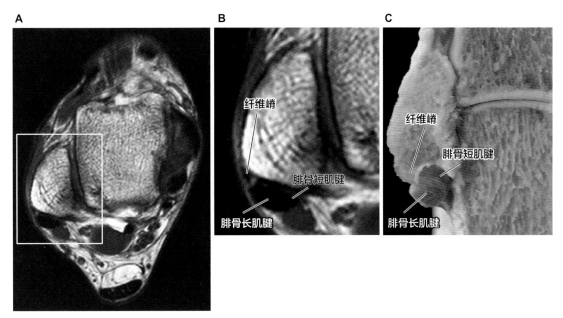

图5-43　纤维嵴轴位像

轴位DESS像（A）显示外踝后缘见线状低信号，将局部放大可以观察到纤维嵴呈三角形低信号结构（B），其左侧走行腓骨长肌腱及腓骨短肌腱。大体标本断面（C）中可见纤维嵴呈三角形白色结构，腓骨长肌腱及腓骨短肌腱走行同MRI所见

腓骨肌腱脱位多是根据临床症状进行诊断，很少通过影像改变进行诊断。患者受伤时会有腓骨肌腱被抽离的感觉。如果脱位频发，患者自己就可以造成脱位出现（非外伤情况下），外踝周围肿胀或已明显改变，在影像检查中能够观察到腓骨肌腱走行于外踝外侧。在 MRI 上，非脱位状态下腓骨肌腱多走行正常，难以发现异常。但是通过仔细观察，能够发现外踝周围的腓骨肌上支持带肥厚、纤维嵴位置异常、外踝周围少量积液（图 5-45A～C）。再次发现脱位的情况下，腓骨长肌腱向外踝外侧移位、纤维嵴剥离、外踝旁形成假性囊（pseudo-pouch）（图 5-45D～F、5-46）。腓骨短肌腱异常多难以发现。

此外，即使在腓骨长肌腱没有脱位的情况下，0°位及背屈位时腓骨长、短肌腱间的间隙增大，仍要怀疑脱位的可能（图 5-47）。

在存在纤维嵴剥离及外踝撕脱骨折的情况下，对腓骨肌腱脱位的治疗需要采用 Das de 手术进行重建修复。

胫骨后肌腱炎、腱鞘炎

胫骨后肌腱（tibialis posterior tendon）自胫骨的上背侧、腓骨上 2/3 的内侧表面、胫腓骨间韧带上部背侧等发起，在内踝后方出现明显转角，大部分附着于足舟骨内下部的足舟骨结节部，剩余部分自足底附着于第 2～4 跖骨基底部及内侧楔骨。内踝后方的 3 根肌腱（胫骨后肌腱、趾长屈肌腱、鿏长屈肌腱）走行在最内侧。胫骨后肌腱主要作用是维持内侧足弓，

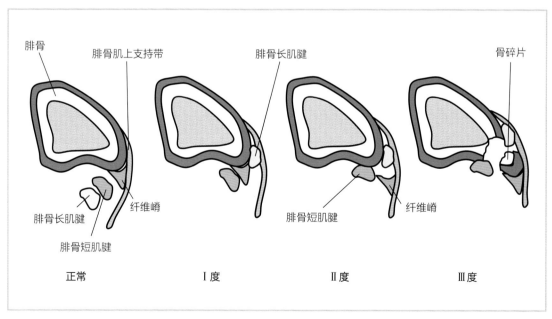

图5-44　Eckert和Davis的腓骨肌腱脱位分度

Ⅰ度：腓骨肌上支持带自外踝骨膜剥离，腓骨长肌腱脱位至腓骨肌上支持带与外踝外侧缘之间，纤维嵴无损伤。Ⅱ度：纤维嵴与腓骨肌上支持带一同剥离，腓骨长肌腱脱位至腓骨肌上支持带与外踝外侧缘之间。Ⅲ度：纤维嵴与外踝后缘皮质骨一同撕脱，腓骨长肌腱脱位至腓骨肌上支持带与外踝外侧缘之间

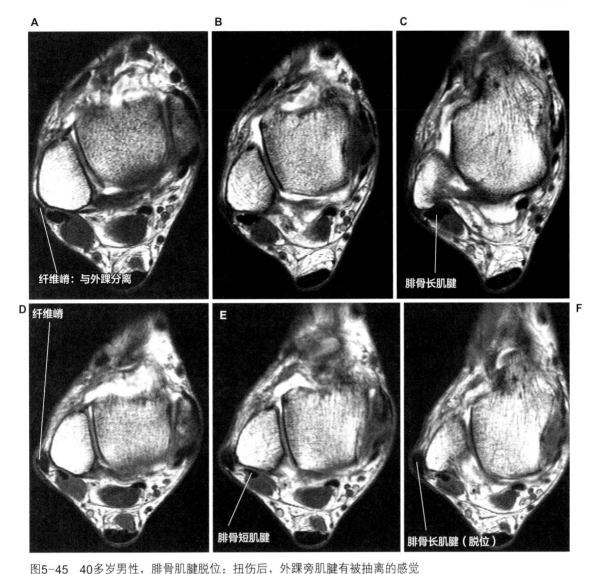

图5-45 40多岁男性，腓骨肌腱脱位：扭伤后，外踝旁肌腱有被抽离的感觉

均为轴位DESS像。脱位前（A～C）：纤维嵴应该位于外踝后缘，但腓骨肌腱脱位前已经完全自外踝剥离（A）。关节囊内有积液，距腓前韧带显示不清（B、C）。腓骨长肌腱位于外踝后方，无明显异常（C）。脱位后（D～F）：与脱位前相比，纤维嵴进一步向外侧移位（D）。腓骨短肌腱位于外踝后方未见脱位（E）。腓骨长肌腱同纤维嵴一起向外踝外侧移位（F）

以及足部跖屈、旋后动作。胫骨后肌腱也被包裹在内踝区的腱鞘中。此外，内踝区域也存在屈肌支持带，维持并固定走行于内踝区的肌腱。

胫骨后肌腱炎及腱鞘炎，可以是由踝关节扭伤或过度运动引起的急性病变，也可以是因扁平足就诊以变性为主的慢性病变。慢性病变归于胫骨后肌腱功能不全。急性胫骨后肌腱炎及腱鞘炎的发病范围自内踝水平至足舟骨附着处，与血液供应稀少区域相一致。即使是急性胫骨后肌腱炎，运动过度造成的变性程度也是存在差异的。患者以内踝后方为中心自足舟骨肌腱附着处至内踝处的肌腱肿胀并有压痛。行走时症状加重，多难以踮脚站立。

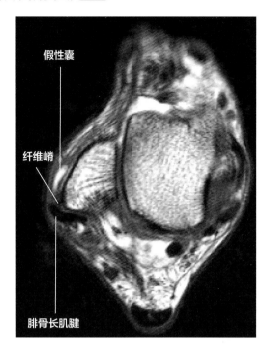

图5-46 10多岁男性，腓骨肌腱脱位（假性囊形成）：踢足球扭伤后，脚踝使不上力

踝关节MRI，轴位DESS像（背屈位）外踝外侧见脱位的腓骨长肌腱及纤维嵴结构，前方见椭圆形液体信号，即假性囊。它是腓骨肌上支持带（与纤维嵴相延续）自外踝骨膜分离时形成的囊袋样结构（大小因人而异），腓骨长肌腱脱位可进入其中

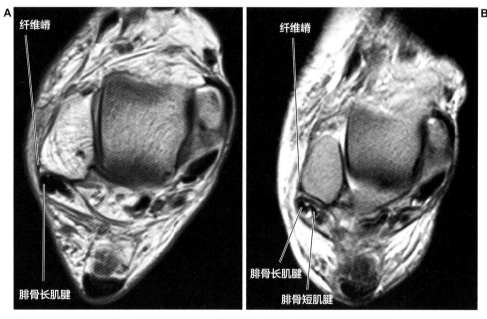

图5-47 30多岁男性，腓骨肌腱脱位：踝关节扭伤后，外踝周围感觉不适

均为轴位DESS像。0°位像（A）显示腓骨长肌腱及纤维嵴的位置正常，未发现脱位或撕裂。背屈位像（B，最大限度背屈）显示腓骨长肌腱及纤维嵴的位置并无异常，不存在脱位。但是，腓骨短肌腱与腓骨长肌腱间隙增宽，其间可见液性信号，后者在0°位未被发现。这提示维持腓骨肌腱的腓骨肌上支持带功能不全，对腓骨肌腱的支撑作用不良。这可能是导致腓骨长肌腱发生脱位的因素之一

MRI 上，胫骨后肌腱炎表现为肌腱肿大，其内信号增高。病变进展会引起肌腱变性加重甚至撕裂（图 5-48）。肌腱炎伴有腱鞘内积液（图 5-49）。

胫骨后肌腱附着于外胫骨的情况被称为外胫骨障碍（伴有疼痛），需要与胫骨后肌腱炎、腱鞘炎相鉴别。

胫骨后肌腱炎、腱鞘炎的保守疗法，是采用弓形支撑垫等舒缓胫骨后肌腱受到的刺激。

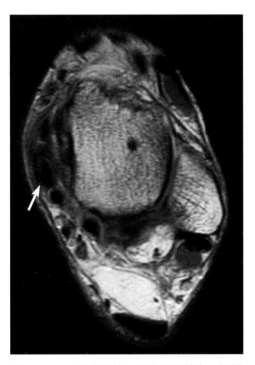

图5-48　20多岁男性，胫骨后肌腱炎：打橄榄球时扭伤，踝关节内侧疼痛、肿胀

踝关节MRI，轴位质子密度加权像。胫骨后肌腱肿大，其内信号增高（→）。考虑扭伤所致的急性肌腱部分损伤。腱鞘内还可见少量积液

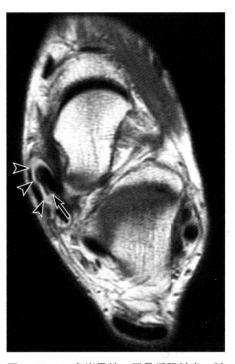

图5-49　40多岁男性，胫骨后肌腱炎、腱鞘炎：打橄榄球30年，扭伤后急剧疼痛

踝关节MRI，轴位质子密度加权像。胫骨后肌腱肿大，背侧边缘不规则，存在部分损伤（→）。周围腱鞘内有积液，即合并腱鞘炎（►）

胫骨后肌腱脱位

胫骨后肌腱经内踝后方转行向前，相比腓骨肌腱很少发生脱位，只有在严重运动外伤或交通事故等情况下才会发生。脱位是在踝关节背屈及外翻的情况下发生的。保守治疗很容易出现再次脱位，因而多选择手术治疗。

姆长屈肌腱炎、腱鞘炎

姆长屈肌腱（flexor halluces longus tendon）自腓骨下 2/3 后侧表层及该区域的胫腓骨间

韧带发起，穿过距骨后突内侧结节（medial tubercle）和外侧结节（lateral tubercle）形成的骨性通道（蹞长屈肌腱沟），再穿过跟骨载距突下方的纤维骨性通道（fibro-osseous tunnel），经足底止于蹞趾的远节趾骨基底部（图5-50）。距骨后方的外侧结节常常与距骨分离，独立存在（距后三角骨，图5-51）。

蹞长屈肌腱的功能是屈曲蹞趾和足跖屈。在内踝水平其腱鞘长10～12 cm，没有腱系膜（mesotendon）结构，因而与踝关节关节囊、趾长屈肌腱及胫骨后肌腱腱鞘是相通的（图5-52）。再者蹞长屈肌腱与趾长屈肌腱在足底足舟骨水平相互交错，该区域被称为Henry结节（图5-53）。蹞长屈肌腱较粗大，直径约是趾长屈肌腱的2倍。

蹞长屈肌腱炎及腱鞘炎的发病原因包括距后三角骨挤压肌腱（距后三角骨障碍）、长期穿高跟鞋、踝关节以跖屈位过度运动等。这曾经被认为是芭蕾舞演员特有的疾病，因为他们常需要进行足尖踮立的动作（注释5-4）。

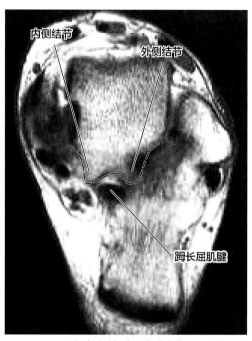

图5-50 20多岁女性（正常病例），距骨后方突起的内侧、外侧结节

踝关节MRI，轴位（跖屈位）DESS像。由于是跖屈位扫描，显示跟骨位置相对向上突出。距骨后方有内侧、外侧结节2个骨性突起，它们之间形成的浅沟（蹞长屈肌腱沟）内有蹞长屈肌腱走行。若外侧结节自距骨独立分离开则形成距后三角骨

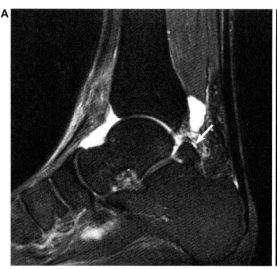
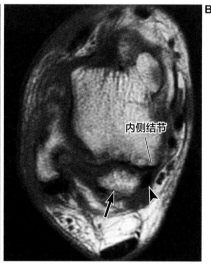

图5-51 20多岁女性，距后三角骨和蹞长屈肌腱：橄榄球选手，踝关节后方疼痛

矢状位T2加权压脂像（A）显示距骨后方突起自距骨分离独立，即距后三角骨（→）。距后三角骨骨髓信号无增高，不存在骨髓水肿或撞击造成的骨挫伤。距小腿关节腔内积液较明显。轴位T1加权像（B）显示源自距骨外侧结节的距后三角骨（→），距后三角骨内侧走行蹞长屈肌腱（►）。蹞长屈肌腱信号没有异常增高，前方为距骨的内侧结节

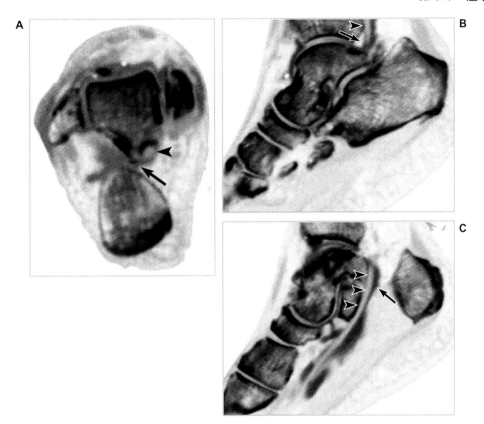

图5-52　踇长屈肌腱与关节相通（人体标本的踝关节）

均为双能量CT虚拟平扫（virtual non contrast，VNC）图像。距小腿关节内注入造影剂后进行扫描，轴位像（A）显示踇长屈肌腱（➤）周围存在的腱鞘内造影剂呈月牙状。通过外侧结节旁与关节相通（→）。矢状位像（B、C）显示踇长屈肌腱（➤）像是内衬一样，周围腱鞘内可见造影剂进入（→）

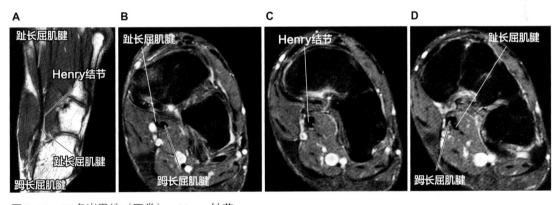

图5-53　30多岁男性（正常），Henry结节

A为轴位DESS像。趾长屈肌腱与踇长屈肌腱在足舟骨及骰骨水平相互交错，这个区域被称为Henry结节。B～D为冠状位STIR像。近足后部层面趾长屈肌腱走行于内侧，踇长屈肌腱走行于外侧（B）。Henry结节指的是踇长屈肌腱就像压在趾长屈肌腱上方一样，两个结构相互重叠在一起（C）。足前部区踇长屈肌腱位于内侧，而趾长屈肌腱位于外侧（D）

　　造成芭蕾舞女演员足部损伤的最有名的舞蹈动作是足尖踮立（sur la pointe），sur la pointe 来自法语，是"脚尖"的意思。这个动作是在 1810—1820 年被设计出的，但在当时只是瞬间的一个舞蹈动作。1832 年在巴黎歌剧院上演的《仙女》让足尖舞广为人知。剧中仙女的饰演者玛丽·塔里奥尼，在剧中大量使用足尖踮立的动作，以表现仙女灵动飘逸的动作。可以说她正是用这个动作奠定了自己的地位。这个动作使得芭蕾舞者以一种非常规的姿势，表现出似乎与空气融为一体的感觉。而玛丽·塔里奥尼为了完成这个动作，曾和她父亲菲利普·塔里奥尼即《仙女》的编舞者一起在收割前的麦田内进行严酷的训练（如果玛丽·塔里奥尼踩到了麦子，足底就会像被鞭子打到一样疼）。

　　即使现在足尖踮立的特殊体位依然没有变，虽然应该穿足尖鞋进行足尖踮立，但至少需要保证能以正确的足形在舞蹈鞋上跳舞，小腿肌肉力量充足。足趾的发育成熟也是必要条件。像儿童那样骨骺线还未闭合的情况下是不能穿足尖鞋的。

　　该病在 MRI 上表现为踇长屈肌腱肿大，肌腱内信号增高，腱鞘积液（图 5-54）。因距后三角骨造成的损伤，不仅表现为内踝后方肌腱肿大、腱鞘积液，还可伴有距后三角骨及距骨后方骨髓信号增高（图 5-55）。踇长屈肌腱被动保持跖屈位并长时间负重的情况下，还会出现腱鞘滑膜增生造成的狭窄性腱鞘炎。

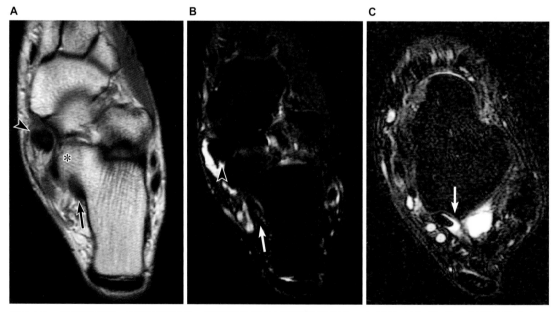

图5-54　30多岁男性，踇长屈肌腱炎、腱鞘炎及胫骨后肌腱部分损伤：打橄榄球造成扭伤，足部持续疼痛
轴位质子密度加权像（A）上载距突（＊）背侧见稍微肿大的踇长屈肌腱（→），其内信号稍增高，考虑踇长屈肌腱炎可能。此外，胫骨后肌腱也稍肿大且内部信号增高，考虑同时存在胫骨后肌肌腱炎（➤）。矢状位STIR像（B）显示踇长屈肌腱肿胀且信号增高（→），符合踇长屈肌腱炎表现。胫骨后肌腱腱鞘内见积液，合并腱鞘炎。胫骨后肌腱背侧边缘不规则，存在部分损伤（➤）。较B偏头侧层面STIR像（C）显示踇长屈肌腱腱鞘内也有积液，存在腱鞘炎。左侧类圆形囊样病变考虑为腱鞘囊肿

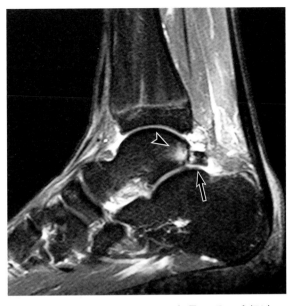

图5-55 20多岁男性，距后三角骨：踢足球超过10年，跖屈位踝关节后方疼痛

在矢状位STIR像中，距骨后方见椭圆形的距后三角骨（→）。距后三角骨及距骨后方骨髓信号增高，这可能是由骨的撞击造成骨挫伤（►）。周围软组织信号增高并见积液

不再穿高跟鞋或停止运动，腱鞘炎症状就会消失。但是对于狭窄性腱鞘炎，这种方法有时无效，需进行腱鞘切开治疗。

趾伸肌腱鞘炎，胫骨前肌腱炎、腱鞘炎

足背自内向外依次走行胫骨前肌腱（tibialis anterior tendon）、姆长伸肌腱、趾长伸肌腱、第3腓骨肌腱。趾伸肌腱（extensor digitorum tendon）是指其中的姆长伸肌腱、趾长伸肌腱及第3腓骨肌腱。第3腓骨肌腱独立于趾长伸肌腱，附着于第5跖骨基底部。

趾伸肌腱鞘炎是由于不合脚的鞋子挤压和摩擦引起的。新的跑鞋、滑雪靴、滑板鞋和安全靴等很容易造成趾伸肌腱鞘炎，特别是在姆长伸肌腱。该病表现为足背疼痛，很难做背屈动作或跖屈时疼痛加重。如果肌腱走行区出现肿胀，穿上特定的鞋子会再次引起疼痛。MRI上显示伸肌腱腱鞘积液。周围软组织信号增高，伴有炎症及水肿（图5-56）。治疗比较简单，只要不再穿导致疼痛的鞋子，症状就会减轻。

足背肌腱中胫骨前肌腱与趾伸肌腱功能相同，可使踝关节背屈。不合脚的鞋子挤压或摩擦相应部位也会引起胫骨前肌腱炎、腱鞘炎，甚至引起肌腱撕裂。该病一般发生于45岁以上人群，其中60多岁人群的发病率最高，患者以男性居多，且常进行马拉松、足球、登山等运动。炎症或损伤的部位局限在踝关节伸肌支持带和胫骨前肌腱附着处（内侧楔骨）之间。

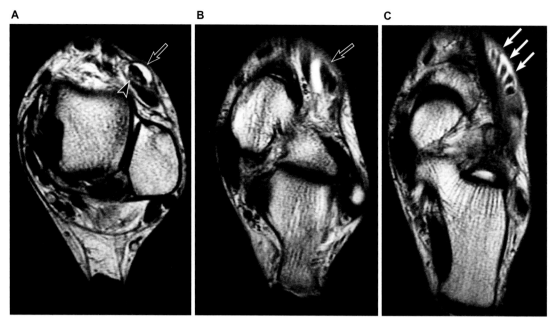

图5-56　20多岁男性，趾长伸肌腱鞘炎：橄榄球选手，足背疼痛肿胀

均为轴位T2加权像。趾长伸肌腱信号虽然没有增高（A，►），腱周腱鞘内见积液（A，→），考虑腱鞘炎。此后分支为向各趾骨走行的肌腱（B，→），腱鞘内见积液（C，→）

足底筋膜炎

　　足底筋膜（plantar fascia）是覆盖在足底表层固有肌上的膜状结构。姆趾外展肌、趾短屈肌及小趾外展肌均被足底筋膜覆盖。足底筋膜起源于跟骨底部的内侧结节，与被覆盖的肌肉结构相对应，分为内侧部、中央部及外侧部。中央部是含有肌腱成分的腱膜，而内侧部及外侧部是筋膜成分。内侧部范围较小，而中央部范围较大，两者的分界不是很清楚。

　　足底筋膜主要作用是形成足弓。任何因素导致的足底筋膜炎症，都会引起足底疼痛而难以行走。最常见的原因是运动过度，其他的原因包括换新鞋或穿不合脚的鞋子运动等。此外，中年以后，即使没有诱因也可能会出现筋膜炎。

　　临床表现为行走时足底筋膜跟骨起始部疼痛，沿着内侧足弓延伸。多在刚开始运动时疼痛明显。疼痛加重的情况下难以踮脚站立。压痛局限于跟骨内侧结节。虽然X线能够显示跟骨底部骨刺影像，但是骨刺与足底筋膜炎的关系说法不一，有报道认为骨刺是筋膜炎的原因，也有报道认为两者间没有关系。存在骨刺且足底疼痛的情况下在一定程度上考虑为足底筋膜炎。

　　MRI上显示足底筋膜在跟骨结节的附着处信号增高、肿大，也可伴有跟骨底部骨髓水肿（图5-57）。

　　在急性期除了制动休息外，为了减轻足底筋膜负荷，可将鞋垫的足底疼痛区部分挖空。有时也会采取体外冲击波减轻疼痛、修复组织等。

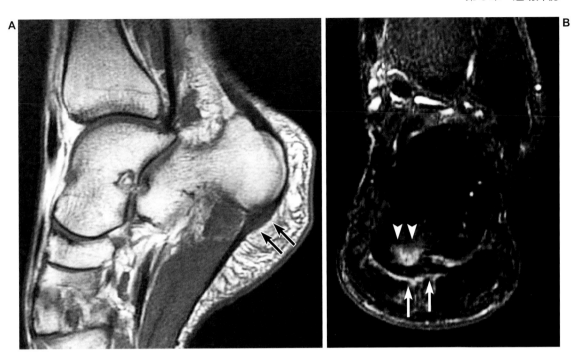

图5-57　40多岁男性，足底筋膜炎：每日慢跑、行走时足底疼痛
矢状位T1加权像（A）显示足底筋膜近跟骨底部内侧结节附着处肥厚，信号增高（→）。T2加权压脂像
（B）显示足底筋膜信号增高（→），跟骨内侧结节骨髓水肿（➤）

踝关节扭伤

　　扭伤（sprain）的定义为"关节在外力作用下，进行了超出生理活动范围的运动，从而被动发生的骨折以外的关节复合体损伤"，具体是指韧带或关节囊的损伤（方框 5-5）。虽然根据定义只要动作超出生理活动范围，无论何种体位都会发生扭伤，但在踝关节基本都是内翻位出现扭伤。再者，从日常活动中台阶踩空到各项体育运动均可能导致踝关节扭伤，后者在四肢关节外伤中的发生率较高。岩噌等报道外科门诊的就诊原因中踝关节扭伤排名第3，仅次于膝关节损伤、腰痛；在单独外伤就诊病因中踝关节扭伤排列首位。根据冈崎等报道，22名高中排球运动员出现了踝关节扭伤，虽然有 17 名到医疗机构进行就诊，但仅有 1 名按照医生的意见进行治疗。估计他们认为踝关节扭伤"是能够忍受的小伤"，所以不重视治疗。未经治疗的扭伤很容易反复发生，最终可能会导致膝关节变形或踝关节不稳。

　　踝关节扭伤伴有的外伤性病变如下（方框 5-6）。

方框 5-5	踝关节扭伤

- 踝关节内翻容易出现外侧韧带损伤。
- 距腓前韧带、胫腓前韧带、跟腓韧带损伤很常见。
- 跟腓韧带损伤合并较大血肿形成时，症状很难改善，或者可能会合并跗骨窦综合征。

方框 5-6	踝关节扭伤伴有的外伤性病变

- 外侧（侧副）韧带损伤。
- 三角韧带损伤。
- 距骨滑车骨软骨损伤。
- 撞击综合征。
- 跗骨窦综合征。
- 距下关节不稳。

踝关节扭伤伴有的外伤性病变

外侧（侧副）韧带损伤

外侧韧带（lateral collateral ligament）起源于腓骨外侧，包括距腓前韧带（anterior talofibular ligament，ATFL，起自外踝前缘附着于距骨颈部外侧），距腓后韧带（posterior talofibular ligament，PTFL，起自外踝底部附着于距骨外侧结节），跟腓韧带（calcaneofibular ligament，CFL，起自外踝后缘附着于跟骨外侧面）。此外，由于外侧部的位置关系，还包括连接胫、腓骨下段前方及后方的胫腓前韧带（anterior tibiofibular ligament）、胫腓后韧带 (posterior tibiofibular ligament)（图 5-58 ~ 5-60）。外侧韧带的作用是稳定距小腿关节，同时保证其正常的关节活动。距腓前韧带防止距骨向前方移位，跟腓韧带防止距骨向内侧移位。

外侧韧带损伤是踝关节扭伤最常合并的损伤，占所有运动外伤的 14%。扭伤的原因是足部内翻位容易造成外侧韧带牵拉。实际上，踝关节扭伤 80% 以上都是在内翻位受伤的。距腓前韧带撕裂最常见（图 5-61），其次是胫腓前韧带、跟腓韧带撕裂。

外侧韧带损伤急性期，关节内血肿形成，外踝周围软组织肿胀。外侧韧带部分撕裂的情况下可伴有韧带肿大等症状。在完全撕裂的情况下，外侧韧带的连续性中断。外侧韧带损伤慢性期，关节滑膜肥厚，会出现关节游离体。另外撕裂后愈合的韧带，表现为边缘不整且不规则增粗。

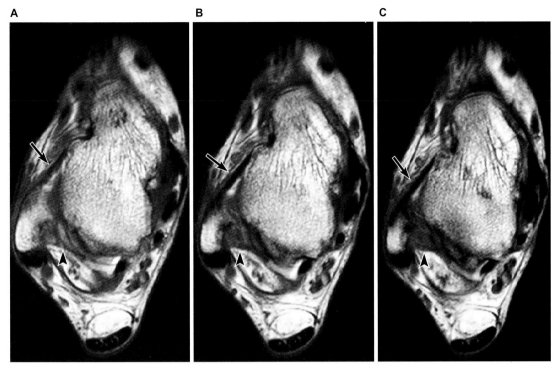

图5-58 20多岁男性（正常），外侧韧带（距腓前韧带、距腓后韧带）

均为轴位DESS像。距腓前韧带自外踝前缘发起止于距骨颈部外侧（A～C，→），该韧带长18～20 mm，宽6～12 mm。距腓后韧带起自外踝底部，止于距骨后方突起（A～C，▶）。距腓前韧带轮廓清晰明了，但距腓后韧带呈扇形，边界欠清晰

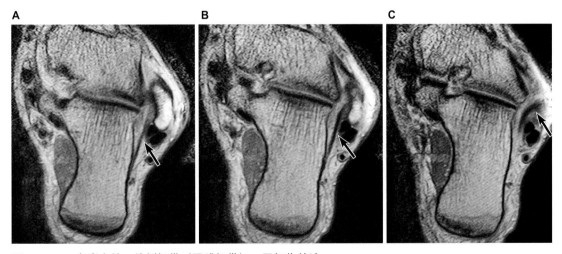

图5-59 20多岁女性，外侧韧带（跟腓韧带）：因扭伤就诊

均为轴位质子密度加权像。跟腓韧带自外踝后缘发起止于跟骨外侧面（A～C，→）。由于跟腓韧带走行于腓骨肌腱内侧，故自起始部开始形成较大转角，这样的走行造成韧带受损时很难诊断

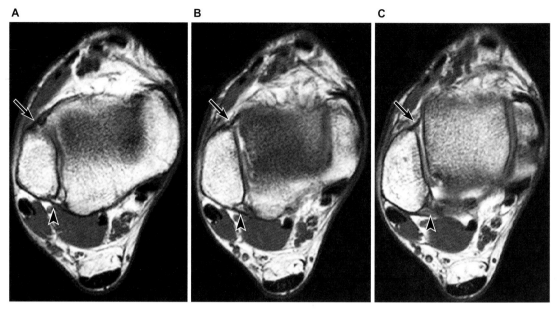

图5-60 20多岁男性（正常），胫腓前韧带、胫腓后韧带

均为轴位DESS像。胫腓前韧带是胫骨−腓骨远端前方的连接韧带（A~C，→）。胫腓后韧带是胫骨−腓骨远端后方的连接韧带（A~C，►）。足底背屈时，两者与胫腓骨间韧带共同维持远端胫腓骨间的稳定性

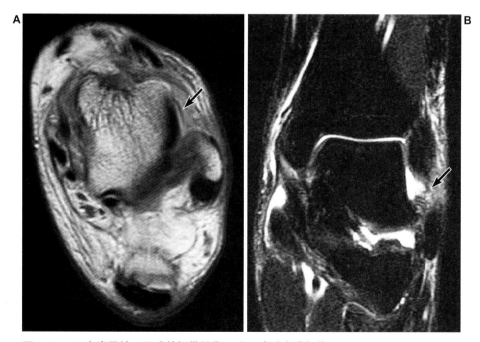

图5-61 20多岁男性，距腓前韧带损伤：踢足球时脚踝扭伤

轴位质子密度加权像（A）上距腓前韧带显示不清，说明是完全性撕裂（→）。T2加权压脂像（B）上仅能观察到距腓前韧带附着处（→），远端的部分显示不清。此外，距小腿关节腔内液体潴留，踝周软组织肿胀信号增高

　　据报道，MRI 对外侧韧带损伤诊断的准确性不尽相同。其中 Joshy 等对 24 例病例进行总结，发现 MRI 对距腓前韧带及跟腓韧带损伤诊断的特异度为 100%，对距腓前韧带、跟腓韧带损伤诊断的准确率分别为 91.7%、87.5%。对跟腓韧带诊断的准确率低于距腓前韧带，是因为 MRI 上较难显示跟腓韧带损伤部位，后者多位于其腓骨附着处附近。然而，跟腓韧带其腓骨附着部正好夹在距腓后韧带附着部与腓骨短肌腱之间。由于扫描角度因素，跟腓韧带附着部看起来很零散，在 MRI 上很难准确判定。而且跟腓韧带很薄，沿着跟骨外侧壁分布，有时看起来像是骨膜的一部分。

　　Tan 等研究报道，MRI 对距腓前韧带（单独损伤）部分撕裂的检出率为 74%，对完全撕裂的检出率为 79%，对合并跟腓韧带损伤的距腓前韧带部分撕裂的检出率为 66%，对完全撕裂的检出率为 88%。Tan 在研究报道中对急性期和慢性期损伤分别进行总结分析，急性期距腓前韧带损伤的检出率相对较高，3 个月以上的距腓前韧带或跟腓韧带损伤的检出率相对较低。有可能是在经过一段时间后，损伤后距腓前韧带出现纤维增殖，MRI 上很难明确距腓前韧带损伤。此外，与急性期相比，如果外踝起始部距腓前韧带损伤则很难治疗。因此，疼痛会持续很长时间，也会出现关节不稳定。这些可以从解剖学的角度来理解。

　　Milner 等根据人体解剖就距腓前韧带的分束情况进行研究报道。他们在 4 例男性、89 例女性［平均年龄 83 岁（73 ~ 95 岁）］的遗体中，对没有受损或变形的 26 个踝关节进行解剖，发现距腓前韧带在双足中 38% 为单束，50% 为双束，12% 为三束。双足间距腓前韧带分束数目既有相同的也有不同的。Burks 等的人体解剖研究中约 75% 距腓前韧带分为双束（被称为主束、侧束），并且跟腓韧带基本没有分束情况，约 94% 均为单束。这些韧带即使存在分束情况，在功能上也不存在优劣之分。

　　笔者对志愿者足部（男性 10 例，女性 4 例；14 只左足，6 只右足）进行 MRI 扫描，以观察 MRI 对距腓前韧带分束的显示情况。20 只足部中 14 只具有正常的距腓前韧带，其中 4 只距腓前韧带为单束，10 只为双束，无三束者（图 5-62）。从这个结果看，MRI 能够观察到距腓前韧带的分束情况，而且与 Milner 的研究报道中分束发生的频率相似。再者，距腓前韧带具有不同分束（单束或双束）者，外踝形状有差异（双束者其韧带附着处呈浅浅的凹陷，每束的附着部位也不同）（图 5-63）。另外，如果观察外踝水平外侧韧带之间的关联性，可见距腓前韧带和跟腓韧带、距腓后韧带在深层彼此紧密连接（图 5-64）。既然存在这样的分束情况且外踝水平韧带间紧密相连，距腓前韧带损伤是否也会同时伴有距腓后韧带或跟腓韧带的损伤？因有此疑问，笔者对既往距腓前韧带损伤的志愿者外踝区域进行观察，发现有些病例距腓前韧带损伤同时伴有跟腓韧带自外踝剥离（图 5-65），也有些病例距腓前韧带及距腓后韧带深层存在损伤（图 5-66）。基于这样的观察结果，考虑在实际临床中，可能存在被距腓前韧带损伤所掩盖未能明确诊断的跟腓韧带或距腓后韧带损伤，从而造成关节不稳。此前，笔者也从整形外科医生那里听说过，对距腓前韧带的治疗中，发现了跟腓韧带损伤，而这在术前并未诊断。因为对于保守治疗很难治愈的距腓前韧带损伤，可能合并潜在的跟腓韧带或距腓后韧带损伤，所以对于外踝的观察需要格外仔细。

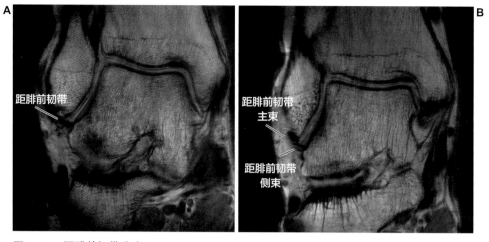

图5-62 距腓前韧带分束

均为冠状位质子密度加权像。距腓前韧带为单束结构（A）。距腓前韧带分为双束，包括主束及纤细的侧束，其中侧束位于更深层（B）

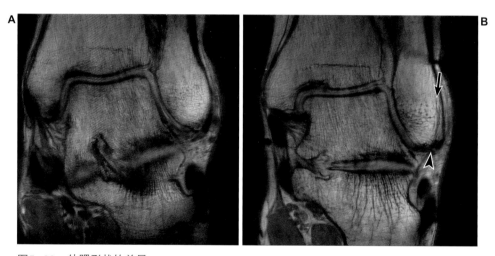

图5-63 外踝形状的差异

均为冠状位质子密度加权像。距腓前韧带为单束结构（A），外踝呈钝圆形。距腓前韧带分为双束（B），外踝有纵向延伸的凹陷结构（→），距腓前韧带主束走行于其外侧（➤），侧束则紧邻该结构

距腓前韧带撕裂的情况下可能会进行韧带缝合治疗，因而需要在MRI上明确韧带的损伤部位（断端）。在进行MRI扫描时如果踝关节采用跖屈位，横断面图像上能够显示较长的距腓前韧带，如果采用背屈位，横断面图像上韧带显示较短（图5-67）。距腓前韧带在完全性撕裂的情况下，如果采用跖屈位，断端之间的间隔会进一步拉大。因而，为了明确断端而进行MRI扫描时，踝关节采取0°位比跖屈位要更好（图5-68）。

胫腓前韧带也会因踝关节扭伤而撕裂，是难治性扭伤中比较常见的韧带损伤。

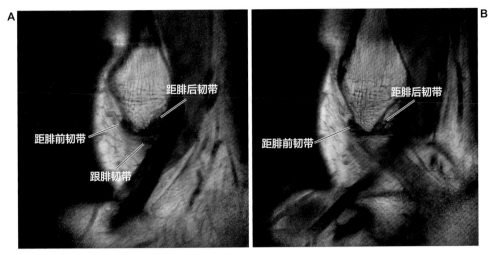

图5-64 距腓前韧带、跟腓韧带及距腓后韧带的关系

均为矢状位质子密度加权像（以外踝为中心）。距腓前韧带附着在外踝前方，距腓后韧带附着在外踝后方，跟腓韧带附着于外踝下方，在外踝前端上述韧带合并，能够观察到距腓前韧带及距腓后韧带的深层紧密相连（A、B）

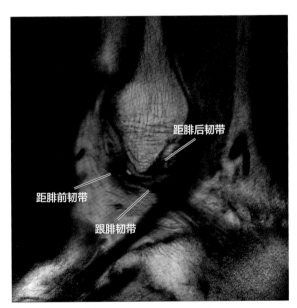

图5-65 30多岁男性，距腓前韧带合并跟腓韧带损伤：学生时代练习空手道，曾出现踝关节扭伤

矢状位质子密度加权像。距腓前韧带与跟腓韧带走行连续，均从外踝处剥离，考虑为陈旧性距腓前韧带和跟腓韧带损伤。损伤的距腓前韧带内见小囊样高信号病灶，这种表现在其他陈旧性距腓前韧带损伤病例中也常常看到，这可能是距腓前韧带变性的一种表现

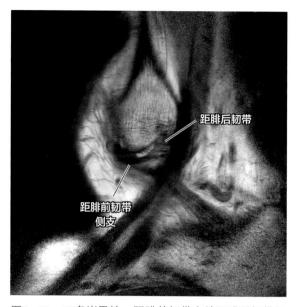

图5-66 30多岁男性，距腓前韧带合并距腓后韧带损伤：学生时代打橄榄球，既往多次踝关节扭伤，踝关节明显不稳

矢状位质子密度加权像。显示了距腓前韧带侧支及距腓后韧带一起从外踝处剥离。跟腓韧带走行连续

虽然胫腓前韧带损伤几乎都合并踝关节骨折，但在运动员中也有单独出现韧带损伤的情况，而且多伴有三角韧带损伤。胫腓前韧带撕裂会引起踝关节前方疼痛、肿胀。即使受伤机制不清，但是踝关节背屈样动作（下蹲等）时出现疼痛，既往有胫腓前韧带损伤的可能性比较高。再者，胫腓前韧带的远端（尾侧）有被称为"Bassett 韧带"的纤维束。Bassett 韧带是胫腓前韧带的一部分，几乎所有人均存在。足部外翻或踝关节背屈位时 Bassett 韧带夹在距骨与胫、腓骨间，是后述的撞击综合征的原因之一。

胫腓后韧带、距腓后韧带的损伤概率较小，即使损伤时多伴有其他韧带或骨软骨损伤（图 5-69）。

三角韧带（内侧副韧带）损伤

三角韧带（deltoid ligament）自内踝下缘发起附着于距骨、跟骨、足舟骨。根据附着解剖位置不同，分为胫距前部、胫距后部、胫舟部、胫弹簧部及胫跟部等 5 个部分。三角韧带浅层包括胫舟部、胫弹簧部及胫跟部，深层包括胫距前部及胫距后部（图 5-70），具有一定的特点（图 5-71、5-72）。浅层的胫舟部韧带表现为肥厚的纤维性结构，看起来类似前方的关节囊结构，有时在 MRI 上无法与关节囊区分开。胫弹簧部韧带有时也是无法清楚分辨的。胫跟部韧带较为粗大。深层的胫距后部韧带极其粗大，在 MRI 上很好辨认。胫距前部韧带存在很大的个体差异，甚至有些人不存在该韧带。三角韧带在强制外翻的情况下受损，但是韧带

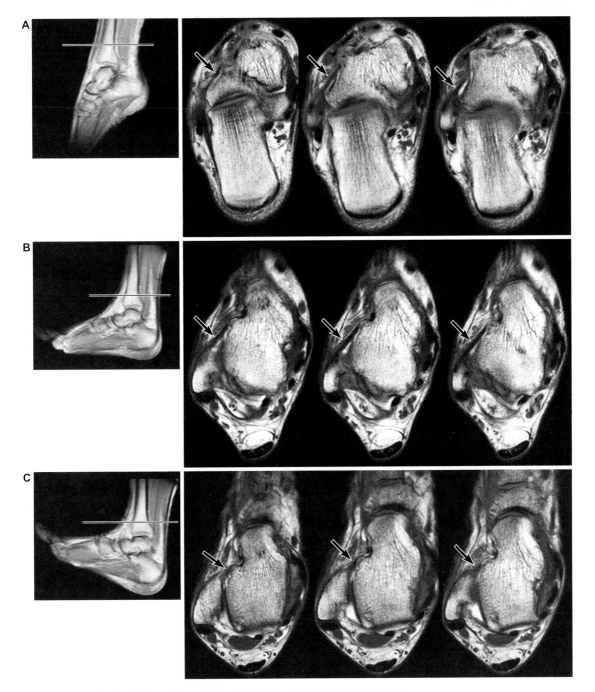

图5-67　20多岁男性（正常），扫描时体位不同，距腓前韧带显示有差异

均为轴位DESS像。尝试在踝关节不同体位的情况下，观察距腓前韧带的显示会有怎样的差异。采取与胫骨长轴垂直的方向进行轴位扫描。A：跖屈位，显示距腓前韧带沿着距骨外侧走行，轮廓不是很清晰（→），在该体位韧带显示长度要长于其他体位。B：0°位，距腓前韧带自起始部至止点附着处，全程能够在单层图像上显示出来（→）。C：由于是背屈位，距腓前韧带起始部与止点附着处间距离变短，因而距腓前韧带看起来也缩短了（→），实际上，在该体位，距腓前韧带的显示长度短于其他体位

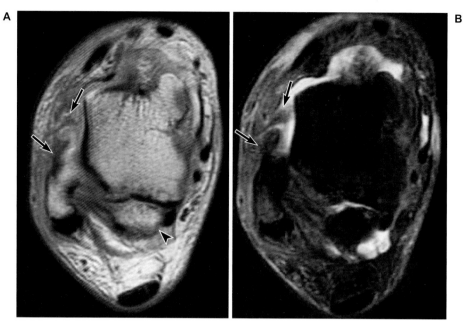

图5-68 20多岁女性，距腓前韧带损伤（0°位扫描）：打篮球造成的扭伤

轴位DESS像（A）显示距腓前韧带完全性撕裂，并可确定撕裂处（→）。断端处出现间隙，距骨后方见不规则的距后三角骨（➤）。轴位STIR像（B）周围潴留液体呈高信号，故距腓前韧带撕裂及断端处均能清晰显示（→）

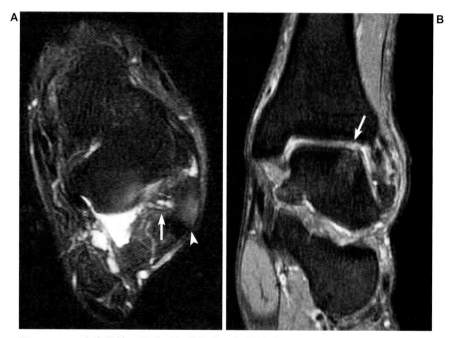

图5-69 20多岁男性，距腓后韧带损伤：打橄榄球时因前面的队员出现追尾撞击而摔倒，左踝关节持续疼痛

轴位T2加权压脂像（A）显示距腓后韧带信号增高（→），存在部分损伤。外踝骨髓信号增高（➤），与其说是距腓后韧带牵拉造成的改变，不如说是直接外力造成的骨挫伤。冠状位质子密度加权压脂像（B）显示距骨滑车的外侧骨髓信号增高及软骨缺损（→），即存在骨软骨损伤

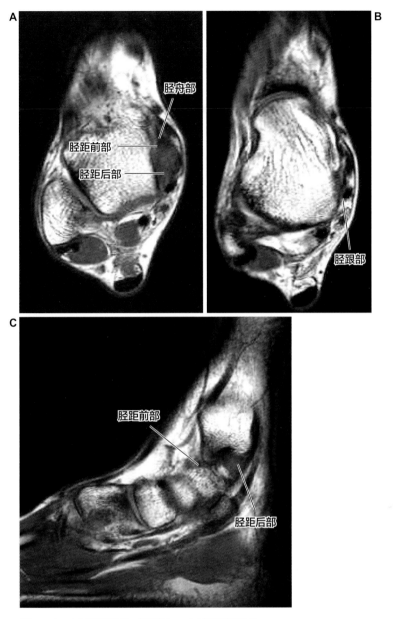

图5-70　20多岁男性（正常），三角韧带结构
三角韧带自胫骨内踝尖端发起，附着于距骨、跟骨、足舟骨。轴位
DESS像显示浅层包括胫舟部（A）、胫跟部（B），矢状位DESS像显
示深层包括胫距前部、胫距后部（C）

本身较为强韧粗大，故单独受损的情况很少发生。Hintermann 等报道，三角韧带完全性撕裂
会合并外踝或双踝骨折。此外，还有关于 Tillaux 骨折合并三角韧带损伤，Maisonneuve 骨
折伴有三角韧带损伤（或内踝骨折）的病例报道。根据上述报道，踝关节骨折或胫腓骨远
端间距增大等情况下，需要考虑到三角韧带损伤的可能。再者，若足部内翻位扭伤，由于
三角韧带夹在距骨与内踝间也可能会出现损伤，从而成为扭伤后慢性疼痛的原因，这种情
况并不少见。

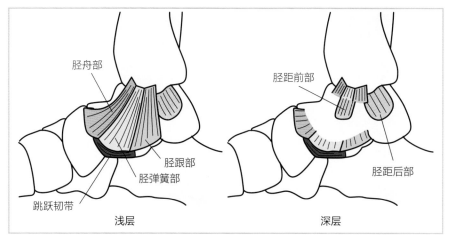

图5-71 三角韧带示意图

三角韧带的浅层和深层有多个部分，比起向前方（足舟骨侧）走行的韧带部分，向后方（跟骨侧）走行的韧带部分更加粗大强韧

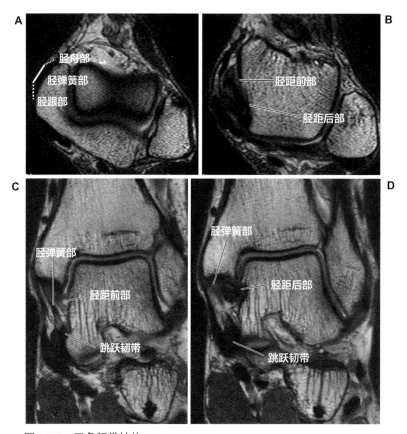

图5-72 三角韧带结构

均为T2加权像。A：轴位上三角韧带浅层自内踝外缘发起，自前（前足侧）向后依次为韧带的胫舟部、胫弹簧部、胫跟部。B：轴位上深层的大部分为韧带的胫距后部，胫距前部相对短小。C：虽然冠状位上胫舟部显示不是很清楚，但胫弹簧部、胫距前部可清晰显示，另外下方可见跳跃韧带。D：较C靠背侧的冠状位图像能够显示韧带的胫距后部

Schäfer 和 Hintermann 等对 110 例外侧韧带损伤后踝关节长期不稳定的患者进行关节镜检查，发现 23 例踝关节伴有三角韧带损伤。此外，有研究对没有内踝疼痛的慢性踝关节不稳患者的 47 例踝关节再次进行评估，发现 72% 的踝关节伴有三角韧带损伤。MRI 上发现外侧韧带损伤的患者中 35% 同时伴有三角韧带损伤。因此，三角韧带损伤也是踝关节长期不稳定的原因之一，需要尽早发现。如果整形外科医生判定外侧韧带损伤，即使患者仅外踝侧有异常症状，也应该进行 MRI 检查，以尽早发现可能伴存的三角韧带损伤。

三角韧带损伤的情况下，踝关节 X 线显示内踝与距骨间间距增大。虽然 MRI 上三角韧带损伤基本都表现为信号增高，但压脂序列上有时即使没有韧带损伤，也会出现信号的增高，这一点需要注意。除了韧带信号增高外，还需要注意韧带纤维的走行是否杂乱（图 5-73）。三角韧带浅层（胫舟部、胫弹簧部、胫跟部）损伤时，损伤部位多位于胫骨内踝韧带附着处，因而表现为沿着附着处的内踝骨髓信号增高（图 5-74、5-75）。三角韧带深层（胫距前部、胫距后部）损伤则表现为韧带纤维走行杂乱以及信号增高。虽然在轻度深层损伤中胫距前部受损比较常见，但胫距前部韧带本身也有发育不良的情况（图 5-76），故在诊断陈旧性三角韧带损伤时需要慎重（急性期韧带损伤很容易判断，但在陈旧性损伤病例中，是损伤所致还是本身发育不良造成的韧带结构薄弱很难判定）（图 5-77）。三角韧带损伤需要在冠状位及轴位图像上进行评估（图 5-73）。

若三角韧带损伤，多数情况下是将踝关节固定在 0° 位行保守观察，如果存在关节不稳的情况应进行手术治疗。理想治疗是对浅层及深层韧带损伤分别进行修复处理。

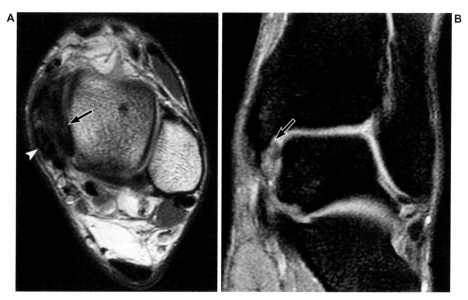

图5-73　30多岁男性，三角韧带损伤：打橄榄球造成踝关节反复出现扭伤
轴位质子密度加权像（A）显示三角韧带的胫距前部走行不规则，信号也略有增高（→）。胫骨前肌腱增粗且信号增高，可疑存在变性（➤）。冠状位质子密度加权压脂像（B）显示三角韧带胫距后部信号增高且回缩呈瘤样（→）

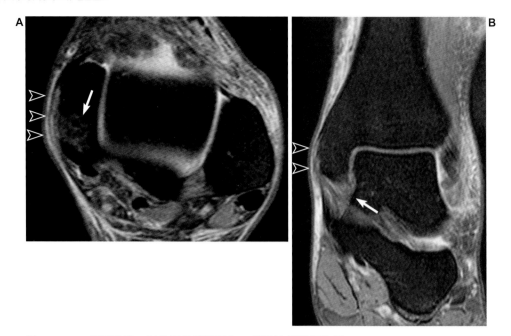

图5-74　20多岁男性，三角韧带浅层损伤：明显的外翻扭伤后

均为质子密度加权压脂像。A：轴位上内踝骨髓信号增高，是由于三角韧带浅层的牵拉造成的骨髓水肿（→），三角韧带浅层中胫弹簧部、胫跟部可疑损伤（►）。B：冠状位上沿着内踝走行的高信号提示三角韧带损伤（►），深层的胫距后部纤维走行不规则，存在部分损伤可能性大（→）

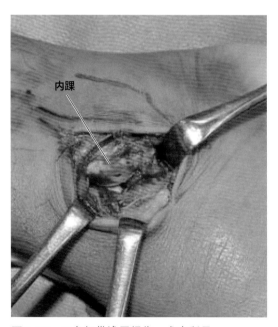

图5-75　三角韧带浅层损伤，术中所见

内踝暴露，本应该附着其上的三角韧带浅层未显示

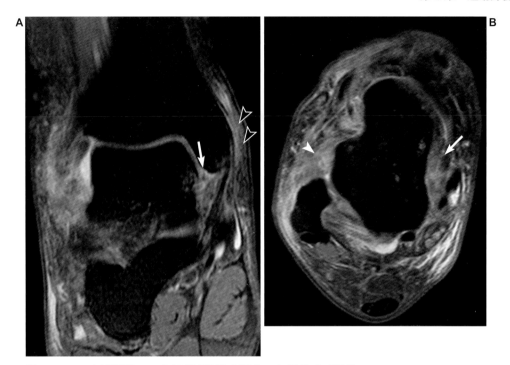

图5-76　20多岁男性，三角韧带胫距前部损伤，打橄榄球时受伤

均为质子密度加权压脂像。A：冠状位上胫距前部走行紊乱且信号增高（→），内踝及距
骨内侧骨髓信号增高，可疑是三角韧带牵拉造成的骨髓水肿，另外内踝边缘骨髓信号增
高，胫弹簧部附着处信号增高（▶），可疑同时存在浅层损伤。B：轴位上除胫距前部损
伤（→）外，还存在距腓前韧带损伤（▶），踝周软组织肿胀明显

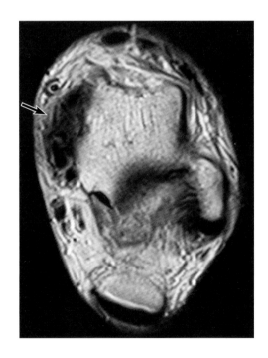

**图5-77　40多岁男性，三角韧带陈旧性
损伤：反复扭伤，踝关节不稳**

轴位T2加权像。三角韧带的胫距前部、
胫距后部走行不规则（→），周围没有
液体潴留，考虑是陈旧性三角韧带损
伤，并有进行性瘢痕样改变

距骨滑车的骨软骨损伤

一直以来，该损伤有各种不同的诊断名称，如骨软骨骨折、剥脱性骨软骨炎、距骨滑轮骨折等，现在统一命名为骨软骨损伤（osteochondral disease，OCD）。

距骨是一块表面 2/3 均为关节面的骨骼，距骨滑车与胫骨顶盖部形成关节，是踝关节运动的主轴。OCD 约占全部骨折的 0.09%，约占距骨骨折的 1%，在既往有扭伤的患者中发生率约为 6.5%。

距骨滑车由于扭伤与胫骨顶盖部发生撞击从而出现损伤。内翻位扭伤时距骨内后方（内侧型 OCD）、外翻位扭伤时前外侧（外侧型 OCD）出现软骨缺损及软骨下骨挫伤。但是，也有患者既往无外伤史且双侧发病（10% ～ 30%）。既往无外伤且双侧发病的患者以女性多见，病变部位以距骨内后方多见。此外，反复的轻微外伤造成的距骨滑车缺血也是形成 OCD 的原因之一。

受伤时，踝关节肿胀、疼痛、有牵拉感。然而，同时伴有外侧韧带损伤或外踝骨折的情况并不少见，很难说只是 OCD 的症状。外侧型 OCD 在距骨滑车的前外侧缘有压痛，而内侧型 OCD 病变位置位于距骨滑车后方，很多情况下说不清疼痛具体的位置。扭伤合并韧带损伤或外踝骨折治疗后，若踝关节疼痛迁延存在则 OCD 的可能性大。此外，如果外伤时间久远或外伤史不清楚的情况下 OCD 缓慢进展，患者也少有自觉症状。

距骨内侧与外侧的 OCD 形状不一样。内侧型 OCD 大致呈杯形或半圆形，而外侧型 OCD 呈带状或威化饼样（图 5-78、5-79）。若内侧型 OCD 呈带状或威化饼样，基本上都是直接外伤所致（90% 以上）。

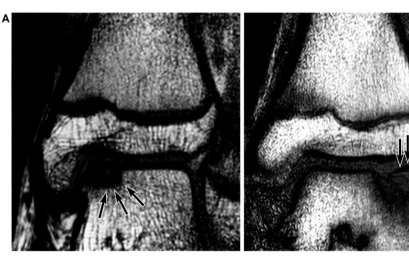

图5-78　内侧型与外侧型OCD的形态差异

均为冠状位T1加权像。A：内侧型OCD，距骨滑车的内侧后方骨髓信号减低，呈杯状改变（→）；B：外侧型OCD，距骨滑车的前外侧前方低信号区域，符合OCD改变（→），呈带状改变

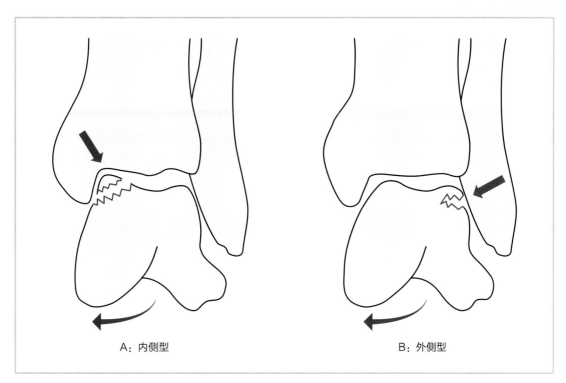

A：内侧型   B：外侧型

图5-79 内侧型与外侧型OCD的形态差异

A：内侧型呈杯形或半圆形；B：外侧型多呈带状或威化饼样

Berndt 和 Harty 等基于 X 线对 OCD 严重程度进行分型的系统被广泛应用。随着 CT 及 MRI 的发展，也出现了基于新检查方法的分型系统。其中比较重要的包括基于 CT 的 Ferkel 和 Sgaglione 分型以及基于 MRI 的 Anderson 分型。在 Ferkel 和 Sgaglione 分型中，对仅存在骨挫伤而不存在距骨滑车压迫变形的 OCD 很难确定，但对距骨滑车的骨性成分评估很有帮助。Anderson 分型是基于现在 MRI 对 OCD 的判定标准进行制定的（方框 5-7）。Anderson 分型的 Ⅰ 型在 X 线或 CT 上无法判定，容易诊断延误（图 5-80A）；Ⅱ A 型的软骨下囊肿在 X 线上很难发现，而在 CT 及 MRI 上能够显示（图 5-80B）。

在 MRI 上观察 OCD 时，要注意骨软骨碎片的大小、形状，母体骨的连续性及移位的程度。同时还需要注意距骨滑车的关节软骨缺损程度，以及外伤所致关节退变的评估（图 5-81）。MRI 有各种不同的序列显示软骨，包括质子密度加权像、质子密度加权压脂像、GRE T1 加权像（水激励成像）、DESS 像等。但成像条件较好的 T1、T2 加权像，也能够很好地显示软骨结构。相比使用直径 47 mm 的微线圈，3T-MRI 的足线圈可以获得更大的扫描视野（field of view，FOV），便于评估。软骨变性可表现为软骨信号减低或变薄，这适合在冠状位和矢状位上进行评估。此外，胫骨顶盖部骨挫伤可采用 T2 加权压脂像或 STIR 像进行评估。

CT 图像主要是以距骨滑车的骨性结构作为评估主体。如需同时评估软骨面，则需要在关节内注入造影剂进行扫描（图 5-82）。关节软骨表现为带状低密度区，如果软骨缺损或损伤的情况下，可见造影剂进入病变区从而能够明确病灶部位。此外，有时也可见造影剂进入母体骨。

对于既往有外伤的急性期 OCD，骨软骨碎片稳定的患者（Anderson 分型 I 、II 和 III 型内侧病变）可采取 6 周免负荷石膏固定的保守治疗。而保守治疗无效及骨软骨碎片不稳定的患者（Anderson 分型 III 、IV 型外侧病变）适合手术治疗。手术疗法中代表性的术式包括关节镜下钻孔术（arthroscopic drilling）、皮质骨螺钉固定法（cortical bone peg fixation）等。无论哪种手术方式，均应结合患者的职业及活动程度进行选择。

方框 5-7　骨软骨损伤（OCD）基于MRI的Anderson分型

- I 型：软骨下骨的骨挫伤（仅存在骨髓水肿）。
- II 型：软骨下骨囊肿。
- III 型：骨软骨碎片不完全性分离。
- IV 型：骨软骨碎片完全性分离不伴移位，分离处可见液性信号。
- V 型：骨软骨碎片完全性分离并发生移位。

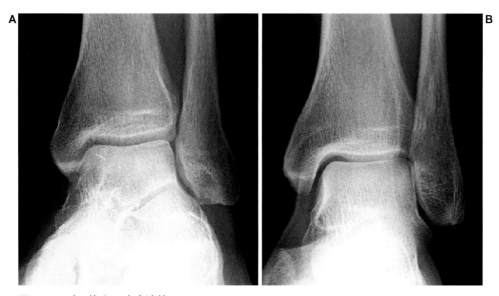

图5-80　在X线上无法确诊的OCD

均为正位X线片。A：内侧型OCD（Anderson分型 I 型）。B：内侧型OCD（Anderson分型 II A型）。上述损伤在X线上均表现阴性，距骨滑车形态规则，无骨质内陷或软骨下骨囊肿形成

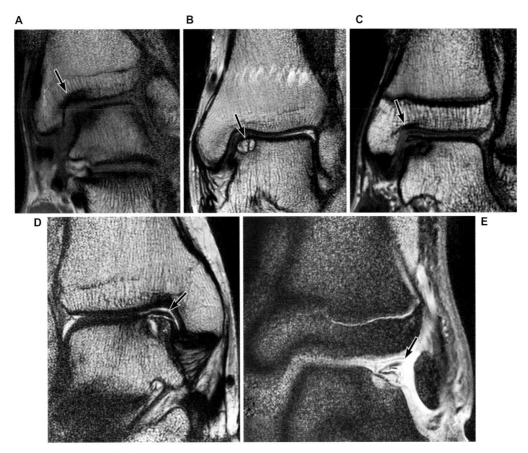

图5-81　Anderson分型

A、C为冠状位T1加权像，B、D为冠状位T2加权像，E为冠状位GRE T1加权像。A：Ⅰ型，距骨滑车内侧见表现为异常低信号（→）的骨挫伤，病变处无内陷或骨软骨碎片分离。B：ⅡA型，距骨滑车内侧见囊样的软骨下囊肿（→）。C：ⅡB型，距骨滑车内侧骨折（→），呈不完全性分离，骨软骨碎片无移位。D：Ⅲ型，骨软骨碎片完全性分离（→），但没有明显移位。E：Ⅳ型，骨软骨碎片完全性分离，同时骨软骨碎片骨髓信号增高（→）

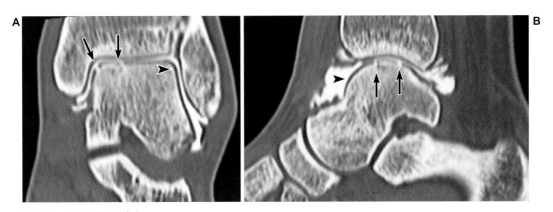

图5-82　OCD的CT改变

向距小腿关节内注入造影剂后进行CT扫描，冠状位MPR像（A）显示距骨滑车骨皮质及软骨断裂，造影剂经骨折处流入距骨滑车内（→）。矢状位MPR像（B）显示软骨及骨间造影剂流入（→）。距骨外侧及前面的软骨无损伤，表现为线状低信号（A、B，▶）

撞击综合征

即使说踝关节撞击综合征（impingement syndrome）起因于扭伤也不为过。扭伤的患者基本上均采取保守治疗，对于韧带损伤外是否还存在细微的软骨损伤、撕脱骨折、关节游离体等并不进行评判，后期可出现踝关节滑膜慢性炎症及肥厚。踝关节撞击综合征就是对这样扭伤之后出现的肥厚的滑膜组织进行挤压而造成的。虽然此病常见于体育活动频繁的年轻男性，但也可能并发于类风湿关节炎等滑膜炎症。

根据挤压的韧带及关节构成物、发病部位，撞击综合征可分为 6 种类型。这些撞击综合征是由之前的踝关节扭伤而发病，因而经常相互结合出现。根据踝关节体位及相应的扭伤进行分类，很容易理解损伤部位和撞击综合征之间的关系（方框 5-8）。

方框 5-8	撞击综合征的分类

- 内翻扭伤导致的撞击综合征
  - （1）前外侧型撞击综合征（anterolateral impingement syndrome）
  - （2）后内侧型撞击综合征（posteromedial impingement syndrome）
- 外翻扭伤导致的撞击综合征
  - （3）韧带结合部型撞击综合征（syndesmotic impingement syndrome）
  - （4）前内侧型撞击综合征（anteromedial impingement syndrome）
- 主要由跖屈造成的撞击综合征
  - （5）后方型撞击综合征（posterior impingement syndrome）
- 主要由背屈造成的撞击综合征
  - （6）前方型撞击综合征（anterior impingement syndrome）

内翻扭伤导致的撞击综合征

（1）前外侧型撞击综合征

该型撞击综合征是 1950 年由 Wolin 等首先报道的。当时 Wolin 发现踝关节疼痛的患者前外侧关节间有软组织介入并将该病变命名为"半月板样病变（meniscoid lesion）"，似乎是认为其形状及功能可能与膝关节半月板相似。而后 Wolin 在体育活动频繁的患者中常观察到半月板样病变，从而发现病变主体是与踝关节外伤相关的纤维化及肥厚的滑膜组织。

在踝关节外伤体位中，内翻位扭伤与撞击综合征有很强的相关性，伴有距腓前韧带（图5-83）及胫腓前韧带（图 5-84）损伤。由于外伤频发，在腓骨远端与距骨外侧关节面有时可见关节游离体（图 5-85）。此外，在患有类风湿关节炎样滑膜增殖的炎性病变时也可出现撞击综合征（图 5-86）。常规 MRI 对前外侧撞击综合征诊断的敏感度为 39% ~ 100%，特异度为 50% ~ 100%，具体结果因不同的研究报告而有很大差异。关节造影 MRI 的诊断敏感度为96%，特异度为 100%，可得到较好的诊断一致性。虽然基本采取保守治疗，但若 6 个月保守治疗无效，则采取关节镜探查踝关节并去除造成疼痛的介入物。

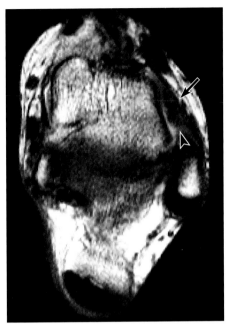

图5-83　20多岁男性，伴距腓前韧带损伤的前外侧型撞击综合征：挫伤后足部持续疼痛、不稳定感

轴位DESS像显示距腓前韧带明显肥厚，为损伤后纤维化改变（→）。距腓前韧带内侧向距腓关节内突出的软组织低信号，为增生的纤维组织（▶），这就是半月板样病变

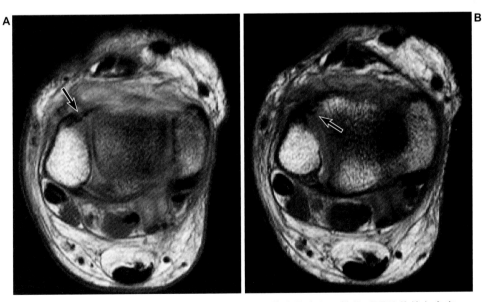

图5-84　20多岁女性，胫腓前韧带损伤和前外侧型撞击综合征：挫伤后踝关节前方疼痛

均为轴位DESS像。胫腓前韧带损伤（A，→），胫腓前韧带损伤处偏上层面可见胫腓关节内介入软组织信号（B，→），很可能是被挤压至胫腓关节内的韧带

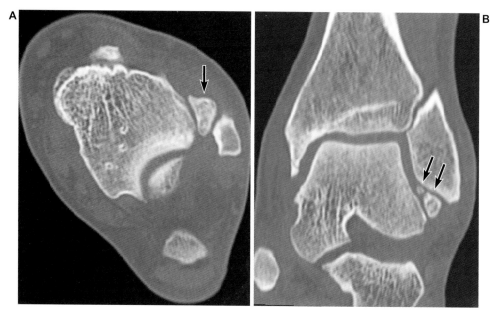

图5-85 20多岁男性，关节游离体造成前外侧型撞击综合征：反复挫伤造成踝关节活动范围受限

轴位CT（A）显示腓骨与距骨间的关节游离体（→），后者是因扭伤造成。冠状位MPR像（B）显示距骨与腓骨间存在多个关节游离体

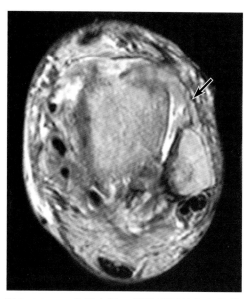

图5-86 50多岁女性，伴类风湿关节炎的前外侧型撞击综合征：类风湿关节炎治疗中，足部疼痛

轴位T2加权像显示了踝关节囊肥厚，距骨与腓骨间滑膜组织增厚（→）

（2）后内侧型撞击综合征

该型撞击综合征也是由严重的内翻扭伤造成的。由于内翻扭伤，三角韧带深层被挤伤，随后愈合过程中增生的纤维成分或撕裂的三角韧带断端被夹在内踝后缘与距骨内侧间，从而出现撞击综合征（图5-87）。患者会感到踝关节后内侧部始终存在疼痛。若内翻扭伤造成三角韧带损伤或后内侧型撞击综合征，踝关节要承受相当大的外力。后内侧型撞击综合征患者常合并距腓前韧带及胫腓韧带的损伤，甚至是骨软骨的损伤（图5-87），因而也会伴有踝关节前外侧部的疼痛。

若采取制动保守治疗，则很难改善症状。若采用手术治疗，则效果较好且有望完全消除疼痛症状。

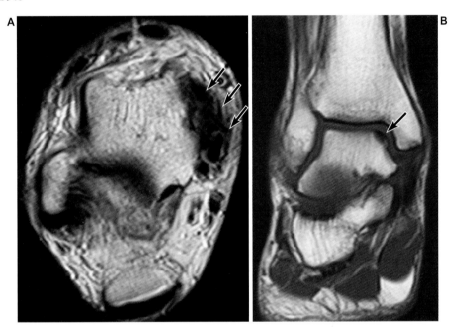

图5-87　30多岁男性，后内侧型撞击综合征合并骨软骨损伤：扭伤后，踝关节内侧部不适

轴位DESS像（A）显示三角韧带深层（胫距前部、后部）纤维性肥厚，提示曾有过损伤（→）。冠状位T1加权像（B）距骨滑车内侧前部见小圆形低信号区域为骨软骨损伤（→）

外翻扭伤导致的撞击综合征

（3）韧带结合部型撞击综合征

该综合征被认为是足部外翻引起，主要是韧带附着部介入胫腓骨远端关节间，尤其需要观察胫腓前韧带、胫腓骨间韧带及胫腓后韧带。胫腓前韧带远侧（尾侧）被称为"Bassett 韧带"，在外翻扭伤时容易被夹住（图5-88）。胫腓后韧带引起撞击综合征时，该韧带会表现为结节状肥厚（图5-89）。胫腓骨间韧带损伤时，表现为腱鞘囊肿（ganglion）形成（图5-90）、外伤性血肿及胫腓骨间韧带异位骨化，患者多受到胫腓骨远端关节韧带附着处慢性疼痛的困扰。

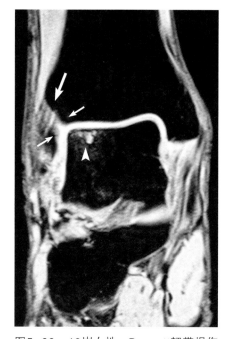

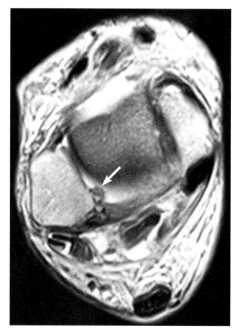

图5-88 18岁女性，Bassett韧带损伤合并骨软骨损伤的韧带结合部型撞击综合征：扭伤后踝关节前外侧持续疼痛

冠状位GRE T1加权像显示了胫腓前韧带（大箭头）尾侧的Bassett韧带撕裂（小箭头）。距骨滑车前外侧关节面下骨髓信号增高（▶），提示骨软骨损伤

图5-89 40多岁男性，伴胫腓后韧带损伤的韧带结合部撞击综合征：踝关节持续不适

轴位T2加权像显示了胫腓后韧带撕裂。远侧胫腓关节内所见结节样低信号的瘤样软组织结构（→）为关节内介入物

　　治疗首先尝试采用保守疗法，若症状无改善则采用手术治疗。虽然采用关节镜很容易确定介入关节内的软组织结构，但是很多时候介入物并非撞击综合征的原因。因此，即使切除介入物症状未改善的病例也不少见。

　　（4）前内侧型撞击综合征

　　该综合征患者多在运动或行走时感到踝关节前内侧部持续疼痛。据说患者此前均有过踝关节外翻扭伤，三角韧带前部纤维被夹在距骨与胫骨远端前面，从而引发症状。在扭伤治愈的过程中增生的纤维成分及外伤后炎症造成的肥厚的滑膜组织，会在相应的区域被夹住，出现相同的症状。另外，如果发生了内翻扭伤和（或）内踝、距骨骨折，也会合并前内侧型撞击综合征。

　　在X线上，胫骨远端及距骨可见骨刺。MRI上显示胫骨前面软组织肥厚（图5-91）。有时冠状位上还可观察到距骨内侧骨刺形成（图5-92）。

　　治疗先采用保守疗法，若症状无改善则采用关节镜手术将增生软组织清除，术后多数患者恢复良好。

主要由跖屈造成的撞击综合征

　　（5）后方型撞击综合征

　　该综合征多是由于踝关节过度跖屈造成，在足球及排球运动员中多见。据报道后方型

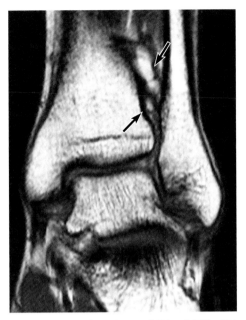

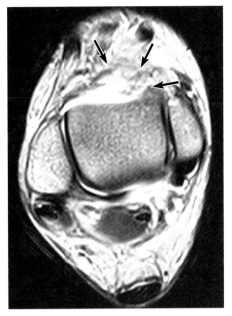

图5-90　40多岁男性，胫腓骨间膜损伤后形成腱鞘囊肿：足底背屈时踝关节深部不稳定并感觉疼痛

冠状位T1加权像显示了远侧胫腓骨间膜区呈多房囊样改变的腱鞘囊肿（→），考虑与胫腓骨间膜损伤相关

图5-91　20多岁女性，前内侧型撞击综合征：足前部疼痛

轴位T2加权像显示了距骨及内踝前部软组织肥厚（→），考虑与撞击综合征相关

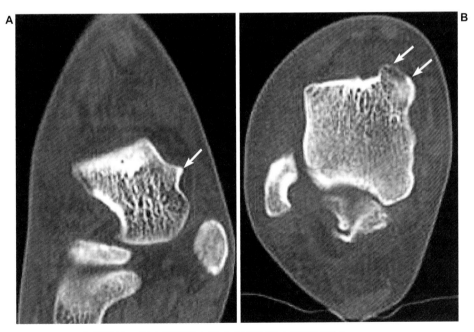

图5-92　30多岁男性，前内侧型撞击综合征伴距骨内侧骨质增生

冠状位MPR像（A）显示距骨前方的骨性突起（→），轴位CT（B）可见类圆形的骨质增生结构（→）

撞击综合征也被称为距后三角骨障碍，跖屈过程中距后三角骨被夹在胫骨后方与跟骨之间。然而，无距后三角骨的踝关节后方出现疼痛（距骨后方突起，Stieda 突起）或距后三角骨的存在与踝关节疼痛无相关性的病例也曾被报道。局部的介入物除了距后三角骨，还可能是距骨后方软组织、跛长屈肌腱等。

X 线显示距后三角骨影像，并可见距骨后方软组织肿胀。MRI 上显示三角骨、距骨背侧液体潴留及软组织信号增高（图 5-93A）。与其他撞击综合征伴发的情况也不少见，可出现三角韧带的纤维性肥厚或距腓前韧带撕裂（图 5-93B）。

治疗方面，将距后三角骨及过度增生的滑膜组织手术切除，预后良好。

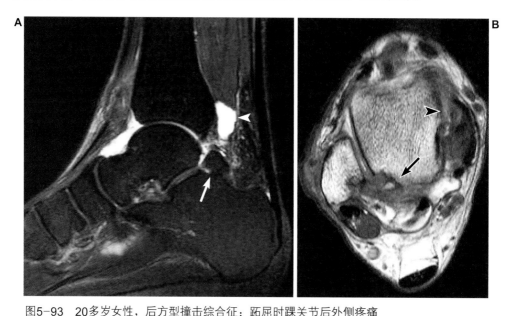

图5-93　20多岁女性，后方型撞击综合征：跖屈时踝关节后外侧疼痛
矢状位T2压脂加权像（A）显示了距后三角骨（→），胫骨远端后方软组织肥厚且信号增高（➤），推测跖屈时该处软组织被胫骨、跟骨及三角骨等挤压。轴位质子密度加权像（B）显示三角韧带肥厚，同时合并三角韧带深层撕裂、纤维化（➤），考虑曾有过度内翻所致的外伤，距后三角骨周围亦可见纤维化改变（→）

主要由背屈造成的撞击综合征

（6）前方型撞击综合征

该型撞击综合征是由在过度背屈或反复背屈的过程中，胫骨前方与距骨间夹入软组织引起的。在频繁使用踝关节的足球或橄榄球运动员中多见，在进行缓慢背屈时感到踝关节前方疼痛。40% ~ 60% 患者的骨刺在距骨颈与胫骨远端前缘形成，这是该型综合征患者的一个特征性表现（图 5-94A）。骨刺部位相当于关节囊的附着处，针对骨刺的大小及退变情况有 Grade 分型系统（方框 5-9）。其他的表现包括：软骨下骨骨质硬化退变、骨髓水肿、胫骨远端前方液体潴留、距骨关节软骨缺损（tram track lesion）等。该型撞击综合征及特征性骨刺在足球运动员中很常见，故也被称为足球踝（footballer ankle）。治疗采用手术切除过度增生的骨刺（图 5-94B）。

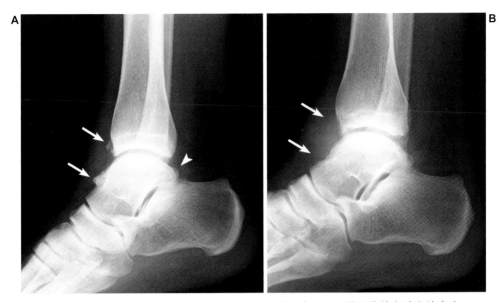

图5-94　20多岁男性，前方型撞击综合征：踢足球超过10年，踝关节前方肿胀并疼痛

术前侧位X线片（A）显示胫骨远端前缘及距骨颈骨刺已形成（→）。距骨后方可见圆形距后三角骨（►）。反复进行的背屈动作造成胫骨与距骨挤压局部软组织，这也可能是疼痛的原因。术后侧位X线片（B）显示胫骨远端前缘及距骨颈骨刺被清除。周围软组织肿胀考虑是术后改变（→）

方框 5-9	前方型撞击综合征的 Grade 分型

- 1型：胫骨远端前方骨质不规整、骨刺形成（长径3 mm以下）。
- 2型：胫骨远端前方骨刺形成（长径3 mm以上），距骨颈无骨刺。
- 3型：胫骨远端前方及距骨颈骨刺形成。
- 4型：距骨上缘广泛的骨性关节炎（OA）改变。

跗骨窦综合征

跗骨窦（tarsal sinus）是由距骨下表面的距骨沟和跟骨上缘的跟骨沟形成的间隙，呈漏斗状，前外侧面很宽，向内后方缩小（图 5-95A）。该区域在影像上很难观察，与轴位像（CT及 MRI）相比，冠状位及矢状位像对其的观察评估更为重要。3D-CT 较重建的 MPR 图像能够更好地显示跗骨窦形态（图 5-95B、C）。跗骨窦有骨间距跟韧带、下伸肌支持带，跗骨窦外侧开口部有距跟颈韧带、距跟后关节囊等，维持距跟关节（特别是后关节面，即距下关节）稳定性（图 5-96）。上述韧带及支持带周围有脂肪组织填充支持，在 MRI 上呈高信号。另外脂肪组织内有神经及血管走行，呈点状低信号或无信号区。

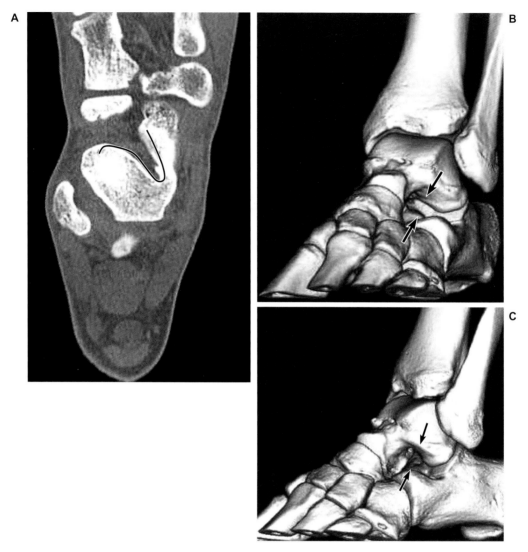

图5-95 跗骨窦

跗骨窦是由距骨下表面的距骨沟和跟骨上缘的跟骨沟形成的间隙，轴位CT显示跗骨窦呈漏斗状，前外侧面很宽，向内后方缩小（A）。在MPR及常规的轴位图像上很难观察跗骨窦。3D-CT（B、C）能够更好地显示跗骨窦的形状，表现为开口向外的较大的凹陷（→）

　　跗骨窦综合征是指跗骨窦外侧开口感到疼痛或不稳定的情况，发病原因多种多样，但多数在踝关节扭伤后出现。在凹凸不平的路上行走会加剧疼痛，下肢还会出现麻痹感。对跗骨窦给予局部麻醉药物或类固醇药物治疗后疼痛会有所改善，故推测跗骨窦综合征本身可能是跗骨窦区神经末梢损伤所致。扭伤造成跗骨窦内血肿形成、骨间距跟韧带损伤，在修复过程中纤维化、血肿机化时，跗骨窦内神经末梢可能出现了损伤。采用MRI对跗骨窦综合征诊断时，如果有扭伤病史，先评估外侧韧带损伤及骨损伤，再进一步确认跗骨窦内骨间距跟韧带损伤

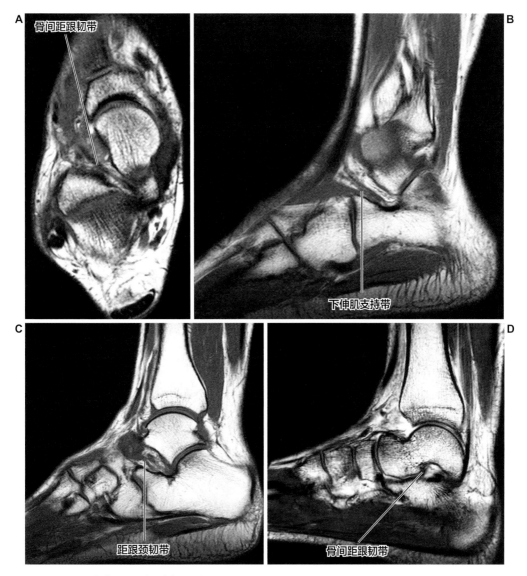

图5-96　20多岁男性（正常），跗骨窦

A为轴位DESS像，B、C为矢状位T1加权像，D为矢状位DESS像。跗骨窦内有骨间距跟韧带、距跟颈韧带、下伸肌支持带等走行，需要多张矢状位的MRI图像才能全部显示出来

及血肿。跗骨窦内脂肪信号消失则考虑其内纤维化改变。有时跗骨窦内还可见腱鞘囊肿及液体潴留（图 5-97）。

　　向跗骨窦内注入局部麻醉药物和类固醇药物兼有治疗和诊断功能。如果有效果，根据实际情况需要反复多次注射，同时需要进行腓骨肌协调性及肌力训练。保守疗法对 70% 以上的病例有效。若采取保守治疗后症状持续存在，则需要考虑手术治疗。这时需要行除跗骨窦韧带外的廓清术。

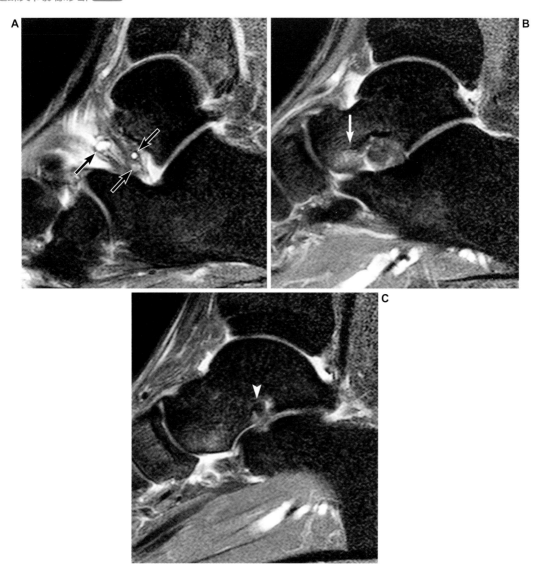

图5-97　30多岁男性，跗骨窦综合征：扭伤后长期踝关节疼痛、不稳定
均为矢状位GRE T1加权像。跗骨窦区可见多发圆形囊样病变，沿着下伸肌支持带分布，考虑为腱鞘囊肿（A，→）。距骨头下部骨髓信号增高，有可能是外伤造成的骨挫伤（B，→）。骨间距跟韧带（C，→）未受损

距下关节不稳

　　距下关节是指距跟关节的后关节面。反复发生的踝关节扭伤，造成稳定踝关节的韧带损伤，从而呈现距下关节松弛的状态，被称为距下关节不稳。步行或运动时会出现距下关节晃动、膝关节变形、踝关节疼痛。临床表现为运动时、运动后踝关节肿胀、疼痛。若合并踝关节扭伤，影像上显示外侧韧带、三角韧带损伤及骨软骨损伤等。病变进展则会出现踝关节骨性关节炎。治疗参考踝关节扭伤的治疗。

Lisfranc 韧带损伤

Lisfranc 韧带是内侧楔骨与第 2 跖骨基底部间的韧带（图 5-98），同 Lisfranc 韧带的上、下缘存在的骨间韧带合称为 Lisfranc 韧带复合体（图 5-99、5-100）。上缘的骨间韧带是 Lisfranc 韧带复合体的背侧部，下缘的骨间韧带是 Lisfranc 韧带复合体的足底部，Lisfranc 韧带是该复合体的骨间部。再者，Lisfranc 韧带也存在分束的情况，数目 1 ~ 4 束不等，以 2 束居多。

内翻位踝关节扭伤造成 Lisfranc 韧带损伤，特别是在明显的跖屈位负重状态下，回旋力的作用很容易造成韧带损伤（图 5-101）。此外，与 Lisfranc 韧带一样，内侧、中间楔骨的骨间韧带也是横轴足弓的重要支持韧带。Lisfranc 韧带是足部横轴足弓重要的支持韧带，其损伤会引起扁平足，治疗延误会发展为早期的踝关节骨性关节炎。

Lisfranc 韧带的损伤类型分为横向型（transverse type）和纵向型（longitudinal type）。横向型是第 2 跖骨基底部被推向背外侧出现的 Lisfranc 韧带撕裂，在足部 X 线上显示为第 2 跖骨半脱位改变（图 5-102A）。纵向型是蹬趾上被施加强大的内收力，造成 Lisfranc 韧带及内侧 - 中间楔骨骨间韧带损伤，蹬趾诸骨向内侧移位，内侧 - 中间楔骨骨间隙增宽，但无第 2 跖骨基底部半脱位（图 5-102B）。上述半脱位形态与跗跖关节脱位骨折类似，Lisfranc 韧带损伤被认为是脱位骨折中的轻度类型。

跗跖关节脱位骨折分型中比较著名的是 Hardcastle 和 Myerson 分型系统，可在 X 线上对脱位及移位进行评价（图 5-103）。MRI 与足底平行的横轴位图像能够显示 Lisfranc 韧带，并对 Lisfranc 韧带撕裂及内侧 - 中间楔骨骨间韧带损伤进行评价（图 5-104）。也有患者出现第 2 跖骨基底部撕脱骨折，但不伴有 Lisfranc 韧带损伤（图 5-105）。

治疗方法根据患者的活动状况而有所不同，包括使用足底垫的保守疗法及采用螺丝钉的手术疗法。

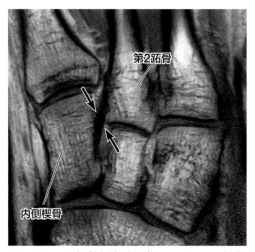

第2跖骨

内侧楔骨

图5-98　20多岁女性（正常），Lisfranc 韧带

质子密度加权像显示，Lisfranc 韧带是内侧楔骨与第2跖骨基底部间的韧带（→），起到维持足部横轴足弓稳定的作用

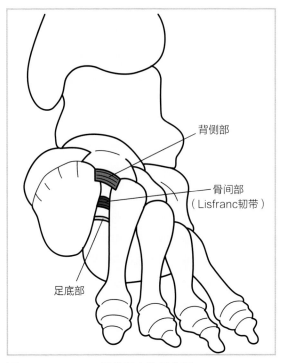

图5-99 Lisfranc 韧带复合体示意图

Lisfranc 韧带以及其头侧、尾侧走行的骨间韧带统称为Lisfranc 韧带复合体。其中头侧骨间韧带被称为复合体背侧部（青色），Lisfranc 韧带为复合体骨间部（红色），尾侧骨间韧带为复合体足底部（黄色）

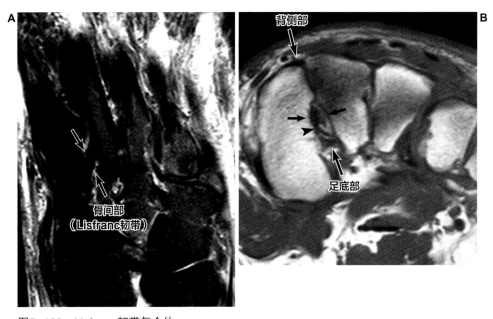

图5-100 Lisfranc 韧带复合体

A：轴位STIR像显示，内侧楔骨与第2跖骨基底部间可见复合体骨间部（Lisfranc韧带）（→）。B：冠状位T1加权像显示，头侧为复合体背侧部，尾侧为复合体足底部、骨间部（小箭头），该例Lisfranc韧带分为2束（▶）

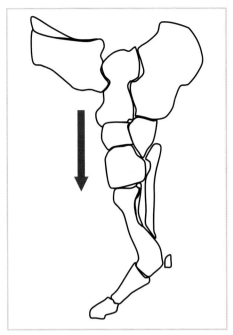

图5-101 造成Lisfranc 韧带损伤的体位

足部采取明显的跖屈位下负重，被施加回旋力作用时会出现Lisfranc 韧带撕裂。具体表现为芭蕾舞演员在身体旋转时跌倒、运动员接力赛跑时转身等造成的韧带撕裂

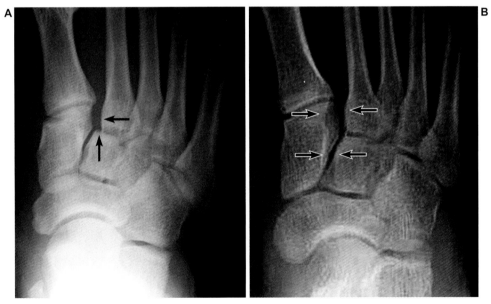

图5-102 Lisfranc韧带损伤的类型

均为正位X线片。横向型（A）第2跖骨与中间楔骨关节对位不佳，第2跖骨基底部向外侧半脱位（→）。内侧楔骨与中间楔骨未见分离。纵向型（B）内侧楔骨与中间楔骨分离（→），但第2跖骨基底部没有出现半脱位。考虑是踇趾上被施加强大的内收力，造成Lisfranc韧带及内侧–中间楔骨骨间韧带损伤

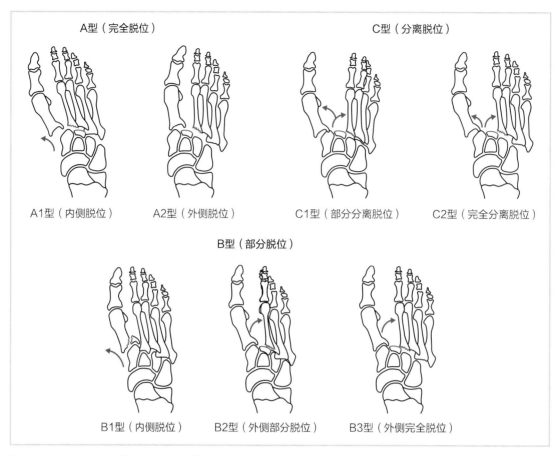

A型（完全脱位）　　　　　　　　　　　　　　　　C型（分离脱位）

A1型（内侧脱位）　　　A2型（外侧脱位）　　　C1型（部分分离脱位）　　C2型（完全分离脱位）

B型（部分脱位）

B1型（内侧脱位）　　　B2型（外侧部分脱位）　　　B3型（外侧完全脱位）

图5-103　Hardcastle和Myerson分型

这是根据X线表现，对跗跖关节脱位骨折进行分类的系统。单独韧带损伤也可能造成脱位，但由于没有骨折，因此被称为Lisfranc 韧带损伤

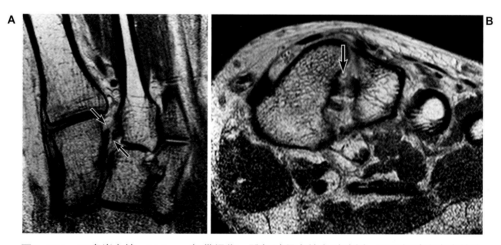

图5-104　20多岁女性，Lisfranc 韧带损伤：跳舞过程中转身时跌倒，因足部肿胀疼痛就诊

轴位质子密度加权像（A）显示了Lisfranc 韧带中央部撕裂（→），内侧楔骨及第2跖骨基底部骨髓水肿本片未显示。与Lisfranc韧带走行方向垂直的冠状位质子密度加权像（B）清晰显示了Lisfranc 韧带撕裂（→）

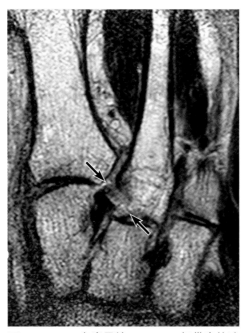

图5-105　20多岁男性，Lisfranc韧带牵拉造成第2跖骨基底部撕脱骨折：跳舞时跌倒

轴位T2加权像显示第2跖骨基底部撕脱骨折，Lisfranc韧带附着于撕脱骨片（→），Lisfranc韧带没有发生撕裂。虽然显示得不是很清晰，但依然可以看到第2跖骨基底部骨髓水肿

参考文献

[1] Robertson GA, Wood AM：Lower limb stress fractures in sport：Optimising their management and outcome. World J Orthop 2017；8：242-255.

[2] Iwamoto J, Takeda T：Stress fractures in athletes：review of 196 cases. J Orthop Sci 2003；8：273-278.

[3] Sherbondy PS, Sebastianelli WJ：Stress fractures of the medial malleolus and distal fibula. Clin Sports Med 2006；25：129-137.

[4] Orava S, Karpakka J, Taimela S, et al：Stress fracture of the medial malleolus. J Bone Joint Surg Am 1995；77：362-365.

[5] Groves AM, Cheow HK, Balan KK, et al：16-detector multislice CT in the detection of stress fractures：a comparison with skeletal scintigraphy. Clin Radiol 2005；60：1100-1105.

[6] Jowett AJ, Birks CL, Blackney MC：Medial malleolar stress fracture secondary to chronic ankle impingement. Foot Ankle Int 2008；29：716-721.

[7] Fredericson M, Jennings F, Beaulieu C, Matheson GO：Stress fractures in athletes. Top Magn Reson Imaging 2006；17：309-325.

[8] Ruohola JP, Kiuru MJ, Pihlajamäki HK：Fatigue bone injuries causing anterior lower leg pain. Clin Orthop Relat Res 2006；444：216-223.

[9] Niva MH, Sormaala MJ, Kiuru MJ, et al：Bone stress injuries of the ankle and foot：an 86-month magnetic resonance imaging-based study of physically active young adults. Am J Sports Med 2007；35：643-649.（Epub 2006 Nov 12）

[10] Oestreich AE, Bhojwani N：Stress fractures of ankle and wrist in childhood：nature and frequency. Pediatr Radiol 2010；40：1387-1389.（Epub 2010 Feb 24）

[11] Greaney RB, Gerber FH, Laughlin RL, et al：Distribution and natural history of stress fractures in US marine recruits. Radiology 1983；146：339-346.

[12] Franco M, Albano L, Kacso I, et al：An uncommon cause of foot pain：the cuboid insufficiency stress fracture. Joint Bone

Spine 2005；72：76-78.

[13]　Rossi F, Dragoni S：Talar body fatigue stress fractures：three cases observed in elite female gymnasts. Skeletal Radiol 2005；34：389-394.（Epub 2005 May 12）

[14]　Krestan CR, Nemec U, Nemec S：Imaging of insufficiency fractures. Semin Musculoskelet Radiol 2011；15：198-207.（Epub 2011 Jun 3）

[15]　Krestan C, Hojreh A：Imaging of insufficiency fractures. Eur J Radiol 2009；71：398-405.（Epub 2009 Aug 22）

[16]　Stoller DW, Ferkel R：Chapter 5. The Ankle and Foot. In：Stoller DW（ed）：Magnetic resonance imaging in orthopaedics and sports medicine, 3rd ed. Philadelphia：Lippincott Williams & Wilkins, 2007：733-1050.

[17]　Schepsis AA, Jones H, Haas AL：Achilles tendon disorders in athletes. Am J Sports Med 2002；30：287-305.

[18]　山県達一：日本人足骨の人類学的研究. 東京慈恵会医科大学解剖学教室業績集8. 1952：54-55.

[19]　Wang XT, Rosenberg ZS, Mechlin MB, Schweitzer ME：Normal variants and diseases of the peroneal tendons and superior peroneal retinaculum：MR imaging features. RadioGraphics 2005；25：587-602.

[20]　Dombek MF, Orsini R, Mendicino RW, Saltrick K：Peroneus brevis tendon tears. Clin Podiatr Med Surg 2001；18：409-427.

[21]　Lamm BM, Myers DT, Dombek M, et al：Magnetic resonance imaging and surgical correlation of peroneus brevis tears. J Foot Ankle Surg 2004；43：30-36.

[22]　Cerrato RA, Myerson MS：Peroneal tendon tears, surgical management and its complications. Foot Ankle Clin 2009；14：299-312.

[23]　Oden RR：Tendon injuries about the ankle resulting from skiing. Clin Orthop 1987；21：63-69.

[24]　岩噌弘志，内山英司，平沼憲治・他：スポーツ整形外科外来における外傷・障害の変遷 —20年間の動向. 日臨スポーツ医会誌 2005；13：402-408.

[25]　岡崎昌典，櫻庭景植：足関節捻挫後の主観的足部不安定感と下肢動的アライメントとの関係：高校生バレーボール選手を対象として. 順天堂スポーツ健康科学研究 2010；2：55-64.

[26]　櫻庭景植：足のスポーツ外傷（足関節捻挫・腓骨筋挫傷・腱脱位）の治療. 骨・関節・靱帯 2006；19：311-325.

[27]　Perrich KD, Goodwin DW, Hecht PJ, Cheung Y：Ankle ligaments on MRI：appearance of normal and injured ligaments. AJR Am J Roentgenol 2009；193：687-695.

[28]　Joshy S, Abdulkadir U, Chaganti S, et al：Accuracy of MRI scan in the diagnosis of ligamentous and chondral pathology in the ankle. Foot Ankle Surg 2010；16：78-80.（Epub 2009 Jul 8）

[29]　Fong DT, Chan YY, Mok KM, et al：Understanding acute ankle ligamentous sprain injury in sports. Sports Med Arthrosc Rehabil Ther Technol 2009；30：1-14.

[30]　Tan DW, Teh DJW, Chee YH：Accuracy of magnetic resonance imaging in diagnosing lateral ankle ligament injuries：A comparative study with surgical findings and timings of scans. Asia Pac J Sports Med Arthrosc Rehabil Technol 2016；7：15-20.

[31]　Milner CE, Soames RW：Anatomical variations of the anterior talofibular ligament of the human ankle joint. J Anat 1997；191：457-458.

[32]　Burks RT, Morgan J：Anatomy of the lateral ankle ligaments. Am J Sports Med 1994；22：72-77.

[33]　小橋由紋子：3T-MRI用Microscopic coilとFlex S coilを用いた外側側副靱帯の観察. 日足外会誌 2018；39：33-37.

[34]　Bassett FH 3rd, Gates HS 3rd, Billys JB, et al：Talar impingement by the anteroinferior tibiofibular ligament：a cause of chronic pain in the ankle after inversion sprain. J Bone Joint Surg Am 1990；72：55-59.

[35]　Sarrafian SK：Anatomy of the foot and ankle：Descriptive, topographic, functional, 2nd ed. Philadelphia：Lippincott, 1993：159-217.

[36]　Hintermann B, Knupp M, Pagenstert GI：Deltoid ligament injuries：diagnosis and management. Foot Ankle Clin 2006；11：625-637.

[37]　Cummings RJ：Triplane ankle fracture with deltoid ligament tear and syndesmotic disruption. J Child Orthop 2008；2：11-14.（Epub 2008 Feb 5）

[38]　Schäfer D, Hintermann B：Arthroscopic assessment of the chronic unstable ankle joint. Knee Surg Sports Traumatol Arthrosc 1996；4：48-52.

[39]　Khor YP, Tan KJ：The Anatomic Pattern of Injuries in Acute Inversion Ankle Sprains：A Magnetic Resonance Imaging Study. Orthop J Sports Med 2013；Dec 20；1（7）.

[40]　Stoller DW, Ferkel RD, Li AE, et al：Chapter 5. The ankle and foot. In：Stoller DW（ed）：Magnetic resonance imaging in orthopaedics and sports medicine, 3rd ed. Philadelphia：Lippincott Williams & Wilkins, 2007：817-826.

[41]　熊井　司：骨軟骨損傷. 高倉義典・監修，田中康仁，北田　力・編. 図説　足の臨床　改訂3版. メジカルビュー社，

2010：238-243.

[42] Berndt AL, Harty M：Transchondral fractures（osteochondritis dissecans）of talus. J Bone Joint Surg Am 1959；41：988-1020.

[43] Ferkel RD：Arthroscopic treatment of osteochondral lesions of the talus：long-term results. Orthop Trans 1993-1994；17：1011.

[44] Anderson IF, Crichton KJ, Grattan-Smith T, et al：Osteochondral fractures of the dome of talus. J Bone Surg Am 1989；71：1143-1152.

[45] Wolin I, Glasssman F, Sideman S, Levinthal D：Internal derangement of the talofibular component of the ankle. Surg Gynecol Obstet 1950；91：193-200.

[46] Sanders TG, Rathur SK：Impingement syndrome of the ankle. Magn Reson Imaging Am 2008；16：29-38.

[47] Stoller DW, Ferkel RD, Arthur E, et al：Chapter 5. The ankle and foot. In：Stoller DW（ed）：Magnetic resonance imaging in orthopaedics and sports medicine, 3rd ed. Philadelphia：Lippincott Williams & Wilkins, 2007：733-1050.

[48] Sofka CM：Posterior ankle impingement：clarification and confirmation of the pathoanatomy. HSSJ 2010；6：99-101.

[49] Bureau NJ, Cardinal E, Hobden R, Aubin B：Posterior impingement syndrome：MR imaging findings in seven patients. Radiology 2000；215：497-503.

[50] Hayeri MR, Trudell DJ, Resnik D：Anterior ankle impingement and talar bony outgrowths：osteophyte or enthesophyte? Paleopathologic and cadaveric study with imaging correlation. AJR 2009；193：W334-W338.

[51] Akiyama K, Takakura Y, Tomita Y, et al：Neurohistology of the sinus tarsi and sinus tarsi syndrome. J Orthop Sci 1999；4：299-303.

第 6 章
炎症性及代谢性病变

引 言

针对足部不同炎症性病变，治疗措施有所不同。细菌感染引起的关节炎、骨髓炎及脓肿，需要与结核感染鉴别。以类风湿关节炎为代表的自身免疫性疾病、发病率低但以独特的趾炎为表现的银屑病关节炎等也需要进行鉴别诊断。再者，代谢性疾病中由于尿酸盐或焦磷酸钙特异性沉积在踝关节、足部造成的关节炎，也是常见的足部病变。糖尿病足是糖尿病患者的并发症之一。长期血糖升高造成的不同程度的血管和神经系统病变（末梢神经损伤、感觉神经障碍），呈现复杂多样的临床症状及影像学改变。本章以上述炎症性、代谢性病变为主进行介绍。

炎症性足部疾病

感染性病变

化脓性关节炎、骨髓炎

细菌感染造成的关节炎（arthritis）、骨髓炎（osteomyelitis）中，儿童的化脓性关节炎、骨髓炎比较常见，且多数情况累及承重关节。最常受累的部位是髋关节，其次是膝关节、踝关节。踝关节的化脓性关节炎在全身所有化脓性关节炎中所占比例不足10%。最常见的致病菌是金黄色葡萄球菌，其他的包括表皮葡萄球菌、肺炎链球菌等。既往文献报道沙门菌也会造成成人（儿童罕见）的踝关节炎。儿童关节炎、骨髓炎是通过血行播散，细菌通过血流被带至滑膜组织。由于滑膜组织附着部位在骨端旁，因而骨端感染容易波及至关节内（特别是骨端及骨骺线位于关节内时，如髋关节、踝关节等）。成人除血性感染外，皮肤溃疡及蜂窝织炎等软组织病变直接播散、外伤及人工关节置换术后感染、为检查及治疗进行的关节内穿刺操作也可引起关节炎、骨髓炎。儿童生长板能够防止骨髓炎向关节内播散。但是，1岁以下的婴幼儿，骨髓炎若合并关节炎会出现广泛的播散，主要是因为存在贯穿生长板的血管（transphyseal vessel），骨端（干骺端）及骨干成为一个整体结构单位，更易发生感染播散。

成人的骨髓炎、关节炎发生在踝关节、足部。单独累及跟骨、末节趾骨的骨髓炎，跗趾（第1趾）及小趾（第5趾）跖趾关节的关节炎、骨髓炎较多见。多数是因跗趾外翻、小趾内翻畸形等在鞋子压迫及摩擦下出现波及关节的炎症，糖尿病或闭塞性动脉硬化（arteriosclerosis obliterans，ASO）末梢循环障碍出现的溃疡，继而进展为骨髓炎。

关节炎、骨髓炎的症状主要表现为局部发热、肿胀并伴有疼痛。如果触及幼儿患处，幼儿会哭泣，且足部停止运动。

幼儿踝关节 X 线上，出现炎症的骨结构密度减低，周围软组织肿胀。大概在发病 7 ～ 10 日后 X 线上能够观察到明确的骨质异常，有时会进展为关节炎、骨髓炎（图 6-1）。MRI 显示关节内积液，受感染的骨内骨髓信号增高或脓肿形成，持续进展会出现骨质破坏。关节周围软组织肿胀显著（图 6-2）。

成人的骨髓炎、关节炎的影像表现与幼儿类似（图 6-3），但需要确认患者是否有前期 / 基础病变。特别是糖尿病患者，跟骨骨髓炎常合并末节趾骨、踇趾（第 1 趾）及小趾（第 5 趾）跖趾关节的骨髓炎（图 6-4）。

治疗方面，采取静养并给予抗生素。早期发现、早期治疗有助于改善预后。

结核性关节炎、骨髓炎

这是结核杆菌（mycobacterium tuberculosis）引起的关节炎、骨髓炎。结核杆菌造成的骨关节系统感染占所有结核感染病变的 1% ～ 3%，其中约半数累及脊柱区域；而踝关节及足部的感染非常少见，在 Tuli 等报道的 980 例骨关节结核中仅有 43 例（4.4%），Choi 等报道的 369 例骨关节结核中仅有 10 例（2.7%）。

结核杆菌通过血行传播至骨或滑膜（关节囊），造成踝关节、足部感染。关于结核病变通过血行播散这一点，有报道将外伤与骨关节结核感染联系在一起，自 1886 年至 20 世纪 90 年代类似论调的报道有很多。Shams 等将这类报道进行总结，提出"外伤造成关节或骨的血肿成为结核杆菌的培养基，而局部炎症进一步增加了血流，最终结核杆菌引起骨髓炎或关节炎"这样的理论。在 19 世纪 80 年代至 20 世纪 90 年代，正处于骨关节结核大流行阶段，战争等也造成外伤患者增加，故当时的历史背景是上述论调流行的原因之一。Shams 等报道了外伤

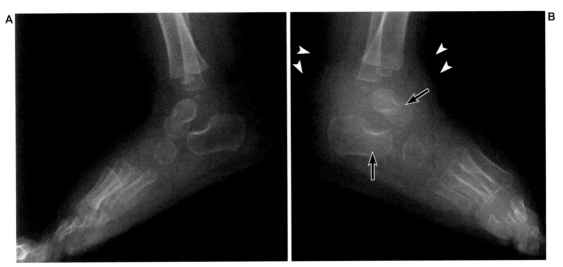

图6-1　1岁女婴，化脓性关节炎、骨髓炎：左踝关节肿胀，左足无法活动

A：右踝关节X线侧位像；B：左踝关节X线侧位像

因感冒给予治疗1周左右，症状无改善，左足肿胀加重。与正常的右踝关节（A）相比，左距骨及跟骨骨密度减低，骨小梁结构模糊（B，→）。无明确骨质破坏，周围软组织明显肿胀（B，▶）

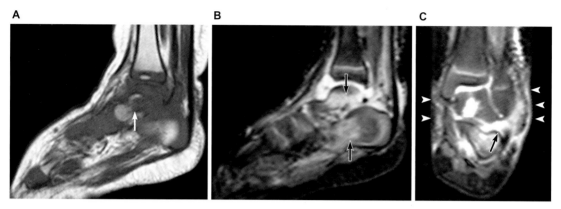

图6-2　化脓性踝关节炎、骨髓炎（与图6-1为同一病例）

矢状位T1加权像（A）显示距骨体骨髓信号低下（→），推测有炎症波及。矢状位STIR像（B）显示距骨及跟骨骨髓信号增高（→），考虑骨髓炎伴骨髓水肿，距小腿关节腔有积液，胫骨远端信号未见改变。冠状位STIR像（C）显示距骨内椭圆形高信号，考虑骨髓炎伴脓肿形成。除了距小腿关节腔内有积液外，跗骨窦内也存在积液（→），根据跟骨的炎性改变，推测感染的中心是距跟关节（距下关节），周围软组织肿胀明显（▶）

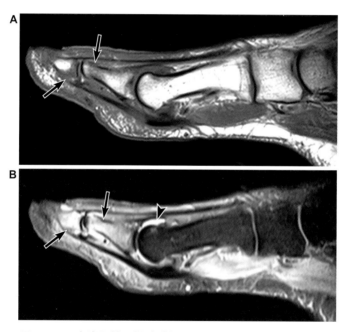

图6-3　50多岁男性，跗趾趾间关节的关节炎、骨髓炎

患有闭塞性动脉硬化，跗趾尖出现溃疡。矢状位T1加权像（A）显示跗趾近节趾骨头和末节趾骨基底部见低信号区（→），足底部皮下脂肪组织内见网状低信号，考虑水肿改变。矢状位STIR像（B）显示末节趾骨及近节趾骨明显高信号（→），符合骨髓炎改变。趾间关节内积液以及关节囊肥厚，提示存在关节炎。跖趾关节内也有积液（▶），可能也存在关节炎

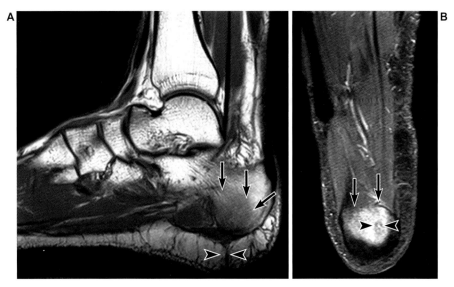

图6-4　40多岁男性，足底部溃疡合并跟骨骨髓炎：患有糖尿病，足底部溃疡

矢状位T1加权像（A）显示跟骨底部稍低信号区，即骨髓水肿（→）。足底筋膜肿胀并信号增高。足底部皮下脂肪组织内线状低信号区，为已知的足底溃疡灶（►）。考虑溃疡感染波及跟骨，合并跟骨骨髓炎。轴位STIR像（B）显示跟骨内片状高信号区，即骨髓炎。高信号区内见灶状低信号（►），可能是溃疡感染最初波及跟骨时造成的骨质破坏部分

情况也并不完全一样，既有开放性骨折，也有单纯性扭伤。另外，由于是血行性感染，因此在所有病例中均应该有结核杆菌的存在。然而仅35%的病例前期有肺结核感染，其他病例的结核杆菌存在于何处、如何存在也不是很清楚。所有病例的共同特点是，从既往外伤到诊断为结核感染导致的骨髓炎、关节炎，时间间隔跨度大，从4周至30年不等。从感染到发病的间隔时间、参差不齐的外伤程度、当时的医疗水平等方面考虑，很难将外伤与结核感染关联起来。即使是现在，与化脓性关节炎、骨髓炎相比，结核感染仍被报道与外伤史有较高的相关性。

　　结核感染的关节肿胀，活动范围受限。患者基本上都表现为"可忍受的疼痛"及关节肿胀，时间从数月至数年不等。皮肤与感染灶间形成瘘管，患者也会因"皮肤有脓液流出""皮肤溃疡无法治愈"等来院就诊。

　　踝关节、足部的结核性关节炎、骨髓炎中，跟骨是最易发生骨髓炎的部位，其次是距骨。关节炎发生部位以 Lisfranc 关节（跗跖关节）最常见。跗骨个头较小，且以多根骨间韧带相互连接，若感染则容易向周围的骨播散。

　　踝关节以及足部的结核性关节炎、骨髓炎的影像，分为急性期（活动期）和慢性期的不同表现。急性期在 X 线上主要表现为 Phemister 三联征（图6-5）：①关节周围透亮影（peri-articular lucency, peri-articular osteoporosis）；②骨糜烂；③关节间隙狭窄。

　　结核感染的早期表现为关节腔积液、软组织肿胀，与其他关节病变难以鉴别。此外，炎

症还可引起骨膜炎（periostitis），但在急性期骨膜炎很少导致骨膜肥厚。因而，X 线片在感染后 2 ~ 5 个月才能够观察到异常。CT 上，病变处多表现为圆形透亮影（内踝处常见）。关节间隙变窄随着病情逐渐进展而来。结核感染灶自滑膜向骨干方向播散时也向关节侧进展，但结核杆菌缺乏蛋白分解酶，无法破坏关节软骨，故关节软骨就像防波堤一样阻止炎症向关节内播散，关节面得以保留。

慢性期在 X 线片上，表现为关节周围透亮影与程度不一的骨硬化改变。常合并骨膜炎，在图像上能够观察到肥厚的骨膜（图 6-6）。多数还可观察到明显的周围软组织肿胀。CT 上的表现与 X 线类似。

MRI 能够判定结核感染及其波及范围。骨质受累的情况下表现为广泛的骨髓水肿，其内可见炎性肉芽肿所致的低信号区。此外，骨质内部骨硬化表现为范围不均一的低信号区。炎症部分边缘常伴有骨硬化边。关节囊肥厚且信号增高或周围软组织信号增高。感染累及关节时常形成脓肿，但关节间隙及关节面不受破坏，是其特征性表现（图 6-7、6-8）。足部、踝关节感染常合并周围腱鞘炎、滑囊炎。虽然结核杆菌可直接感染周围腱鞘及滑囊，但还是关节炎性病变等累及这些部位更常见。顺便提一下，与足部相比，腕关节、手部腱鞘炎的发生率更高。有时还可合并肌腱炎，踝关节、足部跟腱常受累。虽然基本都是单关节发病，但在发现时多数病例的多个关节及骨结构均受累。因此，MRI 检查时最好将扫描范围稍微扩大一些。

治疗采用抗结核治疗，但是很少能取得明显的治疗效果。

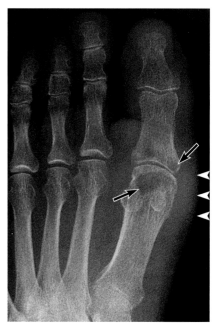

图6-5　60多岁男性，结核性关节炎（相对的急性期）：踇趾肿胀数月，无法穿鞋，但基本无痛感

正位X线片显示踇趾跖趾关节狭窄，近节趾骨及跖骨头部显示沿着关节面骨密度减低（→），未见骨侵蚀改变。周围软组织肿胀（▶）

非典型分枝杆菌病所致关节炎、骨髓炎

结核杆菌以外的非典型分枝杆菌（atypical mycobacterium）以鸟型分枝杆菌或胞内分枝杆菌等为代表。其与结核杆菌类似，感染肺部的影像学表现类似肺结核。该类细菌也会造成骨关节系统感染，但发生率很低，临床上散发，主要在免疫抑制状态及透析患者的锁骨骨髓内形成瘤样病变。即使发生感染，患者也很少有自觉症状。如果出现局限于锁骨的感染灶，比起疼痛的症状，更多患者是认为"胸部出现了肿瘤"才来院就诊。

非典型分枝杆菌引起踝关节、足部感染的概率相对更低，既往 Lazzarini 等报道了偶然分枝杆菌（mycobacterium fortuitum）感染病例，Spiegl 等报道了健康人群中草分枝杆菌（mycobacterium phlei）感染的病例。草分枝杆菌和偶然分枝杆菌在 1905 年首次从青蛙体内分离出，可造成人的皮肤及软组织感染。草分枝杆菌是梯牧草（用作牛马饲料的一种植物）叶

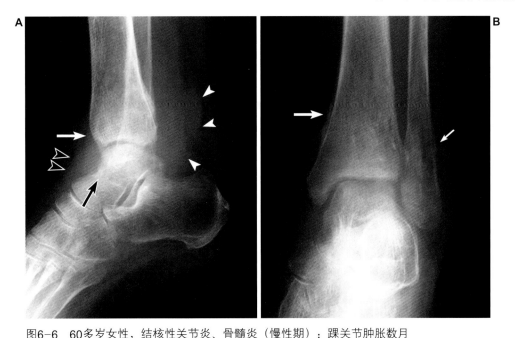

图6-6　60多岁女性，结核性关节炎、骨髓炎（慢性期）：踝关节肿胀数月

侧位X线片（A）显示胫骨远端前缘、距骨颈上缘等可见骨侵蚀改变（大箭头），Kager 脂肪垫区密度增高（白色箭头）；此外，胫骨前部软组织肿胀（黑色箭头）。正位X线片（B）显示胫骨远侧骨端至骨干可见骨膜不均一性增厚，考虑骨膜炎所致（大箭头）；胫骨、腓骨及距骨滑车骨小梁增粗，可见不规则骨质硬化及密度减低区（小箭头）；胫腓韧带远端附着处可见点状透亮影，考虑存在骨侵蚀改变

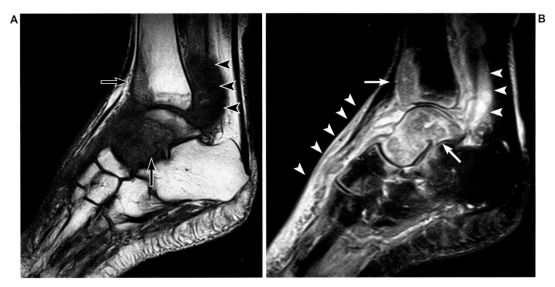

图6-7　60多岁女性，结核性关节炎、骨髓炎（慢性期）

矢状位T1加权像（A）显示胫骨远端前部、距骨自体部至头部颗粒状低信号区（→），边缘为骨硬化边，呈线状低信号；距小腿关节中心显示片状低信号（➤），可疑存在液体潴留。矢状位STIR像（B）显示胫骨的远端前缘、距骨呈弥漫的不均一性高信号（→），距骨后方也存在炎性病变，内部混有片状低信号（代表骨质硬化）；距跟关节的跟骨关节面及距舟关节的足舟骨关节面信号增高，即合并关节炎；距小腿关节后方及沿着伸肌腱的软组织信号增高、肿大（➤），提示存在炎症

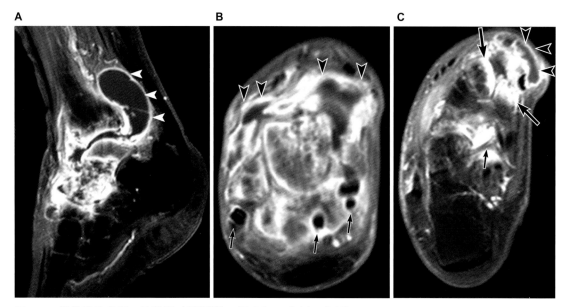

图6-8 结核性关节炎、骨髓炎（慢性期）（与图6-7为同一病例）

矢状位T1加权压脂像（A）显示Kager脂肪垫区囊样积液影像，囊壁厚度较均一；病灶与距小腿关节相通，为关节炎波及形成的脓肿（➤）；胫骨远端、距骨、足舟骨、跟骨关节面出现明显强化，说明脓肿沿着以距骨为中心的关节面广泛播散；虽然存在广泛的炎症及脓肿形成，但关节间隙相对正常，未见明显变窄，这是结核性关节炎、骨髓炎的特征。外踝水平的轴位T1加权像（B）显示距骨滑车的前方有不规则形态的脓肿形成（➤）；脓肿壁较厚，并向周围组织浸润样蔓延。距骨滑车及外踝也出现明显强化；后方的腓骨肌腱、姆长屈肌腱、趾长屈肌腱、胫骨后肌腱的腱鞘呈明显环状强化（→），即腱鞘炎改变。跟骨水平像（C）显示内侧及中间楔骨强化，考虑存在关节炎及骨髓炎（大箭头）；楔骨背侧皮下组织呈环状强化，考虑脓肿形成（➤）；跳跃韧带（小箭头）周围也有明显高信号区域，考虑存在脓肿

子上的常在菌。食用该植物叶子的家畜肠管内也存在这种菌。而携带该菌的家畜产出的牛乳及其加工制品（如黄油），若被人食用会造成人感染。再者，从事畜牧业养殖的农家若足部有伤口，细菌可由局部皮肤破口侵入。

蜂窝织炎、脓肿

蜂窝织炎、脓肿是金黄色葡萄球菌或链球菌等造成的感染性病变，感染部位从真皮至皮下脂肪组织。感染的途径多样：皮肤有细小外伤，细菌可通过伤口侵入皮肤及皮下；或者因挫伤及肌肉损伤、人工关节置换术等形成血肿感染；又或者淋巴水肿及静脉血栓等血流淤滞造成感染等。患者自觉患侧踝关节、足部肿胀、行动不便。若只有水肿则皮肤表面无热感，但若发生感染并形成脓肿，则有发热、疼痛。

X线及CT上显示皮下脂肪组织肿胀及密度增高（图6-9A）。MRI显示皮下脂肪组织信号增高、肥厚并可见网状影（图6-9B）。造影检查网状影区域可见强化。脓肿呈明显环形强化，其内液体潴留。

治疗给予对症的抗生素，若有脓肿则需要切开排脓。

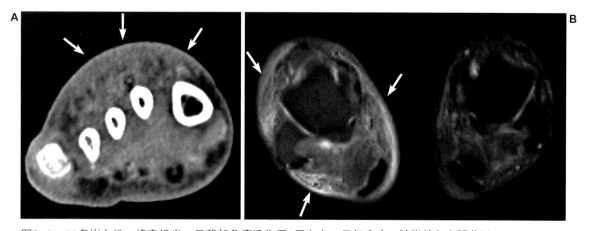

图6-9 50多岁女性，蜂窝织炎：足背部Ⅱ度烫伤后1周左右，足部疼痛、肿胀并向小腿蔓延

冠状位CT（A）显示以足背为中心的皮肤肥厚、皮下脂肪组织密度增高并肿胀（→），考虑存在烫伤导致的炎性病变及蜂窝织炎。双足轴位STIR像（B）显示右踝关节周围皮下脂肪组织肿胀并见网状影（→），即蜂窝织炎；左踝关节无明确异常肿胀

非感染性足部病变（以自身免疫性疾病为主）

类风湿关节炎

类风湿关节炎（rheumatoid arthritis，RA）是全身慢性炎症性病变，是 1942 年 Klemperer 提出的经典的 6 类胶原病之一，即使现在也是具代表性的自身免疫性疾病（其他 5 类包括风湿病、多发性肌炎、系统性红斑狼疮、硬皮病、皮肌炎）。中青年女性患者比较多见，男女患者比例为 1 ∶（3 ~ 5）。滑膜关节受累，病理学上表现为非化脓性滑膜炎。随着病情进展出现关节破坏及骨性强直。

RA 首发于踝关节者约占 20%，出现进行性足部、踝关节变形。Michelson 等报道 99 例 RA 患者中 93 人考虑是 RA 导致足痛、骨质破坏及变形。这些改变在踝关节的发生率约 42%，在前足部的发生率约 28%，踝关节和前足部同时出现的发生率约 14%。因此，对 RA 患者需考虑到足部也可能会受累。

RA 早期踝关节、足部易受累的关节是小趾跖趾关节、其次是踇趾趾间关节。其他跖趾关节及远趾间关节受累并不多见（方框 6-1）。

RA 影像表现多样，如果将 RA 早期（活动期）与晚期（终末期）的影像表现区分考虑比较容易理解。以 X 线诊断为主，MRI 用于辅助评价 RA 相关滑膜炎、滑囊炎、肌腱撕裂及软骨改变。

RA 早期只有关节的滑膜组织出现炎性相关改变。关节周围的骨密度减低，关节周围软组织肿胀（图 6-10）。但是，如果踝关节、足部的关节周围的骨密度没有明显减低，很多情况下无法确诊。滑膜炎造成局部血流增加使骨质进行性脱钙，这是骨密度减低的原因。

方框
6-1 **类风湿关节炎的好发部位**

● 小趾跖趾关节。

● 跚趾趾间关节。

● 跗骨（全部）。

可合并足趾外侧侧方脱位、背侧脱位等，以双侧对称者多见。

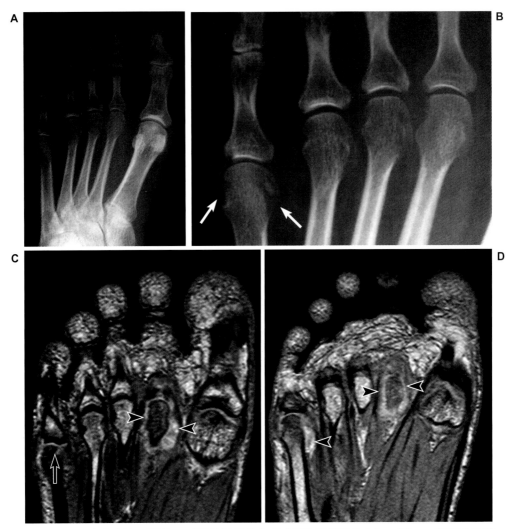

图6-10　30多岁女性，早期RA（关节周围骨密度减低和骨侵蚀改变）：第2、5趾跖趾关节肿胀并疼痛

正位X线片（A）显示第2～5趾跖趾关节较跚趾跖趾关节周围骨密度减低。A的放大像（B）显示小趾（第5趾）跖骨头裸区骨侵蚀改变（→）。轴位T2*加权像（C、D）显示第2、5趾跖趾关节周围呈分叶状高信号（▶），即RA的血管翳影像；血管翳造成了小趾跖骨头骨侵蚀破坏（C，→），这是活动期RA的典型表现。第3、4趾跖趾关节未见骨质破坏或血管翳形成，X线上的骨密度减低可能是周围滑膜炎伴随的血流增加所致

随着炎症进展，关节周围被绒毛状增生肥厚的滑膜组织即血管翳（pannus）包绕，滑膜在骨的附着处即裸区（bare area）可见骨糜烂（图 6-11、6-12）。血管翳内含有蛋白分解酶，可以造成骨及软骨破坏、脱位（图 6-13）。血管翳的形成提示关节内外、周围滑囊及腱鞘亦受到炎症波及。如果发生在踝关节，表现为跟腱前方滑囊炎、跟腱及足底腱膜跟骨附着处骨糜烂。有时还会形成类风湿结节等。即使 RA 炎症活动期，骨膜炎及其伴随的骨皮质肥厚改变也极其罕见。如果上述改变出现，考虑化脓性关节炎或血清阴性脊柱关节病（sero-negative spondyloarthropathy）可能。

除关节破坏外，RA 还可见软骨下囊肿形成，囊肿的大小不一，以大者居多（图 6-14）。但软骨下囊肿并不是 RA 的特有表现，痛风及骨性关节炎均可见软骨下囊肿形成。软骨下囊肿有时可造成病理性骨折。

RA 晚期关节破坏进而发展为骨性关节炎。血管翳纤维化，出现关节骨性强直（bony ankylosis）。RA 会造成关节间隙狭窄、消失，这是其特点之一。上述改变在跗骨更为显著。无 RA 基础病变的骨性关节炎，骨关节负重区域更易出现关节间隙狭窄，但这一改变在 RA 患者中很少见（图 6-15）。

RA 造成的足畸形是影响功能预后的主要因素。足趾中特别是跖趾关节脱位很常见，且往往是外侧侧方脱位。此外，还可见踇趾外翻、小趾内翻、爪状趾（claw toe）、杵状趾（hammer toe）、锤状趾（mallet toe）、足趾背侧脱位等改变（图 6-16、6-17）。

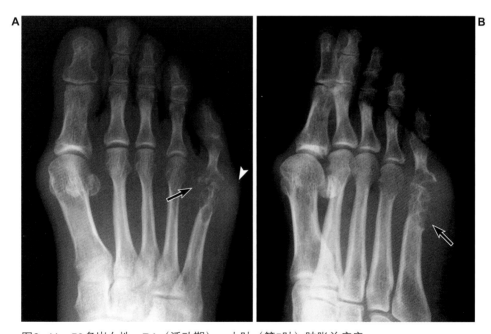

图6-11　50多岁女性，RA（活动期）：小趾（第5趾）肿胀并疼痛
正位X线片（A）显示小趾跖趾关节破坏，关节面可见骨侵蚀（→）。以关节面为中心骨密度减低，周围软组织肿胀（➤）。斜位X线片（B）显示小趾跖骨自骨端至骨干波浪状骨密度减低（→）。周围肿胀软组织即血管翳，血管翳造成骨膜侧的骨质吸收

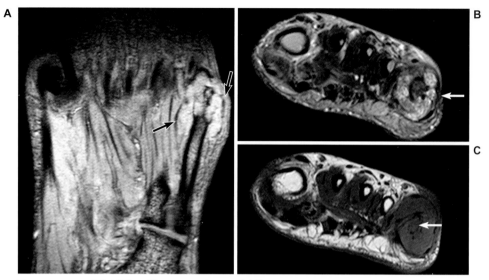

图6-12 RA（活动期）（与图6-11为同一病例）

轴位T2*加权像（A）显示分叶状高信号肿物包绕小趾跖趾关节，即血管翳（→）；关节面被血管翳破坏，显示不清；血管翳在T2*加权像上呈明显高信号。冠状位T2加权像（B）显示滑膜血管翳呈高信号（→），内部见点状低信号，考虑是被破坏的滑膜组织等的碎屑影像或炎症后的纤维化改变。T2加权像上观察到血管翳内部的低信号影像，无特殊临床信息的情况下，需要与结核及晶体沉着病相鉴别。冠状位T1加权像（C）显示小趾跖骨头骨髓信号减低（→），提示血管翳向骨髓内进展，足背部皮下软组织增厚并信号减低提示水肿

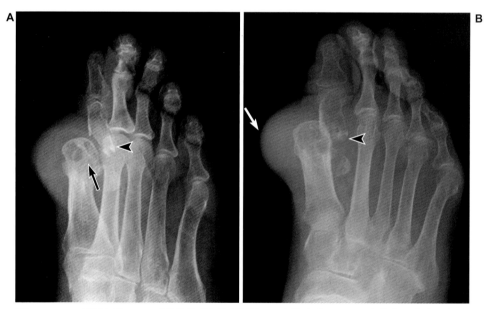

图6-13 70多岁女性，RA（脱位和类风湿结节）：既往患有RA，拇趾肿胀、疼痛，行动不便

斜位X线片（A）显示拇趾跖骨头透亮骨密度减低影（→），虽然跖趾关节出现脱位（➤），但跖骨头关节面未被破坏。正位X线片（B）显示拇趾近节跖骨关节面不规则破坏（➤），近节趾骨密度明显减低，拇趾籽骨发生移位。上述改变考虑RA并伴第1跖趾关节脱位改变。拇趾跖趾关节周围软组织密度影考虑为类风湿结节

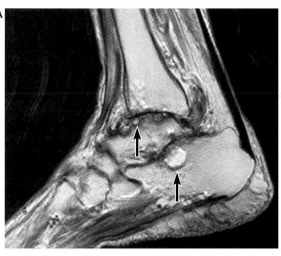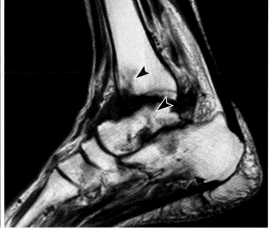

图6-14　50多岁女性，RA（软骨下囊肿）：治疗中

矢状位T2加权像（A）显示距骨滑车及距跟关节后关节面（距下关节）下类圆形囊样病灶（→），即软骨下囊肿。矢状位T1加权像（B）显示距小腿关节间隙变窄，胫骨顶盖部及距骨滑车明显变形，距下关节表现与其类似；关节囊及关节内血管翳形成，并向距骨及胫骨骨髓内侵犯（►）

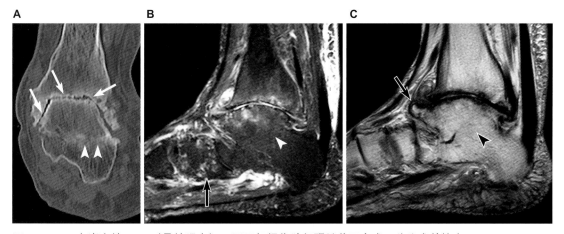

图6-15　70多岁女性，RA（骨性强直）：因足部损伤欲行踝关节固定术，此为术前检查

冠状位MPR像（A）显示距小腿关节间隙狭窄，伴有关节面骨质硬化；未负重状态下内踝-距骨内侧关节面及外踝-距骨外侧关节面等均显示关节间隙狭窄（→），此为RA特有的关节变形；距下关节关节面显示不清，存在骨性强直（►）。矢状位STIR像（B）显示距小腿关节间隙狭窄，关节面信号增高，存在骨髓水肿，关节面软骨局部缺损，符合RA相关骨性关节炎改变，跗骨关节面表现亦不规整（→）；距下关节显示不清，距骨与跟骨骨髓相互延续（►）。矢状位T1加权像（C）显示距骨颈骨刺形成（→）；距下关节亦显示不清（►），符合骨性强直改变

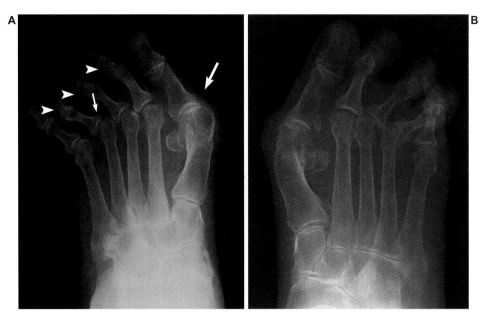

图6-16　60多岁女性，RA（足趾变形）

均为正位X线片。双足跖趾关节外侧侧方半脱位（小箭头），姆趾外翻畸形（大箭头）。右足（A）第2～4趾中节趾骨显示欠清，发生槌状趾变形（➤）。左足（B）姆趾跖骨头骨侵蚀，远节趾骨骨密度减低。双侧Lisfranc关节及右跗骨间关节间隙均狭窄，为RA相关的典型表现

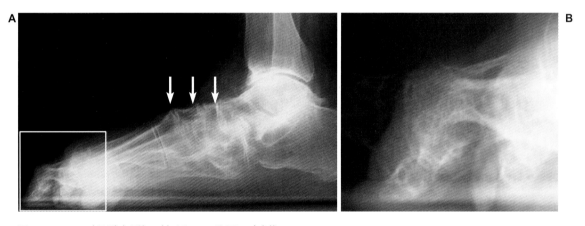

图6-17　RA（足趾变形）（与图6-16为同一病例）

均为侧位X线片（右足负重），B为A的放大像。第2趾近趾间关节脱位（A、B），槌状趾变形。跗骨关节间隙变窄并骨质硬化改变，即骨性强直（→）

治疗 RA 的药物包括用于缓解炎症造成的疼痛的非甾体抗炎药［nonsteroidal anti-inflammatory drugs，NSAIDs（尤其是 COX-2 抑制剂等不会引起胃部不适的药物）］及甾体类药物、用于治疗 RA 本身的抗风湿药物（免疫抑制剂，如柳氮磺胺吡啶和氨甲蝶呤）、抗 TNF-α 抑制剂（生物制剂）等，具体用药取决于患者病情及 RA 疾病的进展程度。对早期 RA 采取适当的治疗时，影像学上能够观察到滑膜炎消退的改变（图6-18）。但是，通过治疗临床症状得到缓解，甚至是无症状、无任何不适的病例，有时在 X 线上依然会观察到进行性关节破坏，有必要考虑哪些情况是影像学上的缓解。

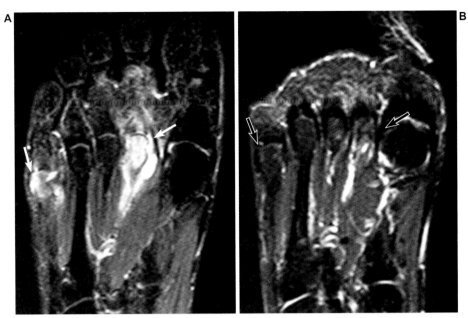

图6-18　生物制剂治疗前后变化（与图6-10为同一病例）

治疗前轴位STIR（A）第2、5跖骨头骨髓信号增高，周围可见积液及血管翳形成（→）。生物制剂治疗后4个月轴位STIR（B）显示骨髓水肿及血管翳消失（→）。图6-10所示小趾（第5趾）跖骨头骨侵蚀亦显示不清

氨甲蝶呤诱发的类风湿结节

类风湿结节是 RA 特异性结节，在约 20%RA 患者中可见。虽然关节破坏明显的重症患者中常伴风湿因子阳性，但也可只出现关节症状。类风湿结节好发于前臂伸侧（肘关节等附近多见）、膝关节、臀部、头枕部等容易受压磨损的部位，肺脏、心脏、脊柱、胃肠区域有时也可出现。

氨甲蝶呤（methotrexate，MTX）具有免疫抑制作用，可以拮抗叶酸代谢，用于治疗风湿及恶性肿瘤性病变。特别在治疗 RA 方面，是抑制滑膜炎症及预防关节破坏的首选药物，多需长时间（以年为单位）给药。放射科医师需要考虑到 RA 患者长期服用 MTX 可能带来的副作用。MTX 副作用中需要影像学检查进行观察的包括间质性肺炎（MTX 肺炎）、感染性肺炎（卡氏肺孢子菌肺炎、肺结核、隐球菌肺炎等）、肝损伤、淋巴增殖类病变（MTX 诱发的淋巴瘤以 B 细胞型霍奇金淋巴瘤多见）等。

MTX 用药期间有时会出现多发类风湿结节。最早在 1988 年由 Segal 等报道，虽然 MTX 可使关节症状有所改善，但其能诱发类风湿结节，并被命名为速发结节（accelerated nodulosis）。类风湿结节出现的机制是一种腺苷解氨酶抑制剂 AICRT（5- 氨基咪唑 -4- 甲酰胺核苷酸，5-aminoimidazole-4-carboxamide ribonucleotide）在起作用。AICRT 抑制腺胺向肌苷转化，使细胞内的腺胺过剩从而释放到细胞外。由于 MTX 容易在骨和骨膜处浓聚，故在长期持续给药的情况下，关节液中的腺胺浓度大概能达到血液中的 10 倍。由于关节内的腺胺稳定高浓度，所以能保持抗炎作用。另一方面，关节外腺胺浓度相对较低。在腺胺浓度较高的情况下，通过

关节内巨噬细胞的 A_2 受体介导抗炎作用；而在腺胺浓度较低的情况下（关节外），通过巨噬细胞的 A_1 受体介导形成多核巨细胞（类风湿结节的成分之一）、栅栏状肉芽肿。

像这样因腺胺浓度的差异导致的不同作用机制，即使对关节有抗炎作用，也被认为是风湿性结节形成的原因。再者，在最开始注射 MTX 时会出现很多类风湿性结节，这也可能是由于 MTX 造成腺胺浓度过低或不稳定。如果停用 MTX 后类风湿结节消失，在没有外部刺激的地方出现类风湿结节等情况下，可以判断为速发结节，但对此并没有明确的诊断标准。

在笔者接触过的病例中，足部的类风湿结节多出现在足底部和跖趾关节等压力刺激较多的区域（图 6-19、6-20）。一例患者服用 MTX 长达 10 年没有任何关节的症状，停用 MTX 后原多发类风湿结节消失，因而考虑原多发类风湿结节与 MTX 有关。

皮肌炎、多发性肌炎

皮肌炎（dermatomyositis，DM）和多发性肌炎（polymyositis，PM）都属于自身免疫性疾病。近位肌肉（下肢的话主要是大腿）的肌力下降，MRI 上显示肌肉肿大或水肿反映了肌肉及筋膜的

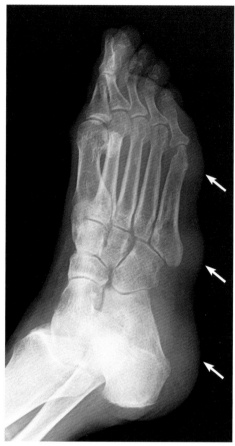

图6-19　60多岁女性，类风湿结节：足底部肿块，10年前因类风湿关节炎长期服用MTX

斜位X线片显示足底皮下脂肪组织内有3处软组织密度肿块（→），即类风湿结节；小趾（第5趾）跖骨头可见骨侵蚀改变并发生变形。符合类风湿关节炎改变

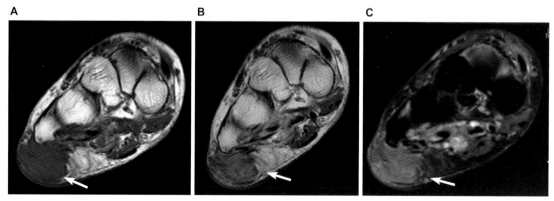

图6-20　类风湿结节（小趾跖骨头水平）（与图6-19为同一病例）

冠状位T1加权像（A）显示皮下脂肪组织内肿块（→），信号与肌肉信号相仿，边界清晰、边缘欠光整。冠状位T2加权像（B）、冠状位STIR像（C）显示病灶信号稍高（→），周围脂肪组织信号未见明确异常增高

炎症。皮肌炎在这些发现的基础上，表现有独特的皮肤症状（眼睑的紫红色斑等），有时可累及小腿，一般不累及足部。当儿童发生皮肌炎时，常出现足部皮肤及皮下软组织、肌肉等处钙化（约占 40%）。钙化多呈结节或线状，有时也会呈网状或蕾丝样。

进行性系统性硬化病

进行性系统性硬化病（progressive systemic sclerosis，PSS）是一种病因不明的皮肤和身体内部器官硬化的慢性病变。根据皮肤、结缔组织病变调查研究组的报告，其病因包括：①成纤维细胞活化（形成过量胶原纤维，造成皮肤及内脏硬化）；②血管损伤（造成雷诺综合征、指尖溃疡等）；③免疫异常（产生自身抗体）等，出现其特有的临床症状。男女发病比例约 1 ∶ 9，女性多发。踝关节及足部的异常改变包括末节趾骨及跖骨的骨质吸收、骨侵蚀糜烂、皮肤及皮下钙化等。再者，由于存在血管损伤，足底部及足尖部溃疡也很常见。

系统性红斑狼疮

系统性红斑狼疮（systemic lupus erythematosus，SLE）是以免疫复合体（DNA- 抗 DNA 抗体）在组织沉积造成的全身性炎症病变为特点的自身免疫性疾病。虽然治疗后症状会减轻，但多呈缓解和急性发作反复交替出现的慢性病程。男女发病比例约为 1 ∶ 9，特别是在年轻女性中多见。早期症状多表现为关节痛及肌肉痛，易被诊断为 RA。但是患者并无 RA 样的关节破坏表现。再者，系统性红斑狼疮患者会在关节背侧出现盘状红斑等皮肤症状。

银屑病关节炎

银屑病关节炎（psoriatic arthritis，PsA）是血清阴性脊柱关节病（sero-negative spondyloarthropathy）的一种。银屑病关节炎患者会有关节肿胀、疼痛，血清类风湿因子阴性。10% ~ 30% 的银屑病患者合并关节炎，其中 15% 的患者出现关节病变前会出现皮肤症状。而且患银屑病 10 年以上患者中 55% 的患者会有 5 处以上的关节畸形或关节破坏。该病多在 20 ~ 30 岁发病，男女之间没有差别。

银屑病关节炎所致足趾畸形程度与 RA 相当，但关节炎的分布有所差异。RA 造成双足对称性的炎性病变，而银屑病关节炎为非对称性的炎性病变。此外还有关于炎症偏向足前部和后部的报道。

Hyslop 等人发现，大约 2/3 的银屑病关节炎患者，感觉到足趾疼痛和不稳定，而且足趾畸形（如姆趾外翻、锤状趾）较足后部（足跟及距小腿关节）畸形更常见。有研究报道关于银屑病关节炎的肌腱附着点炎所致胫骨后肌腱损伤的发生率约为 1/3。在 X 线上显示末节趾骨有骨侵蚀糜烂（图 6-21、6-22）。骨质侵蚀糜烂最开始局限于韧带附着处，后疾病进展可累及关节面。随着银屑病关节炎病程进展，也可以观察到骨质增生改变。若病变累及末节趾骨骨髓，在 X 线上显示末节趾骨骨质硬化改变（象牙趾骨，ivory phalanges）。再者，银屑病关节炎活动期可造成末节趾骨溶骨性改变，形成铅笔帽样（pencil and cup deformity）的独特形态（该改变在 Reiter 综合征中也能观察到，但发生率较低）。关节周围软组织肿胀很明显，

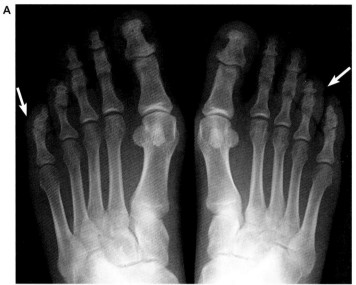

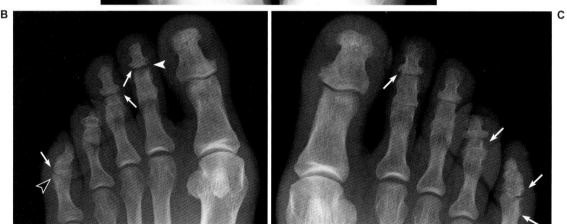

图6-21　50多岁男性，银屑病关节炎

正位X线片（A）显示双足关节周围骨密度减低，没有明确的踇趾外翻畸形，右第5趾、左第4趾的软组织肿胀（大箭头）。右足放大像（B）显示第2、3、5趾的远趾间关节骨侵蚀改变（小箭头），第5趾远趾间关节间隙变窄、关节面被破坏（黑色箭头），右足第2趾远趾间关节间隙较左足的稍宽（白色箭头）。左足放大像（C）显示第2、4、5趾的远趾间关节骨侵蚀改变（→），尤其是第5趾的近节趾骨骨侵蚀改变非常明显，软组织明显肿胀，关节内存在继发性纤维化改变

几乎所有足趾都呈腊肠样肿胀。

　　银屑病关节炎的 MRI 表现为韧带及肌腱附着点炎、趾炎（dactylitis）。16% ~ 24% 的患者可见趾炎，表现为以远趾间关节周围骨侵蚀为主，伴有软组织明显肿胀及滑膜炎。再者，增强 MRI 会显示跖趾关节等侧副韧带附着处明显强化。肌腱附着点改变以跟腱附着处最为典型，同时还可见跟腱附着处骨侵蚀、骨髓水肿。其他相对比较常见的肌腱异常包括踇长屈肌腱、胫骨后肌腱等屈肌腱腱鞘炎、伸肌腱肌腱炎（方框 6-2）。

　　治疗措施与 RA 类似，包括抗炎药（治疗关节炎症及疼痛），抗风湿药（氨甲蝶呤），抗 TNF-α 阻滞剂（生物学制剂）等。

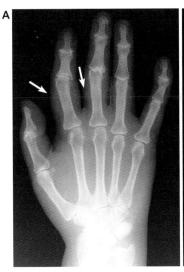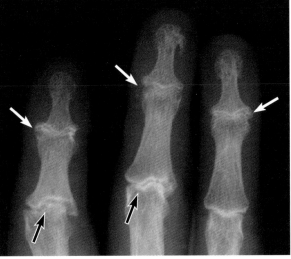

图6-22　手部银屑病关节炎

手部正位X线片（A）显示食指软组织肿胀（→），食指及中指的近指间关节间隙狭窄，拇指指间及掌指关节、环指及小指的近指间关节未受累。手指放大像（B）显示食指、中指及环指的远指间关节、食指及中指的近指间关节的关节间隙狭窄，韧带附着处骨侵蚀（→），关节面不规则并呈波浪状。未见明确的反应性骨硬化改变

方框 6-2　银屑病关节炎的好发部位

- 跖趾关节。
- 末节趾骨（趾炎）。
- 跟腱在跟骨附着处（附着点炎）。
- 屈肌腱好发腱鞘炎，而伸肌腱好发肌腱炎。

掌跖脓疱病性关节炎

掌跖脓疱病（pustulosis palmariset plantaris，PPP）是一种在手掌及足趾部形成慢性复发性无菌性脓疱的皮肤病，与银屑病关节炎类似，该病也是血清阴性脊柱关节病之一。10%的患者可出现骨关节炎，男女发病比例为1∶2，女性多发。骨关节炎好发部位为胸锁关节、脊柱、骶髂关节。踝关节及足部关节炎的发病率较低，且改变与银屑病关节炎类似，表现为肌腱及韧带附着点炎、附着处骨侵蚀糜烂（图6-23）。即使有滑膜炎，其程度也非常轻。极少数情况下，胸锁关节未受累，仅足部有关节炎改变。在骨核素扫描观察到关节异常前已有炎症发生。

秋水仙碱对掌跖脓疱病性关节炎有效。对骨性关节炎采用对症治疗，对疼痛采用非甾体抗炎药（NSAIDs）及环孢菌素A治疗。近年有报道生物学制剂对掌跖脓疱病性关节炎的治疗有效。

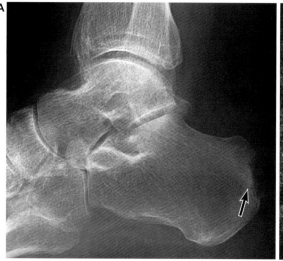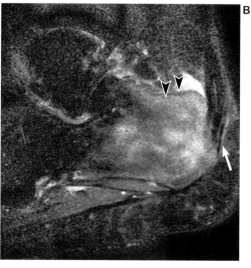

图6-23　掌跖脓疱病合并跟腱附着点炎（与第4章，图4-36为同一病例）

侧位X线片（A）显示跟腱附着处骨侵蚀改变（→），跟骨骨密度有所减低。矢状位STIR（B）显示跟腱附着处肿大，内部信号增高（→），符合附着点炎改变；跟骨骨髓信号增高（→），提示伴有骨髓水肿

其他炎症性足部病变

滑囊炎

　　滑囊是肌腱及韧带周围的囊袋样结构，内含少量液体，囊壁由滑膜细胞构成。滑囊的作用是减轻肌腱、韧带与关节在运动中的摩擦。滑囊通常在体表无法触及，MRI上亦不易观察到。踝关节及足部的滑囊与其他关节一样多，其中更易发生滑囊炎的滑囊包括跟腱与跟骨间的跟骨后滑囊（跟腱前滑囊，retrocalcaneal bursa）、外踝前滑囊（lateral premalleolar bursa）、蹈趾籽骨滑囊（sesamoid bursa）等。此外，运动摩擦及周围的炎性改变还会造成关节及肌腱周围局限性液体潴留，被称为假性滑囊（pseudo-bursa）。这种情况是反应性炎性改变，并不存在滑膜组织。跟腱与皮肤间存在的跟腱皮下滑囊（跟腱后滑囊，subcutaneous bursa）即为假性滑囊。

　　滑囊炎（bursitis）在关节与肌腱、韧带过度活动，导致与滑囊间摩擦过大时出现。X线上，发生滑囊炎的部位软组织密度增高。在MRI上通过被包裹的液体从而观察到滑囊的影像，往往同时能观察到关节及肌腱的炎症。

　　跟骨后滑囊炎是跟腱与跟骨后方摩擦所致。存在Haglund畸形的跟骨常合并该情况（图6-24）。外踝前滑囊存在于外踝前外侧，当外踝与地板或鞋子等过度摩擦会引起滑囊炎（图6-25）。在日本，很多人采取正坐姿势，外踝与地板间会反复摩擦。籽骨滑囊炎多是因经常做踮脚的动作（跳舞等），籽骨（或跖趾关节）与坚硬的鞋底反复出现摩擦从而发病（图6-26）。若存在分裂籽骨则更易出现滑囊炎。

　　对滑囊炎采取保守治疗即可，因为即使穿刺吸取局部积液也很容易复发。

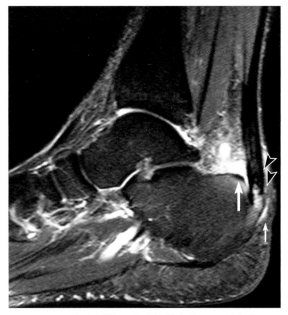

图6-24　50多岁男性，跟腱前滑囊炎：足跟疼痛

矢状位STIR像显示跟腱肿大，信号增高（➤），符合跟腱附着点炎改变。跟腱附着处前方可见液体潴留，为跟骨后滑囊的滑囊炎改变（大箭头），考虑为跟腱炎波及所致。此外，图中还可观察到跟腱皮下滑囊（小箭头）

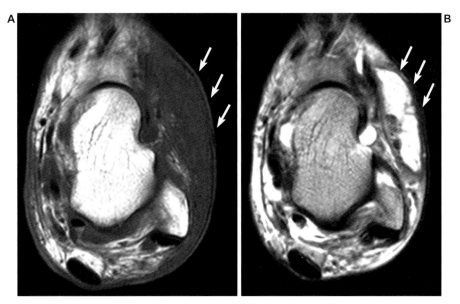

图6-25　外踝前滑囊

轴位T1加权像（A）显示外踝周围皮下脂肪组织内广泛的低信号（→）。轴位T2加权像（B）显示外踝前方皮下脂肪组织内纺锤状液体潴留（→），囊壁较厚呈低信号，考虑为外踝前滑囊伴发滑囊炎

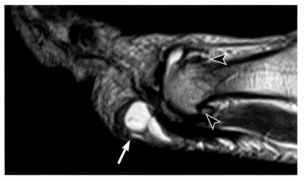

图6-26　50多岁女性，籽骨滑囊：蹞趾疼痛

矢状位T2加权像（以蹞趾为中心）显示，籽骨正下方皮下脂肪组织存在多房囊性病灶（→）。因为籽骨的特殊解剖位置，考虑为滑囊炎改变，应与腱鞘囊肿等相鉴别。跖趾关节内有少量积液，蹞趾跖骨头上缘及下缘可见骨赘形成（►）。远节趾骨保持背屈位，可能为蹞趾强直

代谢性足部疾病

晶体沉积性足病

晶体沉积性足病是系统性代谢性疾病的一部分表现，典型的包括痛风、焦磷酸钙（calcium pyrophosphate dihydrate，CPPD）沉积病、羟基磷灰石（hydroxyapatite，HA）沉积病等。

痛风

痛风（gout，podagra）是由尿酸钠晶体在软组织中的沉积引起的系统性代谢性疾病（注释6-1），患者往往患有高尿酸血症。男女发病比例约为20∶1，男性占绝对性优势。另外，老年人、绝经后女性、黑色人种的痛风发病率更高一些。有时遗传因素也可引起痛风。痛风性关节炎在所有关节炎中约占1.4%，好发于蹞趾的跖趾关节（56%～78%），跗跖关节（25%～50%）及踝关节（18%～60%）等，在上肢及手部关节的发生率较低（6%～25%）。

此外，痛风发作与高尿酸血症并非一定是联动关系。例如，有报道高尿酸血症患者的蹞趾跖趾关节液中检测到尿酸结晶，但却从未有过痛风发作。即使在超声检查中发现有骨侵蚀的高尿酸血症，有45%的患者既往未出现过痛风发作。由此可见，在血液中存在的尿酸以晶体形式沉积在组织中，可能是由许多因素造成的。Wilocx等总结报道造成尿酸结晶沉积的因素包括以下几点：①温度（体温较低的部位容易出现尿酸结晶沉积）；②外伤（用力敲击蹞趾等动作会造成结晶形成。这是基于体外实验结果，当试管被剧烈摇晃时，尿酸盐会沉淀）；③ pH 值（低 pH 值促进晶体形成，同时也会造成钙离子的活化）。但是上述理论无法解释蹞趾跖趾关节特异性受累这一情况。推测蹞趾跖趾关节是足趾关节中负重最大的一处，

在公元前希腊就已认识到痛风这一病变。由于好发于足部,当时用"foot-grabber（直译为脚趾）"病变来描述痛风。痛风的"gout"来源于拉丁语中的"Gutta（滴）"这一词。这可能源于当时最流行的体液学说［即健康是基于 4 种体液 (血液、黏液、黄胆汁、黑胆汁) 的平衡］,认为血液滴落到关节或组织会产生疼痛。

也是足趾运动的关键部位,因而容易受伤。外伤可造成跖趾关节周围滑膜组织等（程度因人而异）破裂出血,使尿酸进入组织内。跖趾关节周围温度较低,从而造成尿酸结晶析出沉积。Roddy 等报道水在滑膜组织的渗透性很好,但是尿酸渗透性不佳,因而尿酸容易在组织中蓄积并析出结晶。

临床上,痛风是因患者跖趾突发疼痛而被发现。通过关节穿刺发现关节液内有尿酸结晶,同时血清尿酸值增高从而做出判断。随着发作次数增多病情进展。

痛风在 X 线上表现为跖趾的跖趾关节周围软组织肿胀、滑膜附着处骨穿凿样透亮影、结晶造成类似骨质增生样的骨侵蚀边缘（overhanging edge）（图 6-27 ~ 6-30）。有时会伴有钙盐沉积,表现为边界不清、密度不均。然而,由于它们本质上是尿酸钠的晶体,因此没有显示出明显的钙化。若出现钙化则考虑合并 HA 或 CPPD 沉积。

MRI 上表现类似,骨侵蚀、周围骨髓信号增高（骨髓水肿）、关节囊肥厚及滑膜强化（增强检查）。如果病变不继续进展则不会发生软骨破坏（图 6-31）。

痛风发作时给予非甾体抗炎药（NSAIDs）。根治痛风需要降低血清尿酸值,血清尿酸值在 9 mg/dL 的情况下结合饮食或运动疗法,并给予抑制尿酸生成的药物（如别嘌醇）或者促进尿酸排泄的药物（如丙磺舒）进行治疗。

假性痛风（焦磷酸钙沉积病）

这是由 CPPD 在关节内沉积造成的关节炎,临床症状与痛风相似但无高尿酸血症,故被命名为假性痛风（pseudogout）,也被称为软骨钙质沉着病。CPPD 沉积原因尚不明确,但有时患者会合并有甲状旁腺功能亢进、RA 等基础疾病。

CPPD 多沉积于耻骨联合、半月板、椎间盘等纤维软骨区,有时也会沉积至关节软骨（透明软骨）、滑膜、滑囊,甚至是关节液中。

再者,该病没有性别差异,发病率随着年龄的增加而增加。特别是老年人（60 ~ 80 岁）的膝关节骨性关节炎常伴有 CPPD 结晶沉积（膝关节的 CPPD 结晶沉积占全身 CPPD 结晶沉积的 88%）。半月板的 CPPD 结晶沉积也常见,X 线上表现为半月板形状的钙化（图 6-32）。此外,耻骨联合（24%）、腕关节的三角韧带（20%）、椎间盘（4%）等处也会有钙化表现。CPPD 结晶在颈椎的齿状突处明显沉积时被称为齿状突加冠综合征（crowned-dens syndrome）,需要注意块状的 CPPD 结晶对颈髓有压迫情况。

踝关节及足部的 CPPD 晶体沉积的发生率并不高,踝关节发生率约 14%,足部（跖趾关节）

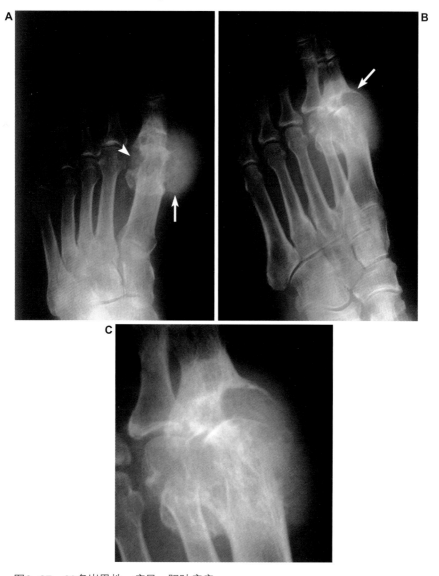

图6-27　60多岁男性，痛风：踇趾疼痛

检查发现血中尿酸值增高但未做进一步治疗。正位X线片（A）显示边界不清的高密度影包绕踇趾跖趾关节（→），病灶密度不均一。踇趾的跖骨可见透亮密度减低影及环周骨侵蚀改变（➤）。跖趾关节间隙狭窄。斜位X线片（B）显示踇趾近节趾骨关节面较大骨侵蚀改变，沿高密度病灶形成细长上举的骨刺影像，即骨侵蚀边缘（→）。C图为骨侵蚀边缘改变（B）的放大像

发生率约为4%（图6-33）。CPPD结晶在关节囊内沉积，甚至也向关节软骨进展。关节软骨内CPPD结晶沉积导致骨性关节炎及相关的外翻畸形。与痛风结节等相比，虽然CPPD结晶密度相对较高且呈块状，但两者在影像上很难鉴别（图6-34）（痛风的骨侵蚀边缘等改变对鉴别有一定帮助）。MRI上CPPD结晶在所有序列都是低信号，同时伴有关节破坏及周围软组织肿胀（图6-35）。

假性痛风没有根治性治疗方法，以对症治疗为主。

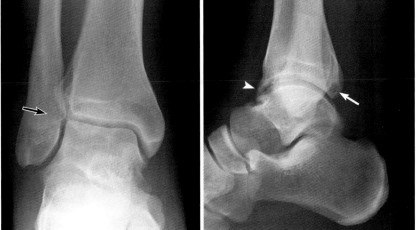

图6-28 30多岁男性，痛风性关节炎：因踝关节疼痛就诊

该患者患高尿酸血症数年。正位X线片（A）显示腓骨远端胫腓关节区域见透亮骨密度减低区（→），距小腿关节间隙未见明显变窄。距骨外侧与腓骨外踝内侧的关节面呈直线状，轻度对线不良。侧位X线片（B）显示胫骨远端后方密度减低透亮影（→），胫骨远端前方与距骨滑车形成骨赘（➤），周围软组织肿胀

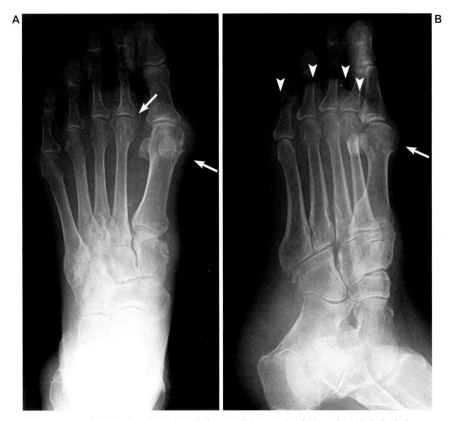

图6-29 60多岁男性，痛风性关节炎：因发热、足部肿块、膝关节疼痛就诊

A为正位X线片，B为侧位X线片。十多年前诊断为高尿酸血症所致痛风，但并未接受进一步治疗。第1、2趾跖趾关节周围可见浅淡钙化影，第1、2跖骨头见小透亮影（A、B，→）及骨侵蚀改变。此外，近节趾骨水平有不规则软组织肿胀（B，➤）

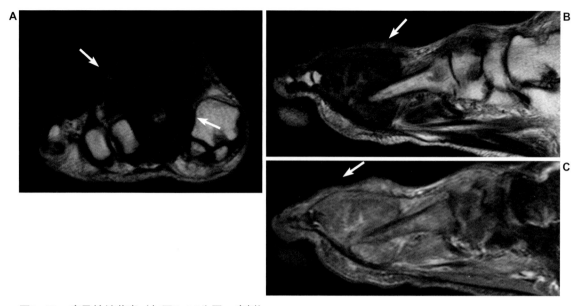

图6-30 痛风性关节炎（与图6-29为同一病例）

冠状位T1加权像（A）及矢状位T2加权像（B）显示痛风结节呈低信号肿瘤样病变并包绕第2跖骨。矢状位STIR像（C）显示第2跖骨骨髓信号增高（→），考虑痛风结节骨浸润造成的骨髓水肿。跗跖关节及跗横关节的关节面不规整，考虑为沿关节面分布的痛风结节所致。由于痛风控制不佳，足部各处出现痛风结节。甚至脊柱、胸锁关节等处也出现痛风结节、痛风性关节炎改变

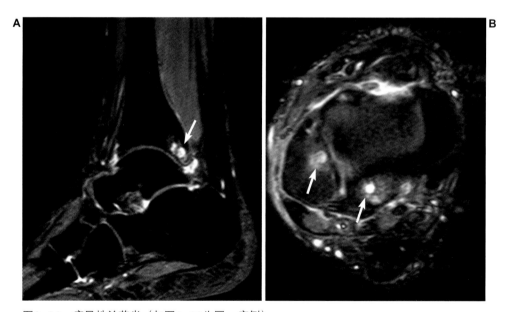

图6-31 痛风性关节炎（与图6-28为同一病例）

矢状位STIR像（A）显示胫骨远端后方软骨下囊肿呈类圆形高信号（→），周围可见少量积液。轴位STIR像（B）显示腓骨远端内侧、胫骨远端后方软骨下囊肿样高信号（→），周围见不均质骨髓水肿。仔细观察，胫骨远端前方亦有类似改变。胫腓前、后韧带明显肥厚。关节腔内有少量积液。虽然关节穿刺证实为尿酸结晶，但影像表现不典型

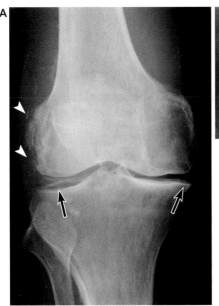
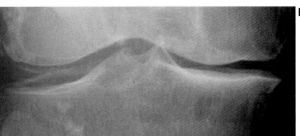

图6-32　70多岁男性，假性痛风

正位X线片（A）显示内外侧半月板处线状或带状钙化（→）；关节间隙变窄，关节面不规整，呈骨性关节炎改变；此外，关节囊可见点状钙化（➤）。放大像（B）清晰显示与半月板走行一致的钙化灶，髁间隆起上方亦可见颗粒状钙化灶

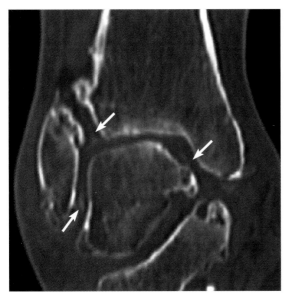

图6-33　70多岁女性，假性痛风：足部疼痛肿胀、变形

冠状位MPR像显示，距小腿关节间隙狭窄且足部内翻畸形。可见线状钙化灶似沿关节面软骨分布（→），考虑CPPD结晶沉积。晶体沉积灶旁可见骨赘影像

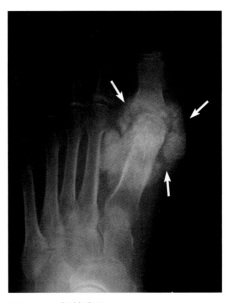

图6-34　假性痛风

正位X线片显示，蹞趾跖趾关节周围可见粗大钙化灶（→）。蹞趾跖骨头关节面接近正常，但近节趾骨基底部关节面被破坏，并被钙化灶取代。未见痛风骨侵蚀边缘征象，亦未见明确的骨侵蚀改变。周围软组织肿胀。活检证实为假性痛风

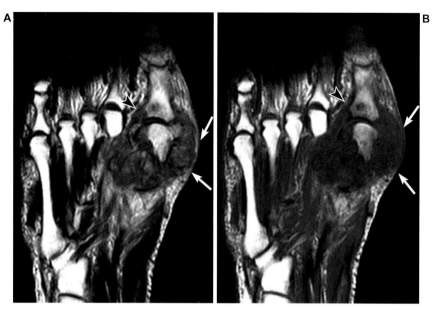

图6-35　假性痛风（与图6-34为同一病例）

轴位T2加权像（A）显示以蹬趾跖趾关节为中心的混杂信号肿瘤样病变（→），为CPPD结晶影像；关节面中央部分未被破坏，但关节囊附着处CPPD结晶呈低信号，并见骨侵蚀改变（►）。轴位T1加权像（B）可更清晰地显示骨侵蚀改变（►）；CPPD结晶呈较均一的低信号（→）。跖骨头及近节趾骨基底部骨髓水肿，呈稍低信号

羟基磷灰石沉积病

HA 是牙齿及骨头的主要成分，本质上是非常小的结晶（长约 10 μm，宽约 7.5 μm），关节内外钙化成分的确诊需要进行电子显微镜检查。HA 沉积病以老年女性多见，从既往无基础病史的患者，到透析或患甲状腺疾病的患者均可发病。此外，不少严重的骨性关节炎患者的关节液中也能检出 HA 结晶，米田等报道约 58% 的骨性关节炎患者中能检出 HA 结晶。

HA 沉积病的好发部位是肩关节，即所谓的钙化性肩袖炎或伴钙化的肩关节周围炎。HA 沉积造成的肩关节破坏性关节炎被称为 Milwaukee 肩综合征（Milwaukee shoulder syndrome）。但并不一定只有 HA 结晶一个致病因素，如果此前有外伤史、透析病史、合并 CPPD 结晶沉积、神经切除等情况则更容易发展为 Milwaukee 肩综合征。另外，还有文献报道发生于髋关节滑囊、髋关节圆韧带等部位的 HA 结晶沉积病。在踝关节、足部，蹬趾的跖趾关节也会出现类似痛风样的关节炎，多以年轻女性多见。

HA 结晶在 X 线及 CT 图像上，表现为高密度的边界清晰的钙化结节（图 6-36、6-37）。关节内外均可存在，引起晶体沉积周围的炎症变化。MRI 上 HA 结晶呈均一低信号结节，周围可见水肿或积液。骨核素扫描显示明显的放射浓聚（图 6-38）。

该病疼痛严重时可使用非甾体抗炎药（NSAIDs）等抗炎、镇痛药对症处理。虽然没有根治性治疗方法，但该病基本属于自限性疾病，病情在长期内比较稳定。再者，虽然活动期能

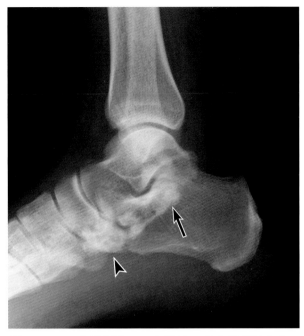

图6-36　40多岁男性，HA沉积病：足内侧明显疼痛，无透析或外伤病史

踝关节侧位X线片显示钙化灶平行于距骨下关节（→）。足舟骨下方也可见钙化灶（➤），看起来就像沿着胫骨后肌腱走行分布一样

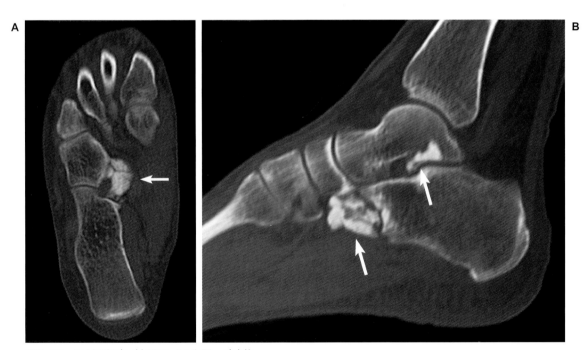

图6-37　HA沉积病（与图6-36为同一病例）

轴位CT（A）显示足舟骨下面骰骨左侧有多个钙化灶（→），钙化灶密度相对均一。矢状位MPR像（B）显示钙化灶位于距跟关节后关节面旁及跟骰关节周围（→），相应关节面不规整

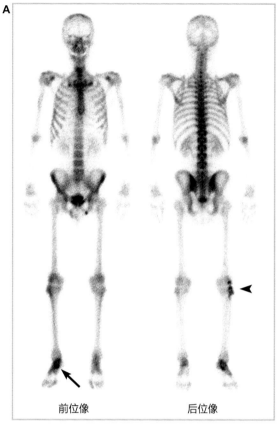

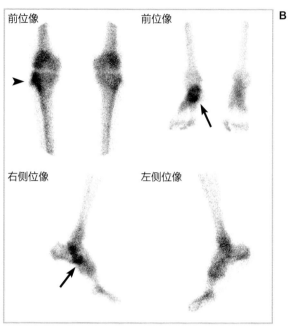

图6-38　HA沉积病（与图6-36、6-37为同一病例）

全身骨扫描前后位像（A）显示右踝关节带状摄取浓聚（→）。膝关节处亦可见颗粒状浓聚灶（►），相当于髌韧带附着处。局部放大像（B）显示踝关节内侧局部摄取浓聚（→），同时右膝关节处亦可见摄取浓聚（►）

发现钙化性病灶，但随着症状的消退，钙化性病灶也可消失。由于在颈长肌的钙化性肌腱炎等中易观察到该现象，故推测局部易有 HA 结晶沉积。

糖尿病足

　　糖尿病有久远的历史，了解它的历史，对理解这个病非常重要。

　　公元前 1550 年左右，埃及纸莎草纸上记载的糖尿病（diabetes mellitus）是"尿多的病"，这是关于糖尿病最早的记录。由于排尿量明显多于正常人，从 2 世纪开始，希腊语中有"虹吸"（水从低处流向高处）之意的"diabetes"被用于描述这种病变。

　　日本对该病的认识要迟数百年。直到大和国建立，糖尿病这一概念才由朝鲜半岛传播而来。在日本，被怀疑为患糖尿病的名人如藤原道长，他自 51 岁起开始出现口渴、多尿、视力障碍，据说最终是死于败血症（注释 6-2）。

注释 6-2 **藤原道长与糖尿病**

《小右记》中有一些关于藤原道长病情的记载。这是藤原实资公卿（被称为小野宫右大臣，道长的外甥）的日记，共 61 卷，约跨越 55 年。全书内容基本上都是很犀利的评语。《小右记》中记录了一些道长晚年的身体状况，如"最近道长身体情况不佳，身体消瘦，眼睛干涩，一直说口渴，喝了大量的水"等。根据上述症状，高度怀疑道长患有糖尿病。

与"mellitus"（来自拉丁语）有关的症状到 17 世纪才被发现。据说英国的 Thomas Willis 发现糖尿病患者的尿液如蜂蜜般甘甜（发现尿糖），故在"diabetes"后面加上了"mellitus"。糖尿病患者的尿液周围总是聚集蚂蚁，据说是尿糖发现的关键所在。

如此追根溯源，可以看出糖尿病很早之前就有记载，并非新出现的疾病概念。近年来，糖尿病患病人数逐年增加，2007 年日本实态调查报道糖尿病确诊及高度可疑患者约 890 万人。2017 年厚生劳动省的《国民健康营养调查》中预估日本糖尿病及糖尿病高危患者约 2000 万。10 年期间增加了 1 倍多。糖尿病患者除了需要控制血糖外，还需要治疗相关的血管及神经损伤。

糖尿病足（diabetic foot）是糖尿病患者的一种慢性并发症，而糖尿病本身是一种系统性疾病。长期血糖升高造成的不同程度的血管及神经系统损伤（末梢神经损伤或感觉神经障碍），呈现复杂多样的临床症状及影像学改变。由于该并发症不得不截肢（切除足部），因此行走功能受损的情况很常见。

糖尿病足可分为糖尿病神经损伤引起的骨骼、肌肉病变（神经病变足，neuropathic foot）和血管、淋巴管等脉管系统损伤引起的软组织病变（缺血足，ischemic foot）两大类。

神经病变足

（1）关节病（神经性关节病）

这是糖尿病典型的足部骨关节并发症，在糖尿病患者中的发病率为 0.09% ~ 1.4%。据报道 1 型糖尿病患者平均患神经性关节病年数是 22 年，2 型糖尿病患者患病年数区间是 8 ~ 58 年。病因是感觉神经障碍、缺乏知觉（无痛感），即使反复的外界刺激造成了骨关节破坏，依然毫无感觉继续行走，最终造成神经性关节病。

目前最盛行的学说认为感觉神经障碍的发生与醛糖还原酶（aldose reductase）有关。由于血糖控制不佳造成长期持续高血糖，醛糖还原酶被激活，使血糖转化为山梨醇。山梨醇在施万细胞（由神经纤维构成）内蓄积，造成细胞内渗透压增高。细胞的高渗状态造成过量的水分进入细胞内，从而出现细胞膨胀或变性，出现感觉神经损伤。另外还有其他的学说认为是营养神经的微小血管闭塞及血管炎造成神经脱落、变性。按照后一种学说，双侧足部改变是对称性的。上述无论哪种学说都与神经性关节病的形成密切相关。

对于神经性关节病的影像诊断，X线（特别是负重时）就足够了，影像呈重度的骨性关节炎改变。具体表现在踝关节正侧位X线片上显示距小腿关节破坏、关节面下陷，距骨摇篮样或者船样畸形等足部变形（图6-39），正位像显示足部内翻、距小腿关节周围软组织肿胀等。CT改变类似，能够更清晰地显示关节内游离体等。3D-CT对踝关节、足部畸形显示更直观。神经性关节病的典型表现为，足部中、后节的关节面硬化及骨刺显著，而前节骨密度明显减低。骨硬化性变化发生在中、后节的原因是，后节（特别是距跟关节的后关节面）是主要的承重部位，而行走等过程中，中节的负重亦不能很好地分散到各足趾。足部前节骨密度减低，据说与自主神经损伤相关。自主神经受损造成末梢血管丧失收缩功能，因而足部末梢血流增加，再加上动静脉短路的存在（特别是前节区域血流增加），从而出现骨质脱钙改变。MRI上除显示关节破坏外，还可观察到关节软骨缺损、关节内游离体、骨髓水肿等（图6-40）（方框6-3）。

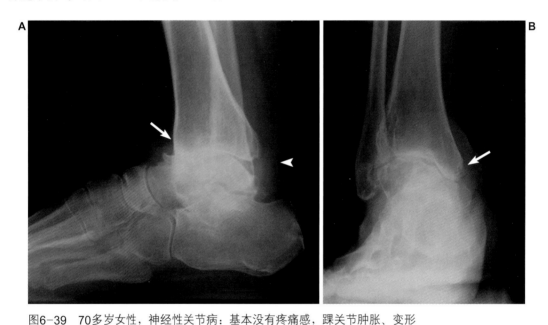

图6-39 70多岁女性，神经性关节病：基本没有疼痛感，踝关节肿胀、变形
侧位X线片（A）显示距小腿关节间隙变窄并见骨刺形成；距骨滑车扁平化（→），距下关节间隙也明显变窄；距骨及胫骨远端骨质硬化，而跗骨骨质毛糙，密度减低。距小腿关节周围软组织肿胀（►）。虽然踝关节船样畸形（或摇篮样畸形）不显著，考虑为神经性关节病。正位X线片（B）显示距小腿关节间隙狭窄并足部内翻畸形（→）；关节面骨质硬化改变显著，符合骨性关节炎改变

方框 6-3	神经性关节病的特点

- 距小腿关节破坏、关节面下陷，距骨摇篮样畸形。
- 后足部骨质硬化。
- 前足部骨密度减低。

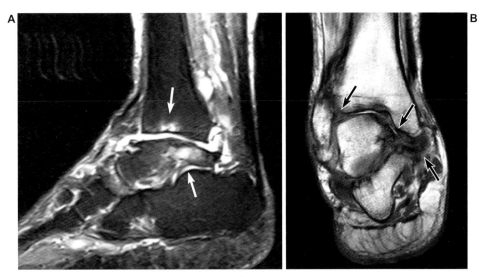

图6-40　神经性关节病（与图6-39为同一病例）

矢状位STIR像（A）显示距小腿关节内关节腔积液。距骨滑车及胫骨明显变形，可见骨髓水肿及软骨下囊肿（→）；距骨下陷不显著，足舟骨内亦可见骨髓水肿。冠状位T1加权像（B）显示足部明显内翻畸形；距小腿关节间隙狭窄，关节面软骨部分缺损（→），关节囊肥厚并呈带状低信号

（2）糖尿病性肌萎缩

　　这主要是指糖尿病患者亚急性的单侧或双侧的臀部及大腿剧烈疼痛，并出现肌力低下、肌萎缩（amyotrophy）的情况。坐骨神经等运动神经损伤造成神经源性疾病，多数情况下伴有明显的体重下降。出现双侧病变的情况下也被称为糖尿病性对称性近端运动神经损伤。可能的原因是营养神经的血管闭塞或者是血管炎，暂无定论。

　　近年的报道中在临床上发现神经损伤之前足部的小肌群已经开始萎缩，MRI 对肌萎缩的诊断有帮助。主要表现为下肢近心端肌力下降、肌萎缩、疼痛等，有时也会发生于上肢。通常需要数月恢复。虽然在 CT 或 MRI 观察到单侧或双侧大腿及臀部肌肉短期内进行性萎缩对诊断十分重要（图 6-41），但实际上放射科医生很少观察到这一改变。

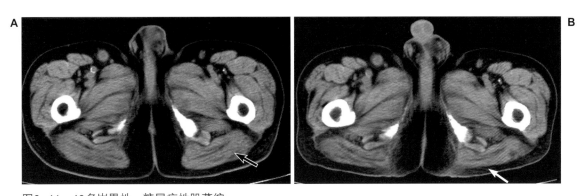

图6-41　40多岁男性，糖尿病性肌萎缩

A，B均为盆腔CT（A、B检查相隔一个月）。1个月前CT显示臀大肌基本正常（A，→）。1个月后CT显示臀大肌萎缩（B，→）

（3）神经源性足溃疡

该病发生于足底前节部等负重部位、足部突出的部位或足趾部。由于对疼痛不敏感，上述部位也是易与鞋子出现摩擦或易与外部发生碰撞的部位。此外，赤足行走会使足部溃疡风险增大。即使发生溃疡，患者也基本感觉不到疼痛（图6-42）。神经源性足溃疡与缺血性足溃疡不同，足背动脉等不受累，皮肤温度正常，溃疡底部肉芽组织形成良好。该病也很容易进展为湿性坏疽。

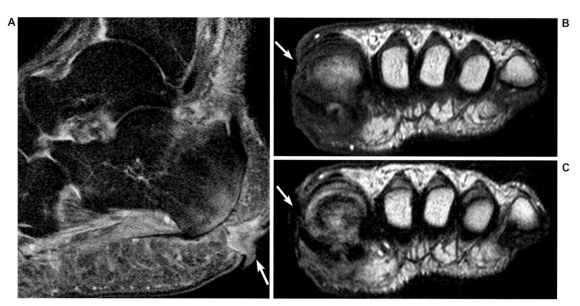

图6-42　30多岁男性，神经源性足溃疡

踝关节矢状位STIR像（A）显示足底后部皮肤及皮下组织局部缺损并呈高信号（→），即溃疡形成。足部冠状位T1、T2加权像（B、C）显示姆趾跖趾关节内侧及足底侧在T1加权像呈低信号（B，→），在T2加权像上呈高、低混杂信号（C，→）。这也是溃疡灶，皮肤表面也有很大缺损

缺血性足部病变

缺血性足部病变（ischemic foot）可分为动脉闭塞等导致的足部营养不良性病变，静脉、淋巴等处的微血管损伤或血流淤滞导致的病变。

（1）动脉性病变：糖尿病患者的动脉粥样硬化（特别是闭塞性动脉硬化）发病年龄比非糖尿病患者要低。在病理学上，大血管和微血管呈现出不同的情况。大血管表现为内皮细胞损伤及中膜平滑肌细胞增生、纤维化、钙化、粥样硬化改变的动脉硬化性病变。此外，平滑肌细胞出现形质转换（在原有的细胞功能基础上获取其他细胞性状，即细胞未分化状态），导致纤维化改变。与非糖尿病患者相比，糖尿病患者这些动脉血管改变很常见，且中膜钙化显著。在 X 线上能够观察到血管走行区钙化影（Mönckeberg 型钙化）（图6-43）。此外，合并足部病变分为以下三类。

第一，缺血性足溃疡：足部溃疡可以因神经损伤造成，也可因缺血造成。神经源性溃疡、缺血性溃疡、两者混合发生的概率分别约为 60%、10%、30%。从这个发生概率来看，缺血

性损伤造成的足溃疡并不少见。与神经源性足溃疡发病部位不同，缺血性足溃疡在趾尖部、足跟部更常见。再者，缺血性溃疡伴有周边红斑、疼痛，容易发展为干性坏疽。溃疡表面致病菌是以金黄色葡萄球菌等革兰阳性菌感染为主，溃疡深部多以革兰阳性菌、阴性菌及厌氧菌混合感染为主。虽然视诊对于足溃疡的诊断非常重要，但很多糖尿病患者对治疗无反应，很容易进展为骨髓炎。因而 MRI 检查对明确溃疡深度及其与骨的关系非常重要（图6-44）。溃疡在 MRI 上表现为皮肤缺损及周围软组织肿胀。

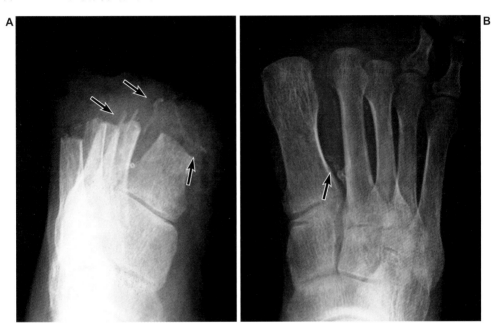

图6-43　50多岁男性，Mönckeberg型钙化：糖尿病导致足坏疽截肢术后

A、B均为足部正位X线片。除4、5趾外其余足趾均被切除。跖骨间可见多发钙化灶，考虑为Mönckeberg型钙化（→）

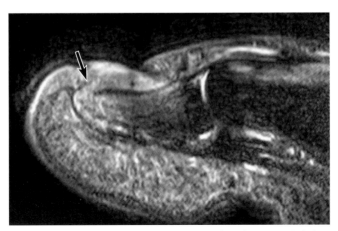

图6-44　50多岁女性，缺血性足溃疡：糖尿病导致足趾溃疡

矢状位STIR像显示踇趾尖端有溃疡，深达末节趾骨。末节趾骨骨皮质不连续（→）。末节趾骨骨髓信号增高，提示合并骨髓炎

第二，骨髓炎：足溃疡患者容易合并骨髓炎。在临床上，如果溃疡很深，用探针可以直接插到骨头，即使X线没有发现异常，也要怀疑骨髓炎的可能。重症患者即使有感染，患者自觉症状也很少，血液检查C-反应蛋白阴性或低值，白细胞多位于正常范围值。致病菌约60%为厌氧菌。Ledermann等报道溃疡造成的骨髓炎好发部位中，小趾跖趾关节占19%，踇趾跖趾关节占17%。X线上，发生骨髓炎的骨骼（溃疡旁为著），其骨密度减低、骨皮质缺损，并伴周围软组织肿胀（图6-45A）。一旦发生骨髓炎，短期内会出现骨密度减低，因此X线的定期复查很重要。

MRI检测骨髓炎的敏感度为90%～100%，特异度为71%。在T2加权压脂像、STIR像上显示骨髓信号增高（图6-45B、C）。虽然增强后T1加权压脂像会强化骨髓炎，但由于微血管损伤，强化不显著。另外，骨髓水肿也会被强化。影像上虽然容易发现骨质异常，但常常难以判断是否是真正的骨髓炎。Keidar等报道全身骨扫描（18F-FDG PET/CT）有助于判定有无骨髓炎，以及骨髓炎与周围软组织感染的鉴别诊断。

第三，坏疽：坏疽是一种不可逆转的细胞及组织病变，是糖尿病足病变的晚期表现。虽然任何部位均可出现坏疽，但足部的发生率最高。因为足部是站立、行走的运动器官，负责承重并与鞋子发生持续摩擦。糖尿病患者中肾病透析终末期的患者也很容易出现坏疽。

（2）微血管损伤病变

一提到糖尿病相关血管损伤，以闭塞性动脉硬化为代表的动脉病变更容易受到关注，但其实糖尿病患者中微血管闭塞的发生率很高，反而更有特点。病理学上，微血管疾病表现为

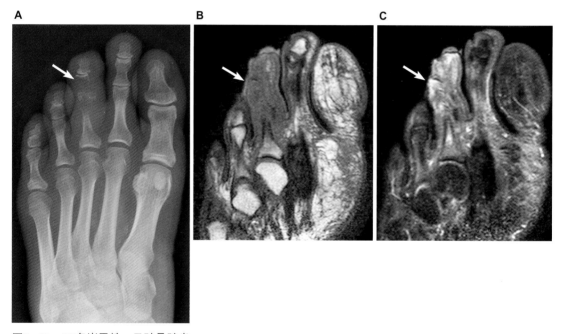

图6-45　30多岁男性，足趾骨髓炎

正位X线片（A）显示第3中节趾骨及第3近节趾骨头溶骨性改变（→），周围软组织肿胀。轴位T1加权像（B）显示第3近节、中节趾骨骨髓信号减低，周围软组织也呈低信号（→）。轴位STIR像（C）显示T1加权像上低信号区呈明显高信号（→）。第3近节及中节趾骨骨髓信号明显增高，符合骨髓炎表现

内皮细胞损伤，同时伴有周皮细胞凋亡、基底膜增厚、多层化导致的管壁增厚。而且这些改变与患者血糖控制水平以及发病情况密切相关。

虽然大量文献中都采用"微血管损伤"的表达方式，但"微血管损伤"到底是指动脉、静脉还是淋巴管的问题？这一概念有些含糊不清。或许可能是由于糖尿病的并发症多种多样，难以明确区分开来。如果要进行区分，2 型糖尿病患者由于下肢或大腿肥胖阻碍静脉及淋巴的回流，会造成动脉血流量减少，加重足部缺血情况。最终导致皮肤、皮下脂肪及肌肉周围结缔组织内静脉及淋巴淤滞，下肢进一步肿大。血液淤滞容易发生感染，一旦发生感染，又因动脉血流明显减少，治疗较为艰难。

蜂窝织炎和筋膜炎是这种瘀血性疾病的典型例子（图 6-46），均表现为瘀血和患肢明显水肿。大部分由溃疡进展而来的病变是以感染为契机，瘀血进一步加重，进而造成感染向深部蔓延。

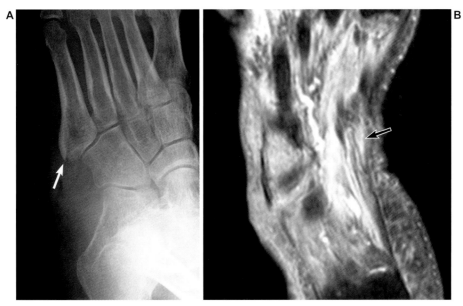

图6-46　50多岁男性，足底部蜂窝织炎、筋膜炎
斜位X线片（A）显示足底软组织肿胀。第5跖骨基底部骨皮质不规则，可能存在骨髓炎（→）。轴位STIR像（B）显示沿着足底筋膜明显高信号（→）。足底部脂肪组织内网状高信号，提示存在蜂窝织炎及筋膜炎，而足底可见溃疡，考虑为溃疡波及所致

淀粉样骨关节病

淀粉样骨关节病（amyloid arthropathy）是淀粉样物质沉积在骨和关节组织中，并伴有骨关节破坏的一类病变。

淀粉样蛋白是一种具有纤维状结构的蛋白质，可造成全身性淀粉样变（沉积在全身器官中）和局限性淀粉样变（沉积物局限于某些器官）。常见的全身性淀粉样病变包括免疫细胞性淀粉样变（原发性淀粉样变或与骨髓瘤相关的淀粉样变：AL 蛋白沉积），AA 型淀粉样变〔也

叫继发性或反应性淀粉样变，慢性炎症性疾病（RA、结核、支气管扩张、系统性红斑狼疮）等合并的淀粉样变：AA 蛋白沉积〕，透析相关性淀粉样变（透析引起的淀粉样变：Aβ₂M 蛋白沉积）。在日本，透析相关性淀粉样变是最常见的淀粉样病变形式，淀粉样骨关节病也主要是由透析引起的。沉积的淀粉样蛋白是 β_2 微球蛋白，其易沉积在脊柱、髋关节、肩关节和膝关节等躯干的大关节。沉积的部位包括滑膜组织、肌腱、关节内，甚至是骨骼内。X 线上显示肌腱附着处骨质侵蚀、囊变等。MRI 的 T1 加权像上淀粉样蛋白沉积物呈低信号（髋关节等处多见），但是这并非特异性信号改变；在 T2 加权像上有时呈高信号，有时呈低信号，很难与其他疾病相鉴别。鉴别诊断中包括色素绒毛结节性滑膜炎（pigmented villonodular synovitis，PVNS）、RA、痛风等。淀粉样蛋白沉积常导致腕管综合征，但基本不累及踝关节及足部。极少的情况下该病需要与痛风进行鉴别，此时血液学相关检查可提供诊断线索。

参考文献

[1] Chen SH, Wang T, Lee CH：Tuberculosis ankle versus pyrogenic septic ankle arthritis：a retrospective comparison. Jpn J Infect Dis 2011；64：139-142.

[2] Dineen PF, Harty JA, Dolan AM：Septic arthritis of the ankle due to Salmonella enteritidis. Foot Ankle Surg 2011；17：e23-24.

[3] 相原敏則：小児の骨・関節の感染症. 日小児放線会誌 2000；16：105-111.

[4] Samuel S, Boopalan PR, Alexander M, et al：Tuberculosis of and around the ankle. J Foot Ankle Surg 2011；50：466-472.

[5] Tuli SM：Tuberculosis of the skeletal system（bones, joints, spine and bursal sheaths），3rd ed. New Delhi, India：Jaypee Brothers Medical Publishers, 2004；3-8.

[6] Choi WJ, Han SH, Joo JH, et al：Diagnostic dilemma of tuberculosis in the foot and ankle. Foot Ankle Int 2008；29：711-715.

[7] Shams F, Asnis D, Lombardi C, et al：A report of two cases of tuberculosis arthritis of the ankle. J Foot Ankle Surg 2009；48：452-456.

[8] Dhillon MS, Nagi ON：Tuberculosis of the foot and ankle. Clin Orthop Relat Res 2002；398：107-113.

[9] Lazzarini L, Amina S, Wang J, et al：Mycobacterium tuberculosis and Mycobacterium fortuitum osteomyelitis of the foot and septic arthritis of the ankle in an immunocompetent patient. Eur J Clin Microbiol Infect Dis 2002；21：468-470.

[10] Spiegl PV, Feiner CM：Mycobacterium phlei infection of the foot：a case report. Foot and Ankle 1994；15：680-683.

[11] Klemperer P：The concept of collagen disease. Am J Pathol 1950；26：505-519.

[12] Jaakkola JI, Mann RA：A review of rheumatoid arthritis affecting the foot and ankle. Foot Ankle Int 2004；25：866-874.

[13] Michelson J, Easley M, Wigley FM, et al：Foot and ankle problems in rheumatoid arthritis. Foot Ankle Int 1994；15：608-613.

[14] Berquist TH：Chapter 5. Arthritis. In：Berquist TH（ed）：Radiology of the Foot and Ankle, 2nd ed. Philadelphia：Lippincott Williams & Wilkins, 2000；282-289.

[15] Goodfield MJ, Jones SK, Veale DJ：The Connective Tissue Diseases. In：Burns T, Breathnach SM, Cox N, et al（ed）：Rook's Textbook of Dermatology, 8th ed, West Sussex：Wiley-Blackwell, 2010.

[16] Segal R, Caspi D, Tishler M, et al：Accelerated nodulosis and vasculitis during methotrexate therapy for rheumatoid arthritis. Arthritis Rheum 1988；31：1182-1185.

[17] 塩沢俊一：膠原病学 — 免疫学・リウマチ性疾患の理解のために 改訂 4 版. 丸善，2009：288.

[18] 小野 蘭，高橋奈々子，北見由季・他：メトトレキサート投与中の関節リウマチ患者に多発したリウマチ結節. 臨皮 2017；71：489-493.

[19] Berquist TH：Chapter 11. Miscellaneous conditions. In：Berquist TH（ed）：Radiology of the Foot and Ankle, 2nd ed. Philadelphia：Lippincott Williams & Wilkins, 2000；574-575.

[20] Ueda H, Akahoshi T, Kashiwazaki S：Radiological changes in feet of patients with progressive systemic sclerosis. Ryumachi 1989；29：25-29.

[21] 後藤仁志：3. 乾癬性関節炎．Modern Physician 2010；30：1510-1513.

[22] Hyslop E, Mclnnes IB, Woodbum J, et al：Foot problems in psoriatic arthritis：high burden and low care provision. Ann Rheum Dis 2010；69：928.

[23] Healy PJ, Groves C, Chandramohan M, et al：MRI changes in psoriatic dactylitis-extent of pathology, relationship to tenderness and correlation with clinical indices. Rheumatology 2008；47：92-95.

[24] 村田紀和，行岡正雄；4. 掌蹠膿疱症性骨関節炎．Modern Physician 2010；30：1514-1518.

[25] Giordano V, Giordano M, Knackfuss IG, et al：Synovial osteochondromatosis of the retrocalcaneal bursa：a case study. Foot Ankle Int 1999；20：534-537.

[26] Avci S, Sayli U：Lateral premalleolar bursitis as a result of sitting on the foot. Foot Ankle Int 2001；22：64-66.

[27] Karnohan J, Dakin PK, Helal B：Dolorous calcification of the lateral sesamoid bursa of the great toe. Foot Ankle 1984；5：45-46.

[28] Falidas E, Rallis E, Bournia VK, et al：Multiarticular chronic tophaceous gout with severe and multiple ulcerations：a case report. J Med Case Rep 2011；5：397.

[29] Roddy E：Revisiting the pathogenesis of podagra：why does gout target the foot? J Foot Ankle Res 2011；4：13.

[30] Wilcox WR, Khalaf AA：Nucleation of monosodium urate crystals. Ann Rheum Dis 1975；34：332-339.

[31] Córdoba-Fernández A, Rayo-Rosado R：Pseudogout of the first metatarsophalangeal joint associated with hallux valgus：an atypical case. J Am Podiatr Med Assoc 2010；100：138-142.

[32] Fam AG, Topp JR, Stein HB, et al：Clinical and roentgenographic aspects of pseudogout：a study of 50 cases and review. Can Med Assoc J 1981；124：545-551.

[33] 米田 操，東 真美：ハイドロキシアパタイト沈着症及び変形性関節症の関節液診断．大阪教育大学紀要 第 III 部門 2006；55：55-61.

[34] Kuroda H, Wada Y, Nishiguchi K, et al：a case of probable hydroxyapatite deposition disease（HADD）of the hip. Magn Reson Med Sci 2004；15：141-144.

[35] Arlet JB, Andre H, Mutschler C, et al：Unusual acute crystal—induced hip arthritis：hydroxyapatite deposition of the round ligament. Clin Rheumatol 2009；28：483-484.

[36] 細川和宏：糖尿病性足病変．河盛隆造，岩本安彦・編：糖尿病 最新の治療 2007-2009．南江堂，2007：211-212.

[37] 前田憲吾，安田 斎：糖尿病筋萎縮症．河盛隆造，岩本安彦・編：糖尿病 最新の治療 2007-2009．南江堂，2007：188-189.

[38] Greenman RL, Khaodhiar L, Lima C, et al：Foot small muscle atrophy is present before the detection of clinical neuropathy. Diabetes Care 2005；28：1425-1430.

[39] Jayasinghe SA, Atukorala I, Gunethilleke B, et al：Is walking barefoot a risk factor for diabetic foot disease in developing countries? Rural Remote Health 2007；7：692-698.

[40] 八木橋操六：糖尿病合併症の病理．門脇 孝・編：糖尿病ナビゲーター．メディカルレビュー社，2002：328-329.

[41] 河野茂夫：糖尿病性足病変．河盛隆造，岩本安彦・編：糖尿病 最新の治療 2007-2009．南江堂，2007：203-207.

[42] Ledermann HP, Morrison WB, Schweitzer ME：MR image analysis of pedal osteomyelitis：distribution, patterns of spread, and frequency of associated ulceration and septic arthritis. Radiology 2002；233：747-755.

[43] Berquist TH：Chapter 7. Infection. In：Berquist TH（ed）：Radiology of the Foot and Ankle, 2nd ed. Philadelphia：Lippincott Williams & Wilkins, 2000：389-400.

[44] Keidar Z, Militianu D, Melamed E, et al：The diabetic foot：initial experience with ^{18}F-FDG PET／CT. J Nucl Med 2005；46：444-449.

[45] Sheldon PJ, Forrester DM：Imaging of amyloid arthropathy. Semin Musculoskeletal Radiol 2003；7：195-203.

[46] Miyata M, Watanabe H, Kumakawa H, et al：Magunetic resonance imaging findings in primary amyloidosis-associated arthropathy. Intern Med 2000；39：313-319.

第 7 章
肿瘤及肿瘤样病变

引 言

特异性发生在足部的肿瘤或肿瘤样病变很少，发病率也不高。相对常见的病变包括跟骨的单纯性骨囊肿、骨内脂肪瘤；趾骨及跖骨的内生软骨瘤（方框 7-1），拇趾远节趾骨多发甲下外生性骨疣，胫骨远侧骨端骨软骨瘤等。软组织肿物包括腱鞘囊肿，沿神经走行的神经鞘瘤、足底筋膜发生的足底纤维瘤。恶性肿瘤很少见，包括恶性神经鞘瘤、滑膜肉瘤、肺癌及肾癌来源转移瘤等。

方框 7-1	足部常见骨肿瘤

- 跟骨的单纯性骨囊肿。
- 跟骨的骨内脂肪瘤。
- 趾骨及跖骨的内生软骨瘤。

跗骨的骨肿瘤发病率很低。虽然足部肿瘤以软组织肿瘤为主，但其中大部分为腱鞘囊肿。

良性骨肿瘤及肿瘤样病变

单纯性骨囊肿

单纯性骨囊肿（simple bone cyst, solitary bone cyst, SBC; unicameral bone cyst, UBC）是原因不明的囊性肿瘤性病变。一般发生于长管状骨（如肱骨、股骨等）髓腔区（图 7-1、7-2），在踝关节、足部区域以跟骨（颈部）多见。跟骨的单纯性囊肿以年轻人群（20～30岁）最常见，实际临床中遇到的患者从小儿到年轻成人均有发生，年龄跨度很大。

单纯性骨囊肿没有特殊临床症状，病变区骨皮质菲薄，有时因伴发骨折被发现，但更多时候是因其他症状（与跟骨无关系）进行 X 线检查偶然发现。

单纯性骨囊肿在 X 线上呈圆形或椭圆形密度减低影（图 7-3A），伴有明显的硬化边。MRI 上表现为边界清晰的囊样肿瘤样病变（图 7-3B、C）。通常不伴有骨髓水肿，但伴发骨折的话，会出现骨髓水肿、囊肿出血形成液平（图 7-2）。影像学表现与动脉瘤样骨囊肿很难鉴别。若伴发骨折，骨囊肿内有时可见漂浮小骨片影像（fall in fragment sign）。

鉴别诊断包括骨内脂肪瘤、动脉瘤样骨囊肿、软骨母细胞瘤等。骨内脂肪瘤好发于跟骨体。X 线上病灶内可出现骨化（或钙化）改变。MRI 上能观察到脂肪成分，可进行鉴别。动脉瘤样骨囊肿在 X 线上呈分叶状（膨胀性生长），内部多可见分隔影像。MRI 上病灶内各种不同时期的出血，形成分层样液平影像。软骨母细胞与动脉瘤样骨囊肿均呈膨胀性生长，

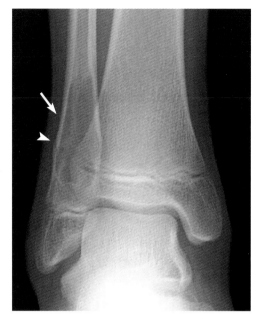

图7-1　15岁男性，单纯性骨囊肿（腓骨远侧）：踢足球时受伤

正位X线片显示，腓骨远侧干骺端-骨干见椭圆形透亮影（→）；病变占据髓腔呈中心性生长；局部骨皮质不连续，考虑合并骨折（►）。符合单纯性骨囊肿改变

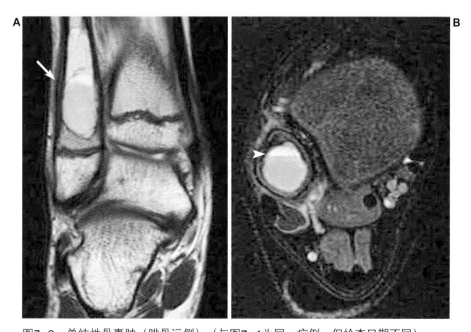

图7-2　单纯性骨囊肿（腓骨远侧）（与图7-1为同一病例，但检查日期不同）

冠状位T2加权像（A）显示腓骨远侧干骺端-骨干的髓腔内见椭圆形囊性肿瘤性病变；骨皮质稍增厚（→），考虑为骨折后骨痂影像。轴位T2加权压脂像（B）显示肿瘤内液面分层现象（►），代表骨折所致病灶内出血改变；腓骨周围包绕薄层高信号，代表骨膜反应（骨痂形成）

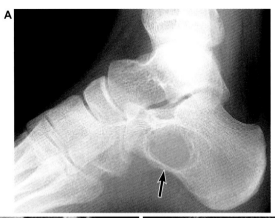

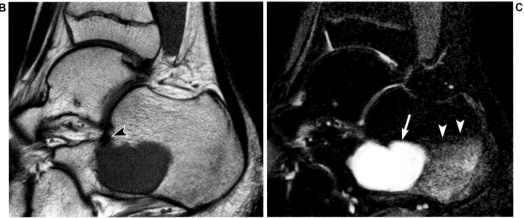

图7-3　14岁男性，单纯性骨囊肿：台阶踩空跌倒，足跟受撞击

侧位X线片（A）显示跟骨体部椭圆形透亮影（→），伴有骨硬化边；无明确骨折线，可疑单纯性骨囊肿。矢状位T1加权像（B）显示跟骨体病变呈均一液性低信号；病变局部与距跟关节关节面相延续（➤）。矢状位STIR像（C）显示跟骨后部骨髓信号增高（➤），考虑为自台阶跌倒所致骨挫伤；前方可见肿物（→），病灶内并无提示出血的液面分层现象。综上可知骨挫伤与跟骨内病变并无明确相关性

在X线上均呈分叶状改变，内部可见分隔及软骨基质钙化（"环弧状"或"爆米花样"）影像。MRI可观察到肿瘤内丰富的软骨基质成分，在T2加权像、STIR像及T2加权压脂像呈明显高信号，周围伴有水肿，具有一定的特征性。

骨软骨瘤

　　骨软骨瘤（osteochondroma）是好发于小儿及年轻成人的干骺端（骨端）的一种骨性隆起病变，与母体骨髓相延续。病变顶端为软骨成分，被称为"软骨帽"，在骨骺线未闭合的小儿中显示很清晰。软骨帽的软骨成分与骨骺线类似均向骨结构分化，随着骨骺线闭合，软骨帽也会显示不清。因而，成人的骨软骨瘤多数观察不到软骨帽。骨软骨瘤的好发部位是股

骨远侧骨端,在踝关节、足部很少见（踝关节、足部的骨软骨瘤占全身的 4.7%）。在日常临床中,胫骨及腓骨远侧骨端很少见,跟骨、跗骨的骨软骨瘤等以散发病例出现。足趾的骨软骨瘤极其罕见。

　　踝关节及足部的骨软骨瘤,通常没有疼痛感,多以穿鞋不适、肿瘤导致足部变形等就诊（图 7-4A）。X 线上表现为发生在骨端的骨性隆起（图 7-5）。由于足趾骨骼较小,很容易因肿瘤出现变性（图 7-4B）。MRI 上显示一与母体骨髓相延续的骨性突起,其顶端见软骨帽包绕,后者在 T2 加权像及 STIR 像上呈高信号（图 7-4C、7-6B）。骨软骨瘤是良性肿瘤,一般不行活检,虽然没必要切除,但下述情况下会行进一步治疗,包括影响美观、疼痛明显、形成软组织肿瘤、软骨帽短期明显增厚或厚度达到 2 ～ 3 cm,以及出现骨质破坏可能为恶变（多转化为软骨肉瘤）等。恶变发生率为 1% ～ 25%,孤立性骨软骨瘤基本不会发生,大部分发生于遗传性多发性骨软骨瘤。

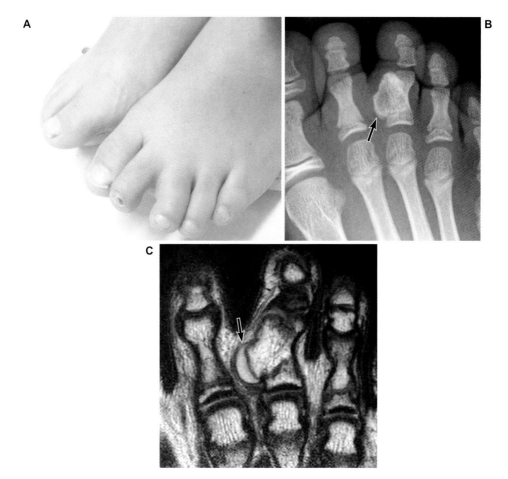

图7-4　11岁男孩 骨软骨瘤：因足趾变形来院就诊,无疼痛

照片显示左足第3趾较其他足趾粗大,且与第2趾间隙明显增大（A）。正位X线片（B）中,第3趾近节趾骨向内侧突出的骨性肿瘤（→）,周围无明确骨膜反应或溶骨性改变。轴位T2加权像（C）显示第3趾近节趾骨肿瘤与近节趾骨骨髓相延续,肿瘤表面覆盖高信号（→）,即软骨帽影像。上述所见符合骨软骨瘤表现

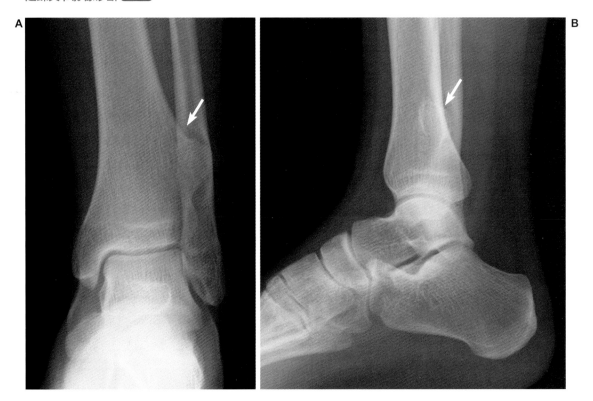

图7-5　16岁男性，骨软骨瘤：无症状

正位X线片（A）显示胫骨远侧干骺端向腓骨侧的骨性突起（→），与胫骨骨髓腔相延续，即骨软骨瘤。侧位X线片（B）显示骨软骨瘤伴有边界清晰的骨硬化边（→）

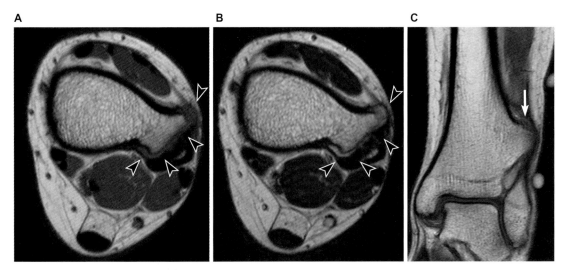

图7-6　骨软骨瘤（与图7-5为同一病例）

轴位T1、T2加权像（A、B）显示骨软骨瘤与病变骨的骨髓腔相延续，顶端伴有被称为软骨帽的软骨成分（➤）。冠状位T1加权像（C）显示软骨帽较薄无恶变。病变突向腓骨侧（→）

骨样骨瘤

骨样骨瘤（osteoid osteoma，OO）是一种成骨性良性骨肿瘤，约占全身肿瘤的 2.5%，主要由增殖的骨母细胞及富含毛细血管的纤维组织构成，骨母细胞增生伴骨样组织形成。肿瘤的瘤巢（nidus）非常小（大概 1 cm 左右）。骨样骨瘤在足部及踝关节的发病率较低（在全身中约占 10.6%）。因此，发生在足趾的骨样骨瘤很难诊断，有时可能被当作难治性骨髓炎或蜂窝织炎进行治疗（发生在手指的骨样骨瘤也有类似情况）。骨样骨瘤最常发生于骨皮质，但在骨髓内及关节面也会发生。关节内的骨样骨瘤极为罕见，诊断也很困难。踝关节、足部的骨样骨瘤好发于胫骨或腓骨远端，距骨骨样骨瘤的发生率为 5% ~ 8%，趾骨很少发生。骨样骨瘤多发于男性。

X 线上显示骨皮质内类圆形透亮影，周围包绕骨硬化改变（图 7-7）。有时瘤巢中心部可见骨硬化改变。但是，约 1/4 病例的病变在 X 线上观察不到，最好结合 CT 进行评价（图 7-8）。MRI 显示瘤巢周围有明显骨髓水肿（图 7-9A、7-10C）。瘤巢在 T1 加权像上呈低信号，MRI 增强检查有强化改变。发生在关节

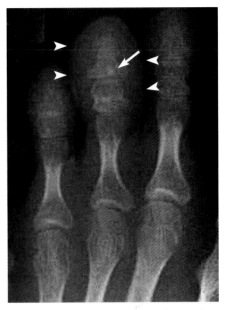

图7-7　30多岁女性，骨样骨瘤：烫伤后第3趾肿胀、疼痛

正位X线片显示第3趾软组织肿胀（➤）；远节趾骨基底部见类圆形骨质硬化像（→），周围见带状骨密度减低影。符合骨样骨瘤的瘤巢表现

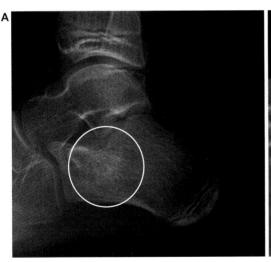
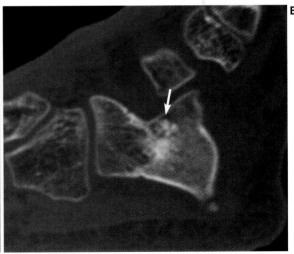

图7-8　10岁男孩，骨样骨瘤：足跟疼痛

侧位X线片（A）显示跟骨体（圆圈中部分）骨密度增高，边界不清；瘤巢周围透亮的密度减低影显示不清。矢状位MPR像（B）显示中心伴骨化的透亮影，即瘤巢（→）；病灶周围骨质增生造成骨密度增高。符合骨样骨瘤改变

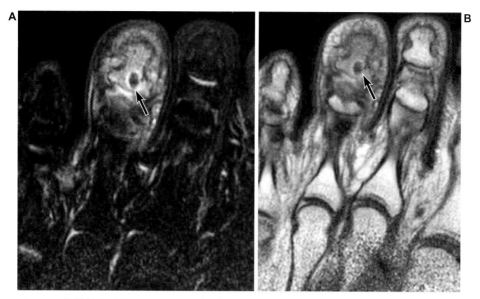

图7-9　骨样骨瘤（与图7-7为同一病例）

轴位STIR像（A）显示第3趾远节趾骨骨髓内见椭圆形无信号区（→），周围可见线状高信号区。对应X线片（图7-7）上透亮骨密度减低区。远趾间关节腔积液、周围软组织肿胀明显。轴位T2加权像（B）显示瘤巢呈低信号（→），其他足趾未见明确异常

的骨样骨瘤，主要表现为关节腔积液及关节周围软组织肿胀，有时会被误诊为关节炎。此外，有时 MRI 上也很难发现瘤巢。骨扫描检查显示瘤巢有明显的摄取浓聚，但并非特异性征象。

治疗的方法是切除瘤巢。完整切除瘤巢则一般不会复发，若病变比较大，瘤巢切除不完整，则会复发。

内生软骨瘤

内生软骨瘤（enchondroma）是由透明软骨构成的肿瘤性病变。病理上透明软骨呈分叶状生长，边缘可见硬化边包绕。踝关节、足部区域的内生软骨瘤好发于趾骨样短管状骨的骨髓内。好发年龄在 10 ~ 20 岁，没有性别差异。一般无症状，除非出现病理性骨折。踝关节、足部的内生软骨瘤由于好发于短管状骨，较大的软骨瘤直径约 2.7 cm。

X 线上主要表现为趾骨骨髓腔内类圆形或椭圆形的透亮影（图 7-11A）。病灶边缘呈平滑的分叶状，有薄层硬化边。以中心性生长为主，有时也呈偏心性生长（图 7-12A）。肿瘤内软骨基质会出现钙化，钙化较粗大呈"环弧状""爆米花样"等。病灶在髓腔内膨胀性生长，有时会造成骨皮质菲薄并合并骨折。若无骨折，则观察不到骨膜反应。MRI 上能够观察到软骨成分，后者在 T2 加权像及 STIR 像上表现为明显高信号（图 7-11B、7-12B）。软骨基质的钙化在 MRI 上表现为无信号。若无骨折，则观察不到骨髓水肿。

鉴别诊断包括单纯性骨囊肿、骨坏死、软骨肉瘤等。单纯性骨囊肿内部不发生钙化，钙化也很少发生于趾骨。骨坏死则病灶内坏死成分会发生钙化，类似内生软骨瘤的钙化改变，

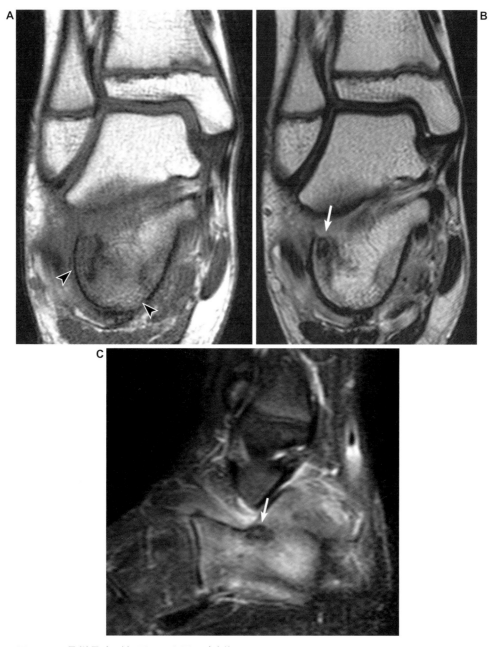

图7-10　骨样骨瘤（与图7-8为同一病例）

冠状位T1加权像（A，➤）显示跟骨体外侧中心低信号。瘤巢在T1加权像上不明显，但在冠状位T2加权像（B）及矢状位STIR像（C）上呈高信号结节伴环状低信号（→）STIR像（C）可见呈高信号的骨髓水肿

但骨坏死病变边缘钙化显著且很少发生于趾骨。Gajewski 等报道并发软骨肉瘤的概率约为4.1%，而后足部的内生软骨瘤肉瘤化的概率要高于前足部（趾骨）。因而可以认为趾骨的内生软骨瘤基本上不会发生肉瘤化。一般而言，若病变发生肉瘤化（恶变），则会出现骨膜反应、骨髓水肿以及周围软组织肿胀等改变，骨扫描检查病灶区会出现摄取浓聚（内生软骨瘤很少出现摄取浓聚）。

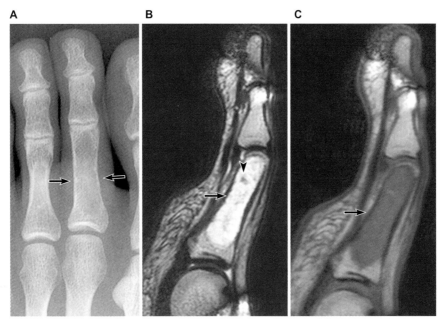

图7-11　30多岁男性，内生软骨瘤：第2趾处不适

正位X线片（A）显示第2趾骨近节趾骨骨髓内椭圆形骨密度减低影（→），周围见薄硬化边；近节趾骨内肿瘤造成的膨胀性改变不显著；无病理性骨折或钙化影。矢状位T2加权像（B）显示近节趾骨内高信号肿瘤影（→），髓腔大部分被肿瘤占据，其内见软骨基质钙化的无信号区（➤）。矢状位T1加权像（C）显示肿瘤呈均一低信号（→）。近节趾骨骨皮质连续，无病理性骨折

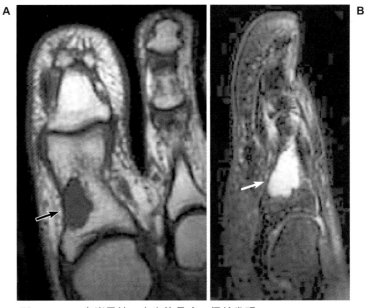

图7-12　30多岁男性，内生软骨瘤：偶然发现

轴位T1加权像（A）显示踇趾近节趾骨内偏心性分布的低信号肿瘤（→），呈分叶状；病变紧邻骨皮质，无病理性骨折，周围无骨髓水肿。矢状位T2加权压脂像（B）显示肿瘤呈明显高信号，符合内生软骨瘤表现（→）；病变内无软骨基质钙化影

奥利尔病（Ollier disease）和马富奇综合征（Maffucci syndrome）是内生软骨瘤的特殊类型。奥利尔病是一种由软骨内骨化障碍引起多发性内生软骨瘤的先天性疾病。马富奇综合征是奥利尔病合并血管瘤的内生软骨瘤病（图 7-13）。奥利尔病、马富奇综合征均可合并软骨肉瘤，特别是 40 岁以上的患者，发生在股骨的内生软骨瘤常出现肉瘤化。

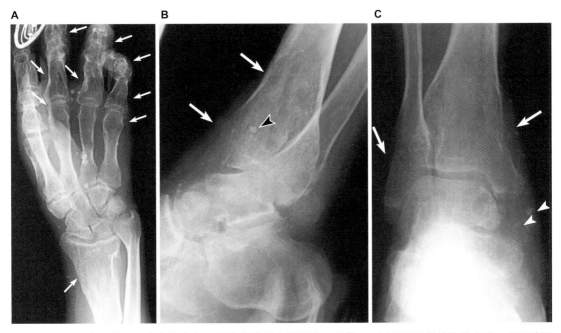

图7-13　50多岁男性，马富奇综合征：因意识障碍来院就诊。头部MRI显示枕骨斜坡软骨肉瘤，手足畸形并见多发手术痕迹

腕关节正位X线片（A）显示桡骨远端、掌骨、近节指骨、中节指骨等呈膨胀性改变，内部见透亮的骨密度减低区（小箭头），为多发内生软骨瘤；中指、环指近节指骨间见类圆形钙化结节，考虑存在血管瘤。上述改变符合马富奇综合征的表现。踝关节侧位X线片（B）显示胫骨远侧骨端边界不清且透亮的骨密度减低区，同时也存在血管瘤（➤）；胫骨前缘骨皮质不连续或变薄（大箭头），可疑恶变（肉瘤化）。踝关节正位X线片（C）显示除胫骨外，腓骨骨端也可见透亮的骨密度减低区（大箭头）；内踝下缘软组织内钙化（➤），存在血管瘤。胫骨的内生软骨瘤发生恶变（软骨肉瘤），在骨扫描显像上呈明显放射性摄取浓聚

骨膜软骨瘤

骨膜软骨瘤（periosteal chondroma）为透明软骨细胞肿瘤样增殖，沿着骨膜生长。该病变罕见，好发于长管状骨，尤其是肱骨近端。在足部区域，有报道其发生于骰骨及趾骨。常常在体表可触及肿物并伴有疼痛。X线上显示骨皮质呈侵蚀样骨质缺损（saucerization），骨质缺损区还可伴有软骨基质钙化。

软骨黏液纤维瘤

软骨黏液纤维瘤（chondromyxoid fibroma）约占所有骨肿瘤的 0.5%，在软骨的良性骨肿

瘤中占比约 2.3%，是非常少见的一种肿瘤。相比女性，男性发病率更高一些。小儿与成人均可发病，以 20 ~ 30 岁成人常见。下肢长管状骨，特别是胫骨近端或股骨远端多发。足部区域以距骨好发，跟骨及趾骨发病也有被报道。临床表现为足部肿胀、疼痛。关节运动一般不受限，除非肿瘤很大。

X 线上显示骨端区边界清楚的偏心性透亮影，膨胀性生长，骨皮质菲薄。病变骨的大小平均可达 3 cm 左右。MRI 表现与内生软骨瘤类似，其内软骨成分在 T2 加权像及 STIR 像上呈明显的高信号。

骨内脂肪瘤

骨内脂肪瘤（intraosseous lipoma）为骨髓腔内成熟脂肪组织的异常增殖，最早在 1880 年被报道。该病极其少见，约占全身骨肿瘤的 0.1%，准确的发病率并不明确。20 ~ 80 岁均可发病，男性相对比较多。主要发生于长管状骨的骨髓腔内。足部区域骨内脂肪瘤好发于跟骨颈（约 10% 的骨内脂肪瘤发生于跟骨颈）。疼痛症状的有无因人而异，但据报道 70% 患者伴有疼痛症状。

X 线上表现为边界清楚的类圆形透亮影，内部常有粗大的钙化灶（约占所有骨内脂肪瘤的 57%，其中中央有钙化者约占 85%）。这是变性的脂肪组织内的钙盐沉积所致（图 7-14）。长管状骨内出现的骨内脂肪瘤呈偏心性膨胀性生长，但在跟骨并无此特点。脂肪组织在 MRI 的 T1、T2 加权像上均呈高信号，压脂像信号减低。周围组织无骨髓水肿（图 7-15）。虽然 Kerr 等提出"骨内脂肪瘤并不是真正的肿瘤"这一说法，但目前并无定论，还有待商榷。

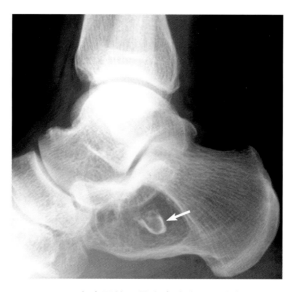

图 7-14　60 多岁男性，骨内脂肪瘤：无症状，因其他原因检查而偶然发现

踝关节侧位 X 线片显示跟骨颈间椭圆形骨密度减低区，边界清晰，可见薄硬化边；其内见 U 字形钙化灶（→）。这是脂肪瘤的特征性表现

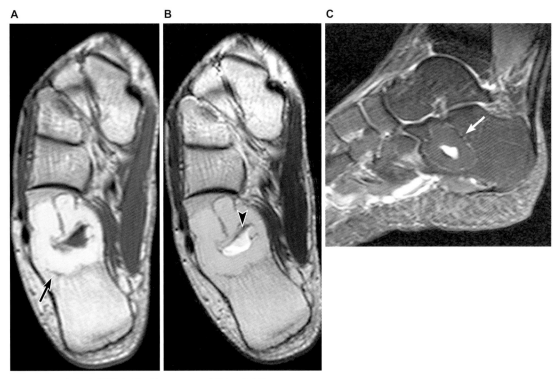

图7-15　动脉瘤样骨囊肿（与图7-14为同一病例）

轴位T1加权像（A）显示跟骨颈类圆形肿瘤影像（→）；病灶呈高信号，中央部分为低信号；肿瘤前部见分隔影像。肿瘤在轴位T2加权像（B）亦呈高信号；考虑高信号区可能为液体成分，其前部为钙化造成的线状无信号区（►）。矢状位STIR像（C）显示肿瘤除中央部分外均信号减低，从而明确肿瘤内主要成分为脂肪组织（→）

动脉瘤样骨囊肿

　　动脉瘤样骨囊肿（aneurysmal bone cyst，ABC）是良性囊性肿瘤样病变，囊腔内充满着各种不同出血时期的血液成分，多数伴有纤维性分隔。可分为原发性动脉瘤样骨囊肿（无前期病变）和继发性动脉瘤样骨囊肿（合并骨肿瘤）两类。继发性动脉瘤样骨囊肿主要是由良性骨肿瘤内形成引起出血囊性变，也可继发于骨巨细胞瘤、软骨母细胞瘤、骨母细胞瘤、骨纤维结构不良等。

　　发病部位以长管状骨骨端多见。足部、踝关节的动脉瘤样骨囊肿发病率约为5.9%，其中44%发生于跖骨。而继发性的动脉瘤样骨囊肿因首发的骨肿瘤部位不同而有所差异，踝关节与足部的距骨、骰骨、足舟骨等散在发病，但都非常罕见。

　　X线上呈偏心性膨胀性肿瘤样病变（图7-16），其内可见分隔，骨膜下骨质增生呈扇贝样。CT及MRI上能够清晰显示病灶内分隔结构，同时可以观察到液平影像（图7-17、7-18）。即使病灶非常大，也很少引起病理性骨折。患者常出现疼痛、肿胀。继发动脉瘤样骨囊肿也是骨肿瘤的特点之一。例如，继发于软骨母细胞瘤的动脉瘤样骨囊肿，周围常见骨髓水肿，呈明显高信号的软骨基质，以及软骨基质钙化灶（图7-17、7-18）。继发于骨巨细胞瘤的动脉瘤样骨囊肿，常表现为实性的低信号病灶。

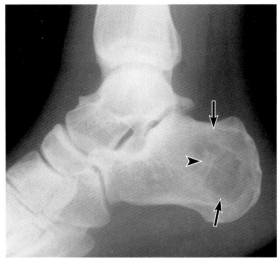

图7-16　19岁女性，动脉瘤样骨囊肿（继发于软骨母细胞瘤）：软式网球运动员，数月前开始足跟疼痛，逐渐加重至无法运动

侧位X线片显示，与跟骨后方突起相一致的边界有不太清晰的骨密度减低影（→）；内部可见分隔影像，局部呈磨玻璃样改变；硬化边在病灶后方及底部较清晰，前部不清晰；病灶中央可见较致密区，考虑为钙化灶（►）。鉴别诊断包括：软骨母细胞瘤、动脉瘤样骨囊肿或两者混合病变

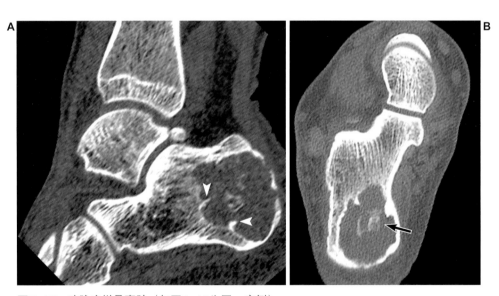

图7-17　动脉瘤样骨囊肿（与图7-16为同一病例）

矢状位MPR像（A）显示跟骨后方分叶状肿瘤，自边缘向中心走行分隔影像（►）；局部骨皮质似不连续。轴位CT（B）显示肿瘤中央有呈爆米花样的粗大钙化（→），像软骨基质的钙化，考虑软骨母细胞瘤可能

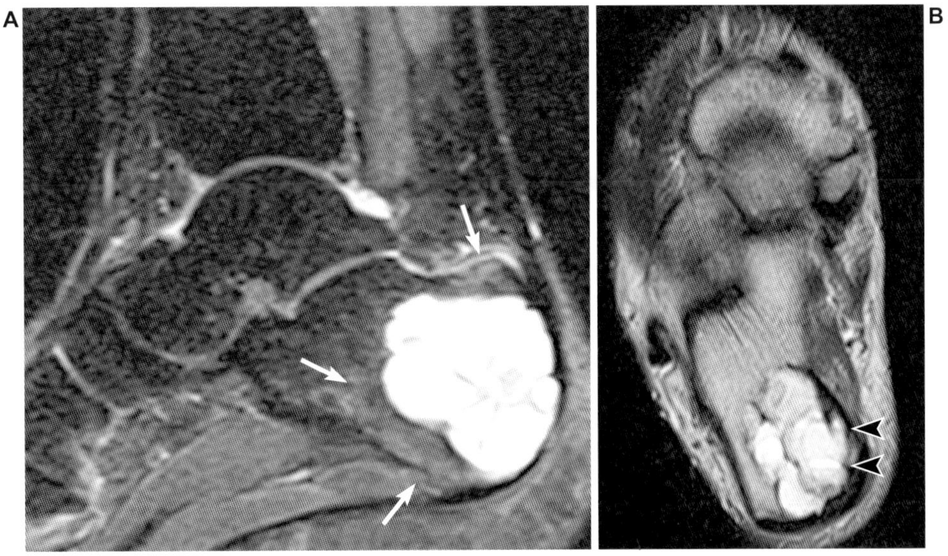

图7-18　动脉瘤样骨囊肿（与图7-16为同一病例）

矢状位STIR像（A）显示分叶状肿瘤呈明显高信号，考虑为软骨成分。病灶内纤维性分隔呈线状低信号。符合软骨母细胞瘤表现，肿瘤周围见骨髓水肿（→）。轴位T2加权像（B）显示肿瘤内有液平（►），考虑软骨母细胞瘤继发性动脉瘤样骨囊肿。肿瘤造成跟骨内侧膨隆

骨纤维结构不良

　　骨纤维结构不良（fibrous dysplasia，FD）是发生于骨髓的良性纤维骨化病变。患者如果没有异常症状一般不会进行相关检查，因而该病准确的发病率并不是很清楚。各年龄段群体均可发病，没有性别差异。该病分为单骨性（mono-ostotic）和多骨性（poly-ostotic），两者发生比例约为 6：1。多骨性骨纤维结构不良也是 McCune-Albright 综合征的表现之一。虽然该病在踝关节、足部区域发生率较低，但在跟骨颈相对而言发生率较高。此外，也有文献报道该病发生于第 2 趾的距骨及踇趾远节趾骨等。

　　X 线上显示骨髓内偏心性磨玻璃样病灶，多数伴有骨硬化边。骨纤维结构不良的纤维性成分在 MRI 的 T1、T2 加权像上呈低信号，在 STIR 像及 T2 加权压脂像上呈高信号。病灶很少发生肉瘤化。如果不发生病理性骨折，就不需要特别治疗。

骨巨细胞瘤

　　骨巨细胞瘤（giant cell tumor，GCT））约占原发性骨肿瘤的 5%，约占良性骨肿瘤的20%。该病主要发生于 20 ~ 50 岁人群，虽然少部分可发生于 10 多岁患者，但极少发生于骺板闭合以前的幼儿。骨巨细胞瘤好发于长管状骨的骨端，特别是股骨远端、胫骨近端、桡骨

远端、肱骨远端等。在足部、踝关节发生率很低，不足 5%。包括手部在内的四肢末端的骨巨细胞瘤在不满 20 岁的年轻人中多发，Yanagisawa 等报道的 11 例骨巨细胞瘤中，有 5 例都是10 多岁的患者。有研究报道足部骨巨细胞瘤可散发于距骨、骰骨、近节趾骨等。与手部相比，足部骨巨细胞瘤多活性较低（手部的骨巨细胞瘤复发、向肺内转移等情况既往报道较多）。虽然骨巨细胞瘤归于良性肿瘤性病变，但病灶切除不净则常会复发。这种情况下需要注意，若病变在病理上显示的恶性度增高，提示还可能发生转移。再者，局部关节还会发生退变，有合并动脉瘤样骨囊肿可能。患者表现为病变处疼痛、肿胀，有时会出现运动受限。

X 线上显示偏心性膨胀性生长的透亮密度减低影，其内可见分隔，不伴有钙化。边缘呈波纹状。MRI 上病灶边界清晰，T2 加权像呈中 - 高信号，T1 加权像呈低 - 中信号。病灶内出血可观察到血色素沉着。骨巨细胞瘤发生于足部距骨等处时，由于骨骼体积本身较小，多呈中心性（非偏心性）膨胀性生长。

甲下外生骨疣

甲下外生骨疣（subungual exostosis）是以外伤或者慢性炎症等为诱因，在足趾处出现的独特的肿瘤性病变，好发于踇趾的远节趾骨，可能是由于踇趾被物体砸到或夹到的发生率比较高。外生骨疣就出现在外伤的部位。该病好发于幼儿或青少年，女性发病率是男性的 2 倍左右。常表现为明显迅速增大且有痛感的肿瘤性病变。

X 线及 CT 上表现为自趾骨末端突出的骨性结构（图 7-19、7-21、7-22），多向背侧或背内侧突出。MRI 上显示甲下外生骨疣与趾骨的骨髓腔不连续（图7-20、7-23），肿瘤表面有纤维软骨帽结构。除增强序列外，甲下外生骨疣在 MRI 所有序列上均表现为低信号。这些特点可与骨软骨瘤相鉴别。

非骨化性纤维瘤，纤维性骨皮质缺损

非骨化性纤维瘤（non ossifying fibroma，NOF）几乎没有骨性成分，是以纤维组织成分为主的良性肿瘤样病变。常随着骨骼生长发育逐渐向骨干移行，病灶内纤维成分可出现骨质硬化改变甚至最终消失。病变多见于肌腱及韧带附着处，较常见的部位包括跟骨

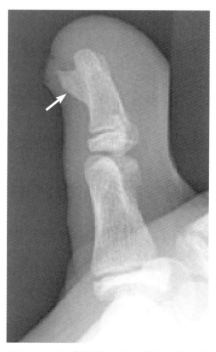

图7-19 13岁男性，甲下外生骨疣：踇趾被椅子砸到过

侧位X线片显示自踇趾远节趾骨向趾甲下突出骨性突起（→），病变与趾骨的骨髓腔不连续，考虑甲下外生骨疣

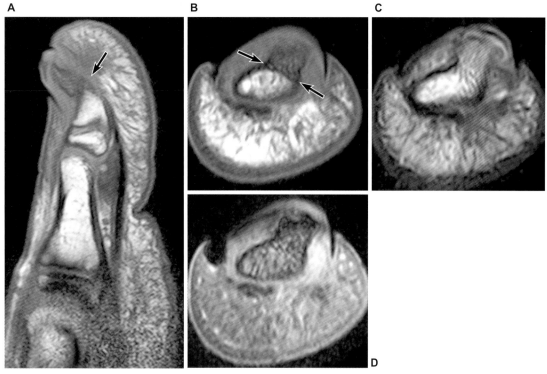

图7-20　甲下外生骨疣（与图7-19为同一病例）

矢状位T1加权像（A）显示自末节趾骨向上外突的三角形低信号肿瘤（→）。趾甲上抬畸形。冠状位T1加权像（B）显示趾骨骨髓与肿瘤信号明显不同（→）。冠状位T2加权像（C）及冠状位T2*加权像（D）显示肿瘤与趾骨骨髓信号差异不显著

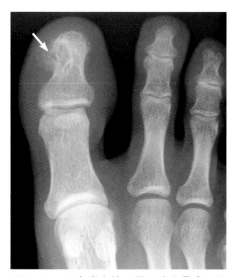

图7-21　30多岁女性，甲下外生骨疣：𫘤趾畸形、肿胀、疼痛

正位X线片显示𫘤趾远节趾骨内侧突出边界不清的肿物（→），内见钙化；远节趾骨侧可见硬化边

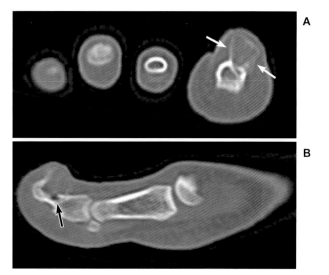

图7-22　甲下外生骨疣（与图7-21为同一病例）

冠状位MPR像（A）显示自𫘤趾远节趾骨背侧突出肿瘤性病变（→）；边缘可见硬化边，内部可见透亮骨密度减低影，并见不均质钙化；病变与远节趾骨骨髓腔看上去不连续。矢状位MPR像（B）显示肿瘤造成末节趾骨上缘骨侵蚀样内凹改变（→）；虽然骨骼发生变形，但肿瘤与趾骨髓腔不连续

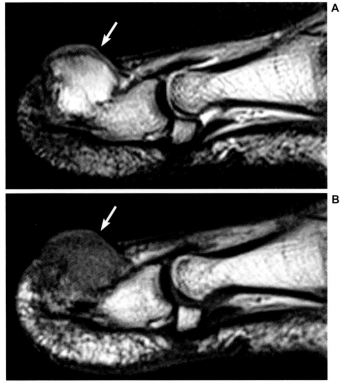

图7-23　甲下外生骨疣（与图7-21为同一病例）

矢状位T2加权像（A）显示踇趾末节趾骨远端见类圆形高信号肿瘤（→），末节趾骨上缘不规则。矢状位T1加权像（B）显示肿瘤内不均一低信号，代表其内钙化（→）。末节趾骨未发生骨髓水肿，其信号与肿瘤信号明显不同，结合CT考虑其符合甲下外生骨疣表现

远侧干骺端、胫骨远侧干骺端等。病变累及骨端的骨皮质及骨髓。纤维性骨皮质缺损（fibrous cortical defect）虽然与之是同样的病变，但仅累及骨皮质，范围较局限。年轻人（青少年期）以非骨化性纤维瘤居多，而纤维性骨皮质缺损基本上发生在10岁以下。

X线上，非骨化性纤维瘤表现为自干骺端至骨干分布的偏心性磨玻璃影，伴有骨硬化边及间隔影像，既有骨皮质肥厚区也有骨皮质菲薄区（磨玻璃影区域）。病变体积较大时可造成骨骼变形及病理性骨折。纤维性骨皮质缺损表现为圆形或椭圆形的透亮影。病灶内纤维成分在MRI的T1、T2加权像上均呈低信号，在STIR像及T2加权压脂像上呈高信号。

治疗方面，对出现病理性骨折或可能有病理性骨折的病变进行局部病灶刮除及植骨，预后基本良好。

骨关节结节病

结节病（sarcoidosis）是原因不明的肉芽肿性疾病，可累及全身多脏器，好发于纵隔淋巴结及肺部，而该病在骨关节相对少见，发病率为1%～2%。欧美等国的骨关节结节病发病率为1%～13%，高于日本。骨关节的病变主要发生于手指及足趾等短管状骨，足趾以近节趾

骨多见。此外，也有报道发生于颅骨、椎体、肋骨、鼻骨等处的结节病。

　　骨关节结节病患者多数无症状，首发症状可表现为手指或足趾肿胀、疼痛。发生于手指的结节病，普通握手就可引起疼痛被认为是其重症的临床表现。阿部等对 4 例骨关节结节病患者进行总结分析，认为该病的患病时间相对较长，从首发症状到出现骨骼病变平均约 9.75 年。此外，在所有病例中骨关节系统出现病变时，均已合并全身多脏器病变。

　　X 线片上常表现为溶骨性改变、骨内粗大骨小梁结构呈蜂窝状改变（图 7-24），但也有不少病变在影像上难以辨别，病变区骨皮质常变薄。CT 对骨内软组织肿瘤及骨破坏情况的观察效果优于 X 线检查（图 7-25）。有时发生病理性骨折后，病变会向骨外进展。MRI 上病灶呈 T1 低信号，T2 加权像及压脂像上信号强度略高于肌肉，增强的信号呈明显强化（图 7-26）。骨扫描显像能够发现隐匿病灶，对骨关节结节病而言是一种非常敏感的检查手段。骨病变在骨扫描显像上呈明显的放射浓聚（图 7-27）。采用镓造影显像检查，四肢的骨关节病灶不发生放射浓聚，而肺门部等出现明显浓聚，与骨扫描显像所见可能不匹配。

　　关于骨关节结节病导致的骨破坏机制有多种不同说法，包括血清 1,25-(OH)$_2$D$_3$ 水平升高刺激骨破坏及骨吸收过程，结节病形成的肉芽肿造成了骨质破坏，肉芽肿产生过多破骨细胞活化因子从而抑制骨吸收等。目前并无明确的标准治疗方法，一般给予激素、免疫抑制剂、秋水仙碱（对症治疗）及非甾体抗炎药（NSAIDs）等进行治疗。

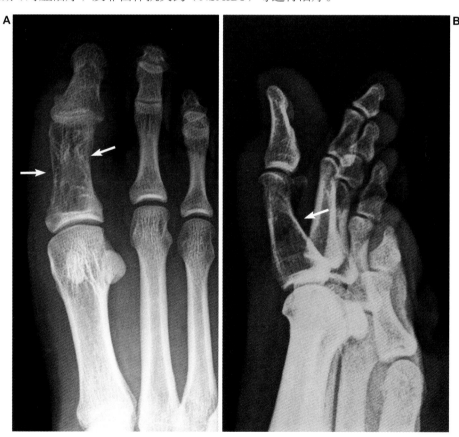

图7-24　30多岁男性，骨关节结节病：半年前踇趾受过外伤，其后出现无痛性肿物

正位X线片显示近节趾骨骨小梁增粗，呈蜂窝状（A，→）。侧位X线片中的近节趾骨内见骨密度减低区（B，→），同时骨皮质变薄。此外，近节趾骨周围软组织肿胀

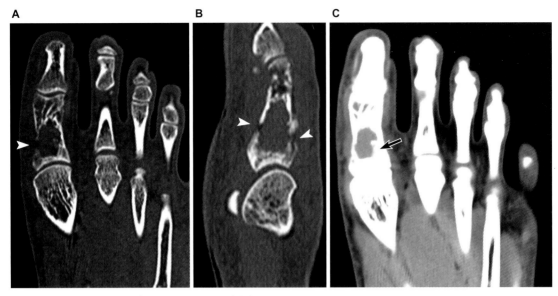

图7-25 骨关节结节病（与图7-24为同一病例）

A为轴位CT（骨窗），B为矢状位MPR（骨窗），C为轴位CT（软组织窗）。近节趾骨骨小梁较其他骨粗大（A）。近节趾骨内见透亮骨密度减低影（A、B），骨皮质不连续（A、B，➤）。软组织窗上显示软组织密度肿瘤（C，→）。存在病理性骨折

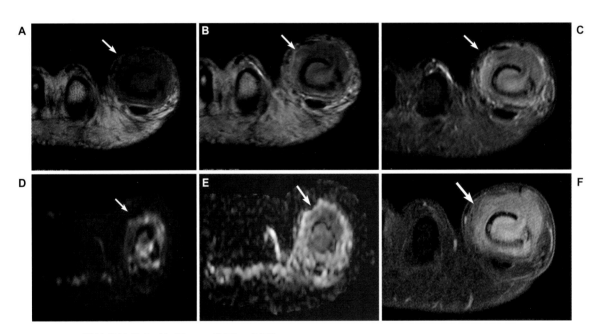

图7-26 骨关节结节病（与图7-24为同一病例）

近节趾骨病变在冠状位T1加权像呈低信号，在冠状位T2加权像上较肌肉信号稍高，在冠状位STIR像上呈高信号（A～C，→）。近节趾骨发生病理性骨折，病变向骨外进展。冠状位扩散加权像上显示扩散受限改变（D，→），表观弥散系数（ADC）像上显示扩散低下（E，→）。增强T1加权压脂像（F为冠状位，G为轴位，H为矢状位）上，肿瘤呈均一性强化，病变侵犯周围软组织（F～H，→）

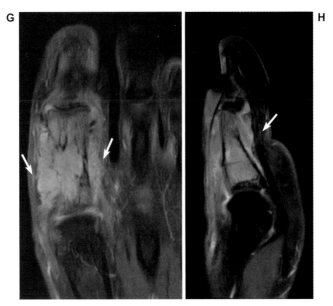

图7-26（续） 骨关节结节病（与图7-24为同一病例）

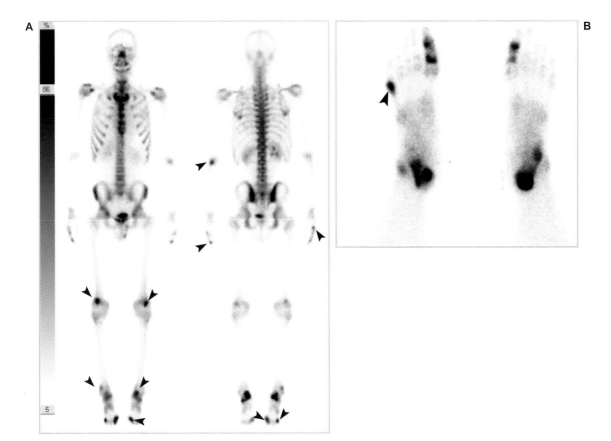

图7-27 骨关节结节病

骨扫描全身像（A）显示双侧距骨、跟骨、姆趾近节趾骨、右侧腓骨、右远节趾骨、双侧髌骨、双侧指骨、左肘关节可见放射浓聚（➤）。骨扫描局部显像（B）显示右足小趾也有放射浓聚（➤），复核CT图像，显示小趾及姆趾近节趾骨内均见骨密度减低影。考虑为骨关节结节病改变

恶性骨肿瘤

骨肉瘤

骨肉瘤（osteosarcoma，OS）是原发性骨肿瘤之一，发生于长管状骨的干骺端，好发于膝关节（股骨远侧干骺端、胫骨近侧干骺端）、肩关节（肱骨近侧干骺端）。踝关节及足部发病率极低，在1929例骨肉瘤患者中，只有12例发生于足部。足部骨肉瘤的好发部位是跟骨，其次是距骨。足部骨肉瘤的发病年龄偏高，平均32岁（长管状骨骨肉瘤的平均发病年龄是15～20岁）。此外骨肉瘤的出现时间与患者出现临床症状的时间存在偏差（有报道虽然影像上发现骨肉瘤，但患者有2年时间无任何临床症状）。再者，在病理上呈低度恶性的骨肉瘤很常见。患者的自觉症状主要是足部顽固性疼痛，且在夜间加重。

X线上显示为边界清晰的骨密度减低影。非膨胀性生长，发生于跗骨的骨肉瘤的骨膜反应不明显。CT上显示骨皮质变薄并可被穿透（penetration），甚至不连续。MRI的T2加权像呈高、低混杂信号，T1加权像呈低信号，STIR像及T2加权压脂像呈明显高信号。常伴有周围软组织信号增高及周围骨髓水肿，这种情况下可能存在周围的微小浸润。

骨肉瘤有多种不同的亚型，详细的内容请参照相关专业书籍。

软骨肉瘤

软骨肉瘤（chondrosarcoma）是原发性骨肿瘤之一，形成恶性软骨组织，好发于骨盆、股骨近端、肩关节等，但在踝关节、足部非常少见。足部软骨肉瘤占所有软骨肉瘤的0.5%～2.97%，多见于趾骨、距骨。趾骨及距骨也是内生软骨瘤的好发部位，故推测软骨肉瘤也可能是内生软骨瘤恶变产生的。低度恶性软骨肉瘤与内生软骨瘤的鉴别非常困难，两者间的分界也有待商榷。足部软骨肉瘤虽然手术切除也会有36%的复发率，但很少出现转移。

X线上软骨肉瘤呈膨胀性生长表现为骨密度减低的透亮影，伴有软骨基质钙化。骨膜反应显示不清。CT上能够显示骨皮质变薄或细小的断裂。MRI的T2加权像、STIR像等能够观察到高信号的软骨基质影像。上述所见随着软骨肉瘤的恶性程度不同而有所变化，低度恶性软骨肉瘤与内生软骨瘤难以鉴别。

转移性骨肿瘤

转移性骨肿瘤（metastatic bone tumor）是其他部位的恶性上皮性肿瘤通过血行途径转移到骨，在椎体、骨盆骨、长管状骨近端等富含红骨髓的区域多发。容易出现骨转移的恶性肿瘤包括前列腺癌、乳腺癌、肺癌、肾癌、甲状腺癌、消化道恶性肿瘤等。此外肉瘤发生骨转移的情况也不少。足部、踝关节发生骨转移的概率，据Choufani等的报道约为0.01%，据Maheshwari等的报道约为0.007%～0.3%。Kinoshita等对83例足部软组织肿瘤进行总结分析，发现其中转移性肿瘤仅 2 例，且都是皮肤来源的恶性肿瘤。此外还可见肺癌、肾癌等向足部转移。文献报道跟骨、距骨及骰骨出现过转移瘤。发生足部转移的恶性肿瘤预后不良，发病后平均生存时间约 14.8 个月。

软组织肿瘤

腱鞘囊肿

腱鞘囊肿（ganglion cyst）是良性非肿瘤样囊性病变，存在于关节、腱鞘周围。虽然与关节及腱鞘可连续或不连续，但基本上都是不连续的情况。另外，在韧带周围、关节盂、半月板、骨内、骨皮质内，特别是肌腱等非近旁软组织内也可见腱鞘囊肿。形成病因虽仍无定论，但考虑与外伤（反复的轻微外力作用）、黏膜组织的变性、关节滑膜组织外突等因素相关，呈圆形或椭圆形单房或多房囊性病变，内部液体含有黏蛋白。腱鞘囊肿形成纤维性囊壁，典型的病灶内无分隔。踝关节、足部腱鞘囊肿十分常见，足部病变基本都发生于足背部。踝关节、足部腱鞘囊肿基本没有症状，但发生在手部、腕关节的腱鞘囊肿，患者常自觉疼痛。

X 线上仅能显示软组织肿胀（图 7-28）。MRI 显示边界清晰的囊性病变（图 7-29、7-30），位于韧带或肌腱周围，有时可见与腱鞘相连续，通常病灶内无分隔。多房性腱鞘囊肿则像数个囊性病变集聚在一起，极少情况下病灶内会发生出血。腱鞘囊肿长期感染或出血则会出现囊壁增厚。

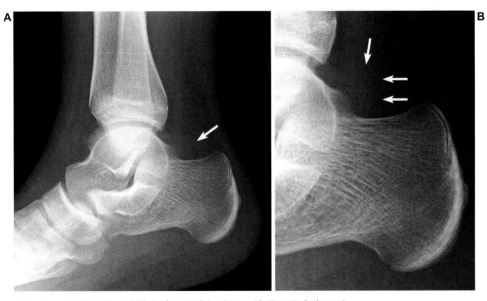

图7-28　14岁女性，腱鞘囊肿：网球部成员，外踝周围疼痛不适
侧位X线片（A）显示距骨后方软组织肿物，局部密度稍增高（→）。放大像（B）显示软组织肿物似与距小腿关节相连续（→）

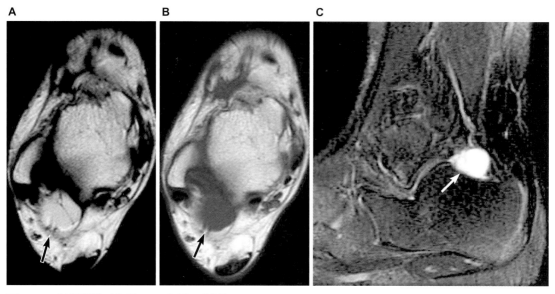

图7-29　腱鞘囊肿（与图7-28为同一病例）

轴位T2加权像（A）显示距腓后韧带后方见边界清晰类圆形高信号肿物（→），其内可见低信号分隔影像。轴位T1加权像（B）显示病变呈均一低信号（→）。结合T2加权像信号改变考虑为囊性肿瘤，其内无出血。矢状位STIR像（C）显示病变呈多房囊性改变（→）。考虑距腓后韧带损伤伴腱鞘囊肿形成

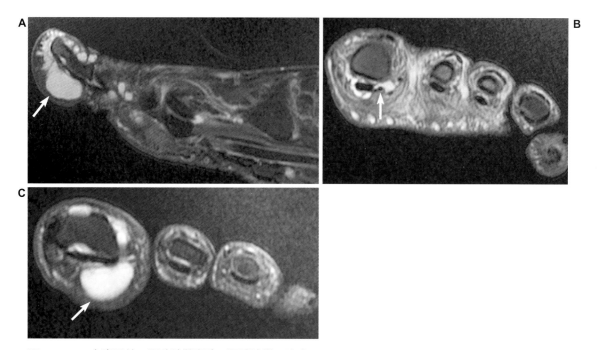

图7-30　70多岁男性，踇趾腱鞘囊肿：踇趾肿胀、隐痛

矢状位STIR像（A）显示踇趾远节趾骨周围见多房囊性病灶集聚（→），边界清晰并包绕远节趾骨，未见骨浸润改变。跖趾关节水平冠状位STIR像（B）显示病灶自踇长屈肌腱开始发起（→）。远节趾骨水平冠状位STIR像（C）显示该病变远端达远节趾骨

皮脂腺囊肿

　　皮脂腺囊肿（Sebaceous cyst）是皮肤下腺体排泄管内有角质（垢）等潴留造成的良性病变。自皮肤表面突出，病灶中央常见黑点状开口。在皮肤各处均可出现，出现感染则会发红、肿胀并伴有疼痛。通常视诊即可诊断，但病灶较大或伴有感染则应进行 MRI 检查。MRI 的 T1 加权像呈低信号、T2 加权像呈高低混杂信号（图 7–31）。发生感染的病灶周围会伴有水肿。

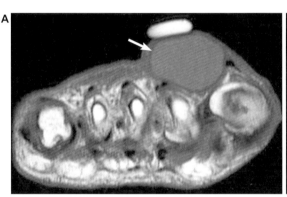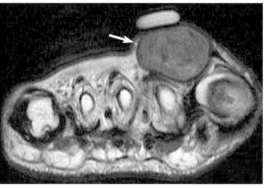

图7-31　60多岁男性，皮脂腺囊肿：足背肿胀，不时会有恶臭的脓性、脂性分泌物
冠状位T1加权像（A）显示足背皮下椭圆形低信号肿物（→）；与邻近骨不连续，局部皮肤增厚信号减低呈水肿改变。冠状位T2加权像（B）显示病灶内见不均一高、低混杂信号，伴有少量积液及钙化（→）；临床表现及肿瘤形状符合皮脂腺囊肿表现

血管瘤

　　血管瘤（hemangioma）是良性的血管病变，通常见于 30 岁以下成人、幼儿。根据不同结构分为毛细血管瘤（capillary hemangioma）、海绵状血管瘤（cavernous hemangioma）、静脉血管瘤（venous hemangioma）及动静脉血管瘤（arteriovenous hemangioma）。血管瘤在踝关节、足部的软组织肿瘤中最为常见。其在软组织中出现的位置包括皮肤、皮下组织、筋膜深部、肌肉，或上述部位组合存在。肌肉内血管瘤大部分为海绵状血管瘤。血管瘤靠近皮肤表层则能够从体表触摸到，而且还可观察到血管瘤呈红紫色甚至青色。虽然有时会出现疼痛，但发生于足部的血管瘤基本无症状。

　　血管瘤在 X 线上呈软组织密度影（图 7–32、7–33）。静脉石病灶为海绵状血管瘤的可能性比较大。MRI 上表现为分叶状肿物，T1、T2 加权像上均表现为不均一信号（图 7–33）。病灶内信号不均的原因考虑是病灶内含有脂肪、纤维、平滑肌、血红素、血栓等多种非血管成分。病灶内血管在 T1 加权像呈低信号，在 T2 加权像、STIR 像以及增强后 T1 加权压脂像均呈明显高信号（图 7–34）。虽然是良性病变，但多数情况下表现为向周围组织浸润性生长。马富奇综合征中内生软骨瘤伴多发血管瘤（多数为海绵状血管瘤），这种情况下内生软骨瘤及血管瘤都可能发生恶变。

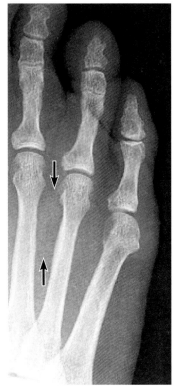

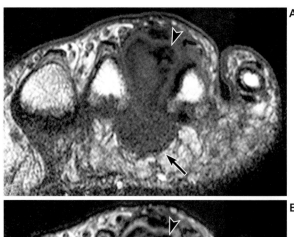

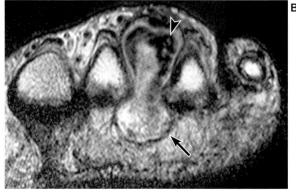

图7-32　60多岁男性，血管瘤：因第3、4趾趾间肿胀就诊

足趾正位X线片显示第3、4趾趾间有浅淡钙化影（→）。即使不是边界清晰的圆形钙化灶，仍考虑为静脉石影像

图7-33　血管瘤（与图7-32为同一病例）

冠状位T1加权像（A）显示第3、4趾趾间（跖骨水平）见葫芦状低信号肿瘤（→），病灶背侧边缘伴无信号区（►），为静脉石影像。冠状位T2加权像（B）显示病灶呈不均一高信号（→）；静脉石覆盖于血管瘤上部（►）。符合血管瘤表现。血管瘤上缘可见少量积液

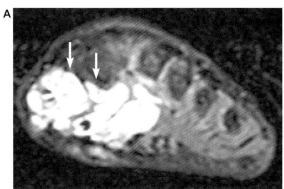

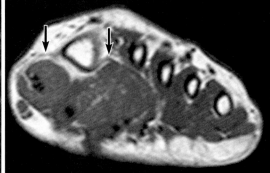

图7-34　9岁女孩，血管瘤：足底部肿胀，触之较柔软

冠状位STIR像（A）显示跖骨水平趾长、短屈肌及姆收肌内见迂曲扩张脉管样结构集聚成团，符合血管瘤表现（→）。病变部分包绕姆趾跖骨，但并无骨浸润改变。冠状位T1加权像（B）显示血管瘤信号强度同肌肉，边界略不清晰（→）。血管瘤与姆趾跖骨间可见脂肪组织分隔

血管平滑肌瘤

　　血管平滑肌瘤（angioleiomyoma）是来源于动脉或静脉中膜的少见良性肿瘤，占所有软组织肿瘤的 5% 左右。好发于 40 ～ 60 岁女性的下肢。男性发病年龄要高于女性，多见于手指。血管平滑肌瘤发生于皮肤、皮下脂肪组织或者筋膜区，表现为皮下组织肿胀伴疼痛，有时呈多发。

　　X 线上显示软组织局部肿胀。MRI 的 T1 加权像上表现为圆形或椭圆形低信号肿物，T2 加权像上病灶信号强度略高于肌肉组织，STIR 像上呈高信号。病灶内可见自中心向边缘走行的线状低信号（图 7-35）。治疗采取手术切除即可。

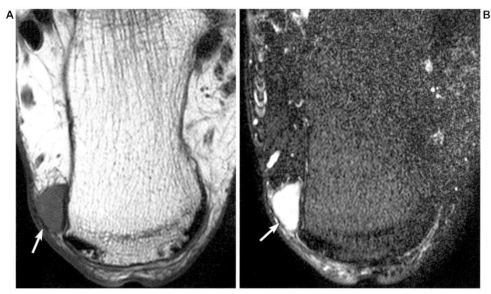

图7-35　60多岁女性，血管平滑肌瘤：足跟疼痛超过1年
斜冠状位T1加权像（A）显示跟骨下部外侧皮下肿瘤呈三角形低信号（→）。病灶内部信号较均匀，周围脂肪组织信号未见异常；肿瘤位于跟骨外侧，但局部骨质无侵蚀。斜冠状位STIR像（B）显示肿瘤呈结节状高信号（→）；病灶内可见线状低信号自中心向外周放射状走行。上述所见是血管平滑肌瘤的特征性表现

血管球瘤

　　血管球瘤（glomus tumor）是 Wood 在 1812 年首次报道的少见良性肿瘤，是由动静脉吻合处血管球细胞肿瘤样增殖形成。血管球细胞负责动静脉吻合处体温调节，受到刺激会造成血管收缩。血管球瘤内除血管球细胞外还有流入动脉、动静脉吻合段及控制吻合处血流的神经血管束成分，病理上归于错构瘤。其中约 75% 发生于手指、手掌，这些部位血管吻合较多。其他的好发部位还包括足底、足趾甲下。手指甲下的血管球瘤约占 65%，视诊甲下血管球瘤造成指甲纵向分离变形、甲后部膨隆、甲下病变呈蓝色或红紫色。病变处受到机械性压迫或寒冷刺激等会剧烈疼痛。

MRI 的 T2 加权像及 STIR 像上血管球瘤呈明显高信号，具有特征性。通常不伴有周围软组织肿胀及骨髓水肿，但是病变较大造成骨侵蚀时可出现骨髓水肿。T1 加权像上与肌肉等信号。

足底纤维瘤

足底纤维瘤（plantar fibroma）是与足底筋膜或足底腱膜走行一致的良性纤维增生病变，分为成年性纤维瘤和青少年性纤维瘤，成年性纤维瘤又进一步分为 Dupuytren 型（潜在型）和硬纤维瘤型。Dupuytren 型在糖尿病患者中多发，也可先于糖尿病发病。肿瘤多出现在足底腱膜内侧，MRI 的 T1 和 T2 加权像均呈低信号。活动期肿瘤在 T2 加权像上呈高信号（图 7-36）。

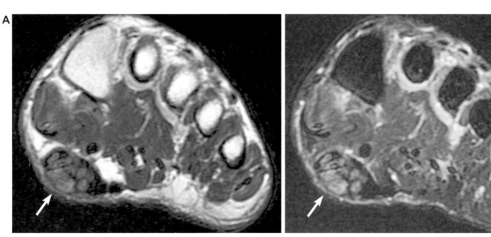

图7-36 60多岁女性，足底纤维瘤：因足底肿瘤就诊
冠状位T1加权像（A）显示沿足底筋膜内侧走行的椭圆形分叶状肿瘤（→）。冠状位T2加权压脂像（B）显示肿瘤内部可见高信号，考虑存在出血及水肿改变（→）

神经鞘瘤

神经鞘瘤（schwannoma）是良性神经源性肿瘤，好发年龄是 20 ～ 40 岁。沿着神经走行区分布，踝关节、足部屈侧（足底侧）多见。肿瘤呈边界清晰的卵圆形肿物，有时在体表可触及。给予肿瘤一定刺激，受累神经支配区出现麻痛感（Tinel 征阳性）则为神经鞘瘤可能性大。

MRI 的 T2 加权像及 STIR 像上病变呈高信号，其内见同心圆状低信号，即靶征。但神经纤维瘤也可出现靶征，故两者在影像上难以鉴别。T2 加权像上高信号代表病理上的黏液基质，低信号代表细胞成分或纤维成分。T1 加权像肿瘤呈均一低信号，信号强度同肌肉（图 7-37）。神经鞘瘤内有时会有出血、钙化及囊性变，故信号可能变得混杂。

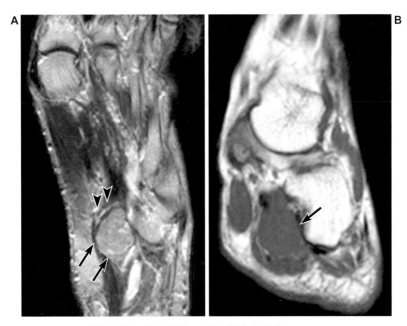

图7-37 70多岁女性，神经鞘瘤：因足底肿瘤就诊

轴位T2加权像（A）显示小趾展肌旁脂肪组织内见类圆形的呈不均一信号的肿瘤影像（→）。信号强度同骨髓信号，其内可见点状高信号，后者提示变性改变。肿瘤与小趾展肌间见脂肪组织（▶），故肿瘤并非肌肉内病变。冠状位T1加权像（B）上肿瘤信号同肌肉（→），沿着足底神经区域走行，考虑为神经鞘瘤

神经纤维瘤

神经纤维瘤（neurofibroma）的好发年龄是 20 ～ 40 岁，发生于皮下及皮下脂肪组织、肌间等处的神经走行区。病变多发时常见于神经纤维瘤病 I 型（von-Recklinghausen disease, neurofibromatosis type Ⅰ）。皮肤及皮下的神经纤维瘤（蔓状神经纤维瘤多见）呈实性不均一肿瘤，沿周围神经干（含神经周细胞等神经周围结缔组织）发生。神经纤维瘤分布有一定倾向，踝关节、足部神经纤维瘤以根部及踇趾周围多见。

X 线上仅能观察到皮下软组织肿胀增厚。MRI 的 T1 加权像上病变同肌肉信号，T2 加权像及 STIR 像上病灶呈高信号，其内见同心圆样低信号（靶征），增强后病灶明显强化。有时可见弥漫型神经纤维瘤（图 7-38），局部皮肤增厚，不规则增生肿瘤组织与邻近肌肉组织交错存在，病灶内部血管增生并迂曲走行。邻近骨受肿瘤压迫有时会出现侵蚀样改变。

恶性神经鞘瘤

约 50% 的恶性神经鞘瘤（malignant peripheral nerve sheath tumor，MPNST）由神经纤维瘤病 I 型的神经纤维瘤恶变而来（蔓状神经纤维瘤多见）。剩余 50% 的恶性神经鞘瘤无基础

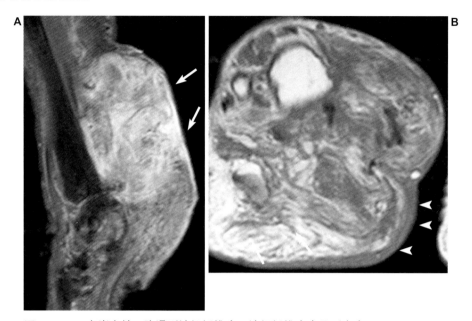

图7-38　60多岁女性，弥漫型神经纤维瘤：神经纤维瘤病Ⅰ型患者

矢状位STIR像（A）显示自小腿下段至跗骨水平连续分布的软组织肿瘤（→）；肿瘤与肌肉组织、皮下组织交错生长，肿瘤内部见扩张迂曲的血管影，呈线状无信号影。轴位T1加权像（B）肿瘤主体位于内后方（→），伴有皮肤增厚（➤），符合弥漫型神经纤维瘤表现

性疾病，为原发性病变。关于合并神经纤维瘤病Ⅰ型的发病率，各种报道的数据并不一致，Mautner等报道约为10%，Matsumine等报道为5%～10%。但无论具体数据如何，都需要认识到一点，即神经纤维瘤病Ⅰ型的患者常有患恶性神经鞘瘤的可能。合并神经纤维瘤病Ⅰ型的恶性神经鞘瘤患者的平均发病年龄是29岁，而原发性恶性神经鞘瘤患者的平均发病年龄是40岁，年龄相对大一些。恶性神经鞘瘤患者会有顽固性疼痛、肿瘤增大（快速增大较多见）、神经官能症等。

　　Matsumine等尝试在MRI上对恶性神经鞘瘤和神经纤维瘤进行鉴别。MRI上形态不规则、边界不清、呈分叶状、T1加权像上病灶内见高信号区，增强后呈不均匀强化的肿瘤，倾向于恶性神经鞘瘤（图7-39）。恶性神经鞘瘤预后差，早发现早治疗（外科手术切除）很重要。

莫顿神经瘤

　　莫顿（Morton）神经瘤是趾间神经的卡压性神经损伤（entrapment neuropathy）。第3、4趾间跖趾关节区是内侧和外侧足底神经吻合处，对机械性刺激比较敏感，外伤后易诱发神经瘤，但这并非真正的肿瘤。患者自觉有疼痛和麻木感，行走时疼痛加剧，休息时疼痛减轻。除第3、4趾间，第2、3趾间也会出现。该病与所穿的鞋子也有关系，穿高跟鞋女性多发。

　　X线上常无明确异常。MRI的T1和T2加权像上跖趾关节水平略后侧见椭圆形或圆形低信号肿瘤（图7-40）。增强MRI显示不均一强化（请参考第10章内容）。

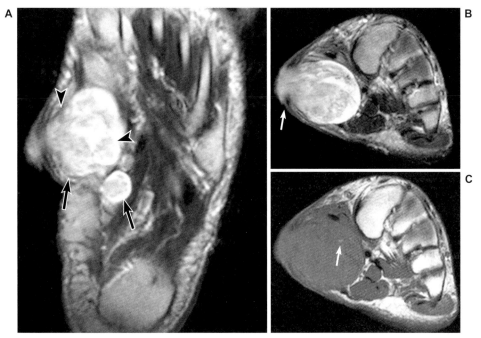

图7-39　40多岁男性，恶性神经鞘瘤：神经纤维瘤病 I 型患者
轴位T2加权像（A）显示足底内侧两个圆形肿瘤性病变（→），较大者内部可见分叶状结节影（►），肿瘤内侧边缘不清，局部皮下脂肪组织消失，上述征象提示恶性。冠状位T2加权像（B）显示肿瘤边缘一部分不完整，侵及皮肤及皮下组织（→）。冠状位T1加权像（C）显示肿瘤内病灶呈高信号（→），代表出血。肿瘤边缘不规则，内部分叶状结节、出血、向皮肤浸润性生长等特点，有助于诊断为恶性神经鞘瘤

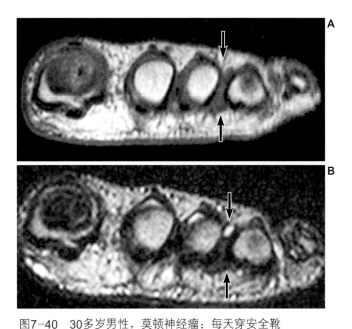

图7-40　30多岁男性，莫顿神经瘤：每天穿安全靴
冠状位T1加权像（A）的跖趾关节水平第3、4趾间见椭圆形低信号肿瘤（→），这是莫顿神经瘤的特征性位置。冠状位T2加权像（B）上肿瘤亦呈椭圆形低信号（→），足背侧见少量积液

色素沉着绒毛结节性滑膜炎

色素沉着绒毛结节性滑膜炎（pigmented villonodular synovitis，PVNS）是滑膜增殖性疾病，过去被认为是炎症，现在归于肿瘤性病变。多见于（青年）成人，有时也可见于幼儿（笔者遇到过一例 8 岁患儿）。虽然所有关节均可发病，但约 80% 见于膝关节。踝关节的 PVNS 发病率不足 10%。

PVNS 根据病变形状，分为局限型（图 7-41 ～ 7-44，局部肿瘤形成）和弥漫型（图

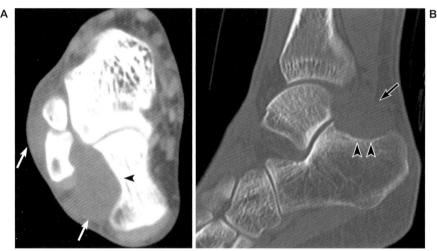

图7-41　30多岁男性，局限型PVNS：足部疼痛、肿胀

软组织窗的轴位CT（A）显示自外踝后方至跟骨外侧缘的软组织肿瘤（→）。软组织肿瘤也累及外踝外侧。跟骨受肿瘤压迫，可见骨侵蚀改变（➤）。骨窗的矢状位MPR像（B）显示软组织肿瘤（→）累及距骨及胫骨后方。跟骨外侧缘及上缘受肿瘤压迫（➤）

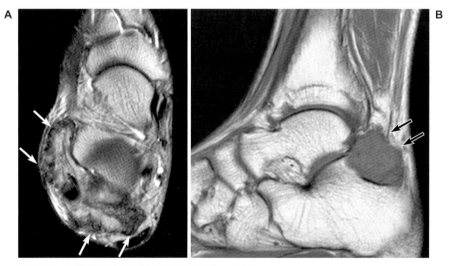

图7-42　局限型PVNS（与图7-41为同一病例）

轴位T2加权像（A）显示外踝周围、跟骨上方低信号肿瘤；边缘可见出血（含铁血黄素）造成的无信号区（→）。矢状位T1加权像（B）显示肿瘤较肌肉信号略高，呈分叶状（→）；肿瘤造成跟骨局部骨侵蚀，但并无骨髓水肿；根据肿瘤的形状及出血的存在，考虑为局限型PVNS

7-45 ～ 7-48，滑膜组织广泛性肥厚并形成结节）。局限型 PVNS 可分为关节内型和关节外型。关节内型多见于腕关节及手指，关节外型多见于踝关节（图 7-44）。弥漫型 PVNS 多见于膝关节。

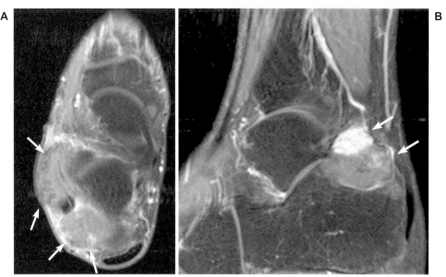

图7-43　局限型PVNS（与图7-41为同一病例）

轴位增强T1加权压脂像（A）显示以腓骨肌腱为中心的肿瘤，增强后强化不显著（→）。含铁血黄素仍呈低信号。矢状位T1加权像（B）显示仅肿瘤上缘强化（→）。跟骨及距骨未见强化，考虑无骨浸润

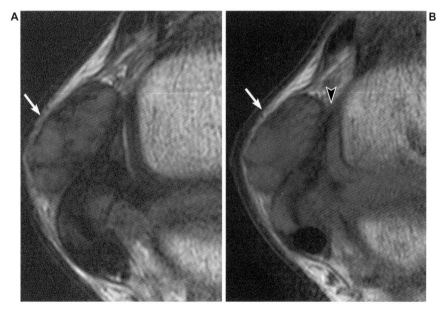

图7-44　6岁女孩，局限型PVNS：足踝肿胀来院就诊

轴位T2加权像（A）显示外踝前方沿距腓前韧带走行区可见低信号肿瘤（→），分叶状伴有间隔影像。轴位T1加权像（B）所见相似（→），可见距腓前韧带（►）

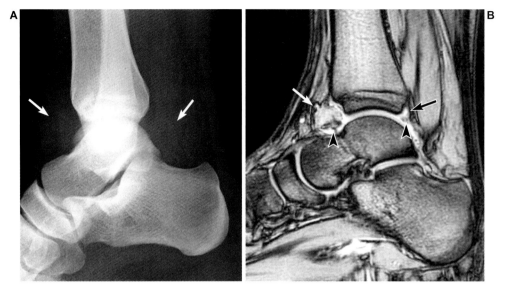

图7-45　18岁男性，弥漫型PVNS：运动时足部感觉不适，运动后踝关节明显肿胀，无疼痛感

侧位X线片（A）显示距小腿关节前方及后方软组织肿物（→）。距小腿关节内间隙未见明显狭窄，也无明显骨侵蚀改变。矢状位T2*加权像（B）显示胫骨远侧前方及后方见高、低混杂信号结节（→）。结节内考虑有含铁血黄素沉着造成的局部无信号区（►），即肿瘤内出血

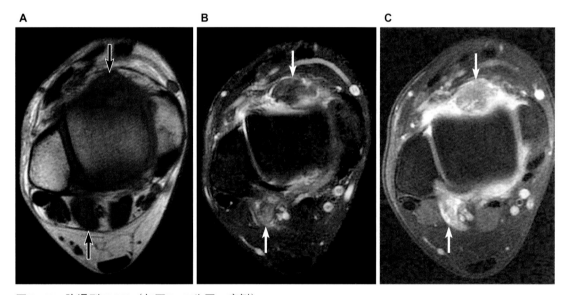

图7-46　弥漫型PVNS（与图7-45为同一病例）

轴位T1加权像（A）显示距小腿关节水平前方及后方见低信号肿瘤（→），属于关节内病变。轴位T2加权压脂像（B）显示肿瘤为低信号（→），呈结节状。轴位增强T1加权压脂像（C）显示肿瘤呈不均一强化（→），关节内多发结节，并伴有含铁血黄素沉着，符合弥漫型PVNS表现。局部骨质未受累

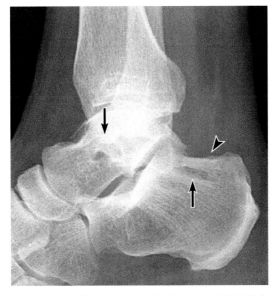

图7-47 50多岁女性，弥漫型PVNS：踝关节疼痛、肿胀

踝关节侧位X线片显示，胫骨体及跟骨上部骨侵蚀改变，内部可见带状骨密度减低透亮影（→）；跟骨上缘显示软组织肿胀（►）。可疑存在肿瘤性病变并伴有骨侵蚀

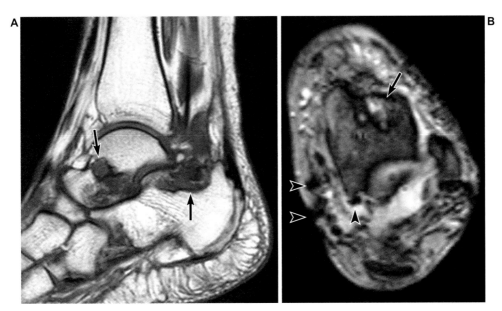

图7-48 弥漫型PVNS（与图7-47为同一病例）

矢状位T1加权像（A）显示距骨颈、跟骨上部见低信号肿瘤，局部骨侵蚀改变（→）。轴位T2*加权像（B）显示肿瘤内无信号区（►），考虑为含铁血黄素影像；距骨颈肿瘤在T2*加权像上呈高信号（→）。根据其形状考虑为弥漫型PVNS

PVNS 在 X 线及 CT 上缺乏特征性，关节周围可见软组织肿物（无钙化）及关节腔积液（图 7-45A）。骨密度大致在正常范围内，关节间隙狭窄很少会出现。再者 PVNS 所致关节游离体也无法显示。PVNS 累及骨则可出现骨侵蚀改变（图 7-47）。骨侵蚀的边界清晰，边缘可见硬化边。骨侵蚀与关节腔的大小成比例，膝关节关节腔及滑囊较多，合并骨侵蚀改变的概率较低，约 26%～32%。而踝关节的关节腔较小，发生骨侵蚀的概率约 56%。

MRI 是最适合观察 PVNS 特征的影像学检查。PVNS 在 T1、T2 加权像上均呈不均一低信号，弥漫型 PVNS 表现为滑膜呈斑块样、结节样肥厚（图 7-46），局限型 PVNS 呈轻度分叶的结节（图 7-43）。滑膜呈绒毛状增生，沿滑膜可见液体潴留。PVNS 最具特征性的改变是含铁血黄素沉着，考虑是滑膜内血管增生明显，加关节运动造成的微出血。含铁血黄素在 GRE 序列上显示为低信号，被称为"绽放效应（blooming）"（图 7-45B、7-48B）。增强检查显示滑膜增生显著区域强化更明显，整体呈不均一强化（图 7-46C）。

治疗手段包括外科手术切除、放射治疗等。多数局限型 PVNS 采取手术切除后不会复发。近些年有研究者尝试用生物学制剂等进行治疗。

腱鞘巨细胞瘤

腱鞘巨细胞瘤（giant cell tumor of tendon sheath，GCTTS）是滑膜组织的良性增殖性疾病之一，发生于关节、关节囊及腱鞘等处。1941 年由 Jaffe 等最早报道。虽然病因至今尚不明确，除了肿瘤增殖以外，外伤、继发性局部脂质代谢异常、慢性炎症和反复出血等可能也是主要原因。发生腱鞘巨细胞瘤的部位 7%～21% 出现过外伤（近年文献报道约 22.2%），病变区甚至还可出现病理性骨折及变性。外伤来源机械性刺激造成滑膜长期过度增生，推测这是腱鞘巨细胞瘤的形成原因之一。

腱鞘巨细胞瘤好发于 30～50 岁的女性，男女比例约 1∶（1.5～2），主要发生于手指的腱鞘内。足趾的发病率明显低于手指（手指及足趾的软组织肿瘤中，手指腱鞘巨细胞瘤的发病率约为 77%，足趾腱鞘巨细胞瘤的发病率约为 3%）。Gibbons 等对 17 例足趾的腱鞘巨细胞瘤进行分析，发现本病在跖趾关节水平常见于跗趾与第 5 趾，在中、远节趾骨水平好发于跗趾和第 2、3 趾。足底部、足背部的腱鞘中也会出现。也有文献报道了踝关节处有胫骨后肌腱腱鞘及腓骨肌腱腱鞘的巨细胞瘤。

X 线上显示局限性软组织肿胀（图 7-49），无钙化。软组织肿物长期压迫造成骨变形（压迫性骨侵蚀），这种改变在足趾比在手指更多见。对于肿瘤的骨浸润改变，CT 及 MRI 检查优于 X 线检查，表现为关节旁的圆形或椭圆形肿瘤浸润（图 7-51、7-52）。骨浸润的有无与发病部位密切相关，但并不代表肿瘤的良恶性及活动性。一般无症状，发生在足趾的腱鞘巨细胞瘤因鞋子压迫等有时会有疼痛感。MRI 显示病变包绕肌腱，T1、T2 加权像上均呈低信号，边缘可呈光滑、凹凸不平或分叶状。病灶内有时也可出现含铁血黄素沉着（图 7-50）。

治疗方面，肿瘤虽可完全切除，但复发者亦不少见，有报道手指的腱鞘巨细胞瘤切除后复发率约 45%。足趾的发病率低，其复发率并无明确报道，笔者遇到的 1 例腱鞘巨细胞瘤浸润第 5 趾近节趾骨的患者，在术后 2 年多复发。

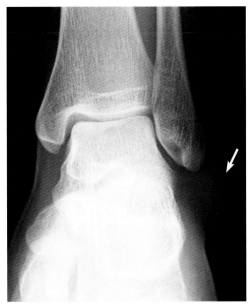

图7-49　20多岁女性，腱鞘巨细胞瘤：踝关节外侧软组织肿胀

正位X线片显示外踝下缘软组织肿胀（→）。骨质未见明显异常

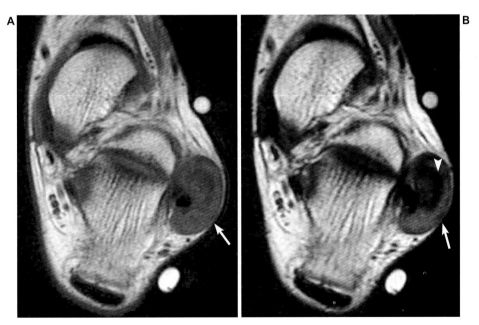

图7-50　腱鞘巨细胞瘤（与图7-49为同一病例）

轴位T1加权像（A）显示低信号肿瘤（→）包绕腓骨肌腱，肌腱信号未见明确改变。轴位T2加权像（B）上肿瘤亦呈低信号（→），病灶内可见无信号区（➤），考虑是含铁血黄素影像。该腓骨肌腱被腱鞘包绕覆盖。腱鞘内的局限性肿瘤符合腱鞘巨细胞瘤表现

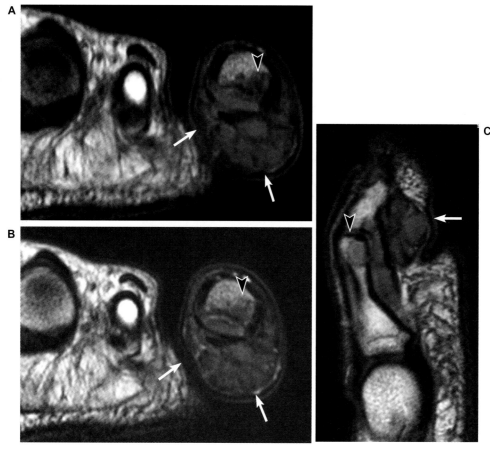

图7-51　50多岁女性，腱鞘巨细胞瘤：第5趾肿胀增粗

A为冠状位T1加权像，B为冠状位T2加权像，C为矢状位T1加权像。结节样肿瘤（→）包绕第5趾屈肌腱。T1及T2加权像均呈低信号，近节趾骨部分受侵（➤）

滑膜肉瘤

滑膜肉瘤（synovial sarcoma）占所有恶性软组织肿瘤的5%～10%，在儿童及年轻成人中多见，大部分发生于15～40岁。X染色体与第18号染色体易位形成的SS18-SSK融合基因是其病理学特点。大部分滑膜肉瘤出现于四肢。Sharon等对345例滑膜肉瘤发病部位进行总结发现，下肢占60%，上肢占23%，头颈部占9%，躯干部占8%。其很少出现在关节内，以关节周围多见。滑膜肉瘤是足部发病率比较高的肿瘤之一。

X线上表现为软组织肿物，其内可有钙化。小于5 cm的滑膜肉瘤信号强度多较均一，随着病变增大其内可能会出现坏死、出血、钙化等改变。滑膜肉瘤发生钙化的概率是30%，可与其他肿瘤性病变相鉴别。由于肿瘤内部坏死、出血及钙化改变，MRI上表现为混杂多样的信号改变，比较有特征。这种不均一信号改变被称为"三重信号征"。而出血造成多房的分隔影像，被称为"葡萄串征"，这是滑膜肉瘤的特征性表现。虽然肿瘤内坏死或出血范围不同，

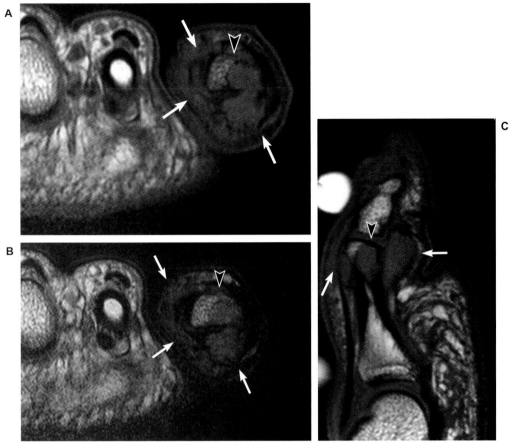

图7-52　腱鞘巨细胞瘤：术后2年复发（与图7-51为同一病例）

A为冠状位T1加权像，B为冠状位T2加权像，C为矢状位T1加权像。患者术后2年多，第5趾再次出现肿胀，第5近节趾骨周围显示T1、T2低信号结节样肿瘤（→），对近节趾骨的浸润范围增大（►）

但增强检查能够显示肿瘤组织呈明显强化。年轻患者出现伴有钙化的肿瘤，需要考虑到滑膜肉瘤的可能。另外，虽然病变恶性程度高但生长缓慢，这也是其特征之一。

恶性淋巴瘤

软组织或骨原发的恶性淋巴瘤（malignant lymphoma）非常少见（软组织的恶性淋巴瘤的发生率约 0.1%），组织病理学上以非霍奇金淋巴瘤的弥漫大 B 淋巴细胞淋巴瘤（diffuse large B cell lymphoma）居多。多见于 60 多岁男性，表现为急剧增大的软组织肿物并伴有疼痛。有报道恶性淋巴瘤发生于跟腱周围以及胫骨、距骨背侧的 Kager 脂肪垫。MRI 的 T1 加权像上恶性淋巴瘤与肌肉呈等信号，T2 加权像上肿瘤呈稍高信号，增强时肿瘤有强化。肿瘤会浸润骨组织，晚期软组织内出现恶性淋巴瘤结节也不少见。

恶性黑色素瘤

恶性黑色素瘤（malignant melanoma）是由皮肤的黑色素细胞恶变形成，恶性度非常高。有种族差异，日本人患病率比较低，白种人患病率较高。60 多岁男性及 70 多岁女性患此病后，死亡率较高。

该病在皮肤任意处都可能发生，以足底、足趾区多见。黑色素瘤的发病与紫外线照射有关，其在足部发病可能与鞋子等慢性摩擦刺激、足趾外伤等也有一定关系。如果为迅速增大的黑痣，是恶性黑色素瘤的可能性比较大。虽然视诊基本上可以做出判断，但为了评估肿瘤浸润及进展范围有时也会进行 MRI 检查。根据肿瘤内黑色素的含量不同，肿瘤在 MRI 的 T1 加权像上有时呈高信号，有时不呈高信号（黑色素含量高，T1 加权像呈高信号）。肿瘤侵袭性很强，可直接侵蚀邻近骨组织（图 7-53）。

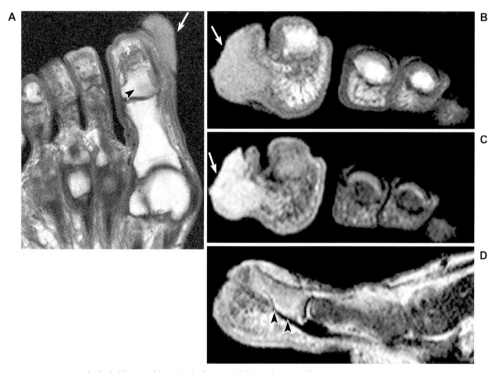

图7-53 70多岁女性，恶性黑色素瘤：踇趾的黑痣明显增大
轴位T1加权像（A）显示踇趾末节趾骨内侧皮下脂肪组织外突出的低信号肿瘤（→），与踇趾黑痣位置一致，是恶性黑色素瘤。末节趾骨基底部骨髓信号低下（►），可疑肿瘤浸润改变。冠状位T1加权像、STIR像（B、C）显示肿瘤向外生长（→）。矢状位STIR像（D）显示末节趾骨内大片状高信号（►），考虑肿瘤浸润改变

透明细胞肉瘤

透明细胞肉瘤（clear cell sarcoma）在所有恶性软组织肿瘤中不足 1%，是非常少见的肿瘤。好发于年轻成人的下肢（约 83%）软组织深部，其中来源于肌腱及腱鞘的病变约占 40%。经过数年缓慢增大，表现为无症状的皮下结节。随着肿瘤增大可出现自发性疼痛或压痛。约

50% 的患者既往有外伤史。透明细胞肉瘤很容易发生淋巴结转移，是其特征之一。病理上该肿瘤细胞内含有黑色素成分，类似恶性黑色素瘤表现。因此，曾经也被称为软组织恶性黑色素瘤。透明细胞肉瘤 90% 以上出现染色体易位 [t(12:22)(q13:q12)] 形成融合基因 *EWSR1-ATF1* 及 *EWSR1-CREB1*，是其特征性表现，可与恶性黑色素瘤相鉴别。

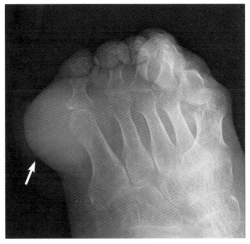

图7-54　70多岁女性，透明细胞肉瘤：足部肿瘤
足部斜位X线片显示，第5趾跖趾关节水平足底软组织肿物（→），肿瘤内未见钙化影，邻近第5趾骨、近节趾骨未见明确骨质破坏

　　X 线上显示软组织肿瘤，无钙化（图 7-54）。MRI 上病变边界清晰，初步印象与良性肿瘤类似。T1 加权像上肿瘤与肌肉呈等信号，T2 加权像上肿瘤呈高低混杂、不均一信号（图 7-55），信号强度与恶性黑色素瘤类似。增强 MRI 可有明显的强化。PET-CT 等显示肿瘤明显放射浓聚，同时能够显示全身转移病灶（图 7-56）。治疗多采取手术进行完全切除。很多患者发病时已出现远处转移，故治疗常较困难。此外，该肿瘤对放疗及化疗也不太敏感。

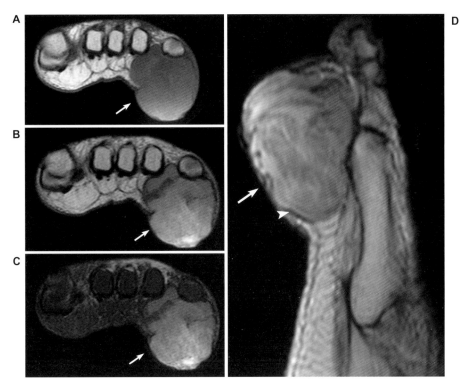

图7-55　透明细胞肉瘤（与图7-54为同一病例）
冠状位T1加权像（A）显示病变大部分为低信号，局部为高信号。冠状位T2加权像（B）及冠状位STIR像（C）显示病灶呈高信号内见分隔影像（→）。病变位置较深，表面皮肤菲薄。矢状位T2加权像（D）显示肿瘤（→）压迫足底筋膜（➤），使其移位，从而可知肿瘤起源位置较深。第5趾屈肌腱显示不清，故有可能来源于屈肌腱。邻近趾骨未受侵

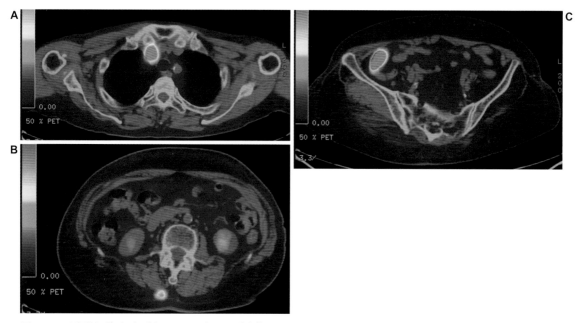

图7-56 透明细胞肉瘤（与图7-54为同一病例）

均为PET-CT，A为肺上叶水平，B为肾下极水平，C为骨盆水平。纵隔淋巴结（A），脊柱竖脊肌筋膜（B），回盲部淋巴结（C）等多发淋巴结转移。其他皮肤等处亦可见异常放射浓聚，考虑转移可能

参考文献

[1] Gajewski DA, Burnette JB, Murphey MD, Temple HT : Differentiating clinical and radiographic features of enchondroma and secondary chondrosarcoma in the foot. Foot Ankle Int 2006；27：240-244.

[2] Vazquez-Garcia B, Valverde M, San-Julian M : Ollier disease : benign tumours with risk of malignant transformation : a review of 17 cases. An Pediatr（Barc）2011；74：168-173.

[3] Parodi KK, Farrett W, Paden MH, Stone PA : A report of a rare phalangeal periosteal chondroma of the foot. J Foot Ankle Surg 2011；50：122-125.

[4] Budny AM, Ismail A, Osher L : Chondromyxoid fibroma. J Foot Ankle Surg 2008；47：153-159.

[5] Sharma H, Jane MJ, Reid R : Chondromyxoid fibroma of the foot and ankle : 40 years' Scottish bone tumour registry experience. Int Orthop 2006；30：205-209.

[6] Campbell RS, Grainger AJ, Mangham DC, et al : Intraosseous lipoma : report of 35 new cases and a review of the literature. Skeletal Radiol 2003；32：209-222.

[7] Hattori M, Hosaka M, Ehara S, Kokubun S : Imaging features of intraosseous lipomas of the calcaneus. Arch Orthop Trauma Surg 2001；121：429-432.

[8] Kerr R : Bone and soft tissue tumors and tumor-like lesions. In : Forrester DM, Kricum ME, Kerr R（ed）: Imaging of the foot and ankle. Rockville : Aspen Publishers, 1988：288-302.

[9] Chowdhry M, Chandrasekar CR, Mohammed R, Grimer RJ : Curettage of aneurysmal bone cysts of the foot. Foot Ankle Int 2010；31：131-135.

[10] Vigorita V, D'Ambrosio F, Verde R, et al : Case report 784 : fibrous dysplasia of the second pedal digit. Skeletal Radiol 1993；22：441-443.

[11] Perlman MD, Schor AD, Gold ML : Fibrous dysplasia : a case report and literature review. J Foot Surg 1987；26：317-321.

[12] Yanagisawa M, Okada K, Torigoe T, et al : A clinicopathological study of giant cell tumor of small bones. Ups J Med Sci 2011；116：265-268.

[13] Bullough PG, Walley J : Fibrous cortical defect and non-ossifying fibroma. Postgrad Med J 1965；41：672-676.

[14] 平賀洋明：サルコイドーシスの臨床．日サ会誌 2003；23：33-41.

[15] 山口哲生，河野千代子，山田嘉仁・他：サルコイドーシスにおける骨病変の臨床的検討．日サ会誌 2005 ; 25 : 11-16.

[16] James DG, Neville E, Carstairs LS : Bone and joint sarcoidosis. Semin Arthritis Rheum 1976 ; 6 : 53-81.

[17] Wilcox A, Bharadwaj P, Sharma OP : Bone sarcoidosis. Curr Opin Rheumatol 2000 ; 12 : 321-330.

[18] Bargagli E, Olivieri C, Penza F, et al : Rare localizations of bone sarcoidosis : two case reports and review of the literature. Rheumatol Int 2011 ; 31 : 1503-1506.

[19] 阿部恭子，玉田　勉，奈良正之・他：治療を要した骨サルコイドーシス 4 例の臨床的検討．日サ会誌 2010 ; 30 : 51-58.

[20] Rizzato G, Montemurro D : The locomotor system. In : James DG（ed）: Sarcoidosis and other granulomatous disorders. New York : Marcel Dekker, 1994 : 349-373.

[21] Fallon MD, Perry HM, Teitelbaum SL : Skeletal sarcoidosis with osteopenia. Metab Bone Dis Relat Res 1981 ; 3 : 171-175.

[22] Meyrier A, Valeyre D, Bouillon R, et al : Different mechanisms of hypercalciuria in sarcoidosis. Correlations with disease extension and activity. Ann NY Acad Sci 1986 ; 465 : 575-586.

[23] Kumar NL, Rosenberg AE, Raskin KA : Osteoblastoma-like osteosarcoma of the cuboid : a case report. J Orthop Surg Res 2010 ; 6 : 52.

[24] Biscaglia R, Gasbarrini A, Bohling T, et al : Osteosarcoma of the bones of the foot-an easily misdiagnosed malignant tumor. Mayo Clin Proc 1998 ; 73 : 842-847.

[25] Unni KK : Osteosarcoma of bone. J Orthop Sci 1998 ; 3 : 287-294.

[26] Decomas A, Lurie D, Meyer M : Chondrosarcoma of the foot. Am J Orthop 2011 ; 40 : 37-39.

[27] Matsuda T, Otuka T, Yonezawa M, et al : Chondrosarcoma of the distal phalanx of the second toe : a case report. J Foot Ankle Surg 2004 ; 43 : 110-112.

[28] Choufani E, Diligent J, Galois L, Mainard D : Metastatic renal cell carcinoma presenting as foot metastasis : case report and review of the literature. J Am Podiatr Med Assoc 2011 ; 101 : 265-268.

[29] Maheshwari AV, Chiappetta G, Kugler CD, et al : Metastatic skeletal disease of the foot : case reports and literature review. Foot Ankle Int 2008 ; 29 : 699-710.

[30] Kinoshita G, Matsumoto M, Maruoka T, et al : Bone and soft tissue tumours of the foot : review of 83 cases. J Orthop Surg（Hong Kong）2002 ; 10 : 173-178.

[31] Llauger J, Palmer J, Monill JM, et al : MR imaging of benign soft-tissue masses of the foot and ankle. RadioGraphics 1998 ; 18 : 1481-1498.

[32] Woerthler K : Soft tissue masses in the foot ankle : characteristics on MR imaging. Semin Musculoskelet Radiol 2005 ; 9 : 227-242.

[33] Kliman ME, Freiberg A : Ganglia of the foot and ankle. Foot Ankle 1982 ; 3 : 45-46.

[34] Ramesh P, Annapureddy SR, Khan F, Sutaria PD : Angioleiomyoma : a clinical, pathological and radiological review. Int J Clin Pract 2004 ; 58 : 587-591.

[35] Gupte C, Butt SH, Tirabosco R, Saifuddin A : Angioleiomyoma : magnetic resonance imaging features in ten cases. Skeletal Radiol 2008 ; 37 : 1003-1009.

[36] Baek HJ, Lee SJ, Cho KH, et al : Subungual tumors : clinicopathologic correlation with US and MR imaging findings. RadioGraphics 2010 ; 30 : 1621-1636.

[37] Mautner VF, Friedrich RE, von Deimling A, et al : Malignant peripheral nerve sheath tumours in neurofibromatosis type 1 : MRI supports the diagnosis of malignant plexiform neurofibroma. Neuroradiology 2003 ; 45 : 618-625.

[38] 重盛千香，池田哲也，山際裕史，鈴木宏志：胃転移をきたした悪性神経鞘腫の 1 例．日消外会誌 1999 ; 32 : 2000-2004.

[39] Matsumine A, Kusuzaki K, Nakamura T, et al : Differentiation between nerurofibroma and malignant peripheral nerve sheath tumors in neurofibromatosis 1 evaluate by MRI. J Cancer Res Clin Oncol 2009 ; 135 : 891-900.

[40] Murphey MD, Rhee JH, Lewis RB, et al : Pigmented villonodular synovitis : radiologic-pathologic correlation. RadioGraphics 2008 ; 28 : 1493-1518.

[41] Howard D, Dorfman HD, Czerniak B : Synovial lesions. In : Bone tumors. St. Louis : Mosby, 1998 ; 69 : 942-949.

[42] Reilly KE, Stern PJ, Dale JA : Recurrent giant cell tumors of the tendon sheath. J Hand Surg Am 1999 ; 24 : 1298-1302.

[43] Wang Y, Tang J, Luo Y : The value of sonography in diagnosing giant cell tumors of the tendon sheath. J Ultrasound Med 2007 ; 26 : 1333-1340.

[44] Rodrigues C, Desai S, Chinoy R : Giant cell tumor of the tendon sheath : a retrospective study of 28 cases. J Surg Oncol 1998 ; 68 : 100-103.

[45] Rao AS, Vigorita VJ：Pigmented villonodular synovitis（giant-cell tumor of the tendon sheath and synovial membrane）. A review of eighty-one cases. J Bone Joint Surg Am 1984；66：76-94.

[46] Gibbons CL, Khawaja HA, Cole AS, et al：Giant-cell tumour of the tendon sheath in the foot and ankle. J Bone Joint Surg Br 2002；84：1000-1003.

[47] Murphey MD, Rhee JH, Lewis RB, et al：Pigmented villonodular synovitis：radiologic-pathologic correlation. RadioGraphics 2008；28：1493-1518.

[48] Okcu MF, Munsell M, Treuner J, et al：Synovial sarcoma of childhood and adolescence：a multicenter, multivariate analysis of outcome. J Clin Oncol 2003；21：1602-1611.

[49] Ladanyi M：Correlates of SYT-SSX fusion type in synovial sarcoma：getting more complex but also more interesting? J Clin Oncol 2005；23：3638-3639.

[50] Stegmaier S, Leuschner I, Poremba C, et al：The prognostic impact of SYT-SSX fusion type and histological grade in pediatric patients with synovial sarcoma treated according to the CWS（Cooperative Weichteilsarkom Studie）trials. Pediatr Blood Cancer 2017；64：89-95.

[51] Sharon WW, John RG：Enzinger and Weiss's Soft Tissue Tumors, 5th ed. Philadelphia：Mosby Elsevier, 2008：1167-1217.

[52] Jones BC, Sundaram M, Kransdorf MJ：Synovial sarcoma：MR imaging findings in 34 patients. AJR Am J Roentgenol 1993；161：827-830.

[53] ter Braak BP, Guit GL, Bloem JL：Case 111：Soft-tissue lymphoma. Radiology 2007；243：293-296.

[54] Mavrogenis AF, Bianchi G, Stavropoulos NA, et al：Clinicopathological features, diagnosis and treatment of clear cell sarcoma / melanoma of soft parts. Hippokratia 2013；17：298-302.

第8章
副骨及籽骨损伤

引　言

踝关节、足部有很多副骨（accessory bone）及籽骨（sesamoid bone）。副骨在足骨的生长发育、运动，或两者共同作用因素下出现，有时会挤压邻近肌腱（撞击综合征），与其他骨相互撞击而产生炎症。籽骨有缓冲负重压力并维系肌腱运动的重要作用，因而也会出现骨折及炎症。骨骼的骨化与副骨出现有着密切的关系。

副骨损伤

副骨也被称为多余的骨，在发生学上属于胚胎残留物（发育过程中本应该融合的部位未融合，孤立残留下来的结构），或者骨折后未愈合的骨块结构。副骨损伤在运动量较大的患者（患儿）的踝关节、足部非常常见。正常应该发生融合的骨块间多由纤维软骨或透明软骨相连结，若肌腱附着于副骨，猛烈牵拉肌腱会造成炎症、骨折、肌腱断裂等。

踝关节、足部的副骨大概有40类（图8-1），大部分无症状。但是，副骨较大时会与鞋子摩擦、在运动过程中挤压邻近肌腱结构（撞击综合征），与肌腱等结构相连续的话可能会出现肌腱撕裂及功能障碍。距后三角骨（os trigonum，发生率约为13%）、外胫骨（os tibiale externum，发生率约为10%）等经常出现的副骨具有对应的专业术语名词，但很多副骨并无相应的专业术语名词。其他常见的副骨还有腓籽骨（os peroneum，发生率约为10%）。再者，外踝及内踝下端出现的小骨块被称为副骨化中心（accessory ossification center），与副骨类似，副骨化中心的局部有韧带附着处，很容易发生损伤，处理方式同副骨损伤。

距后三角骨损伤

距后三角骨是距骨后方一骨性突起，与外侧结节独立、分离。1864年Gruber在报道中将其称为"talus secondarius（第2距骨）"，这是关于距后三角骨能够查阅到的最早的报道。学龄期（9岁左右，个体差异、性别差异很大）在距骨后方出现的小骨（secondary center，二次骨化中心），在发育过程中与距骨本体融合，形成外侧结节。McDougall在X线上观察，小骨出现后大概10个月与距骨本体融合（图8-2），但是个体化差异也比较大。小骨的出现无性别差异，在左右足间亦无差异，但山县对360例距后三角骨病例进行总结，发现男性多见于右侧，女性多见于左侧。

在小骨出现前，X线图像上显示距骨体积小，后部较短，局部见软组织样密度影（图8-3）。MRI上该软组织密度影为形成距骨后突的软骨成分（图8-4）。该软骨成分的内部出现小骨，而后通过软骨完全性骨化使得距骨本体与小骨融合。有时在X线上即使两者看

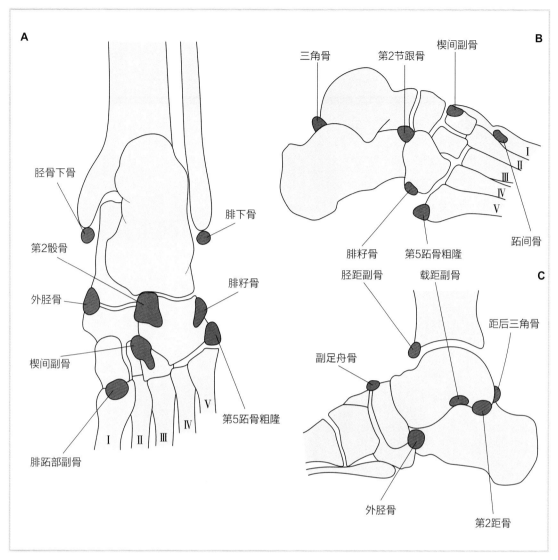

图8-1　踝关节、足部的副骨及副骨化中心分布示意图

A为足底侧正位图，B为外侧侧位图，C为内侧侧位图。频繁出现的是外胫骨、距后三角骨、腓籽骨。多数情况下即使副骨存在也没有临床症状，但副骨、副骨化中心较大或有肌腱附着，会发生肌腱撕裂、副骨炎性改变（副骨损伤）等

起来像是融合在了一起，MRI 上小骨与距骨本体间仍然能够观察到软骨成分。有时即使毫无症状，MRI 上小骨与距骨本体的结合部也表现为高信号。骨融合是生长发育过程中的重要一环，特别是对 14 岁以下的群体，不能因距骨后方存在骨块影像就轻易地判断为距后三角骨。MRI 上距骨本体与小骨信号异常也需要结合临床症状进行判定。

但是，如果后期不发生骨融合就要诊断为距后三角骨。Moseley 引用 Quain 论文中观点，论述骨块不发生融合的原因，认为小骨附近走行踇长屈肌腱，后者的运动阻碍了小骨与距骨本体的骨性融合。另外，小骨若肥大并向后方突出则被称为 Stieda 突（图 8-5）。

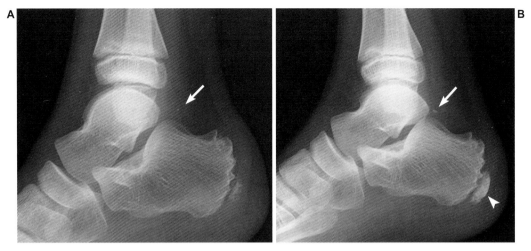

图8-2　9岁男孩（正常），距骨后方出现小骨（二次骨化中心）

9岁时的侧位X线片（A）显示距骨后方突起不显著，后方可见软组织样密度影（→）。1年1个月后，10岁时的侧位X线片（B）显示距骨后方突起较前略显著；另外，后方出现小圆形骨块影，考虑为外侧突起的小骨（→）形成；跟骨后方的骨骺骨化也较前显著（▶）

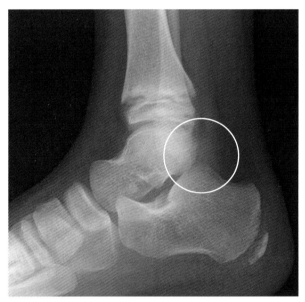

图8-3　9岁男孩（正常），距骨后方变化

踝关节侧位X线片显示距骨后方突起暂不明显，仅见软组织样密度影（圆圈中部分）

　　距后三角骨损伤包括距后三角骨与距骨撞击造成的骨髓水肿及炎症，以及距后三角骨夹在胫骨与跟骨间并引起疼痛（踝关节后方撞击综合征）。由于距后三角骨损伤出现在距后三角骨形成后，故在10岁半左右发生。患者中体育活动频繁的人占绝大多数，反复的跖屈及背屈动作是发病诱因。使其发病率升高的运动项目有足球、橄榄球等。古典芭蕾舞舞者时常需要

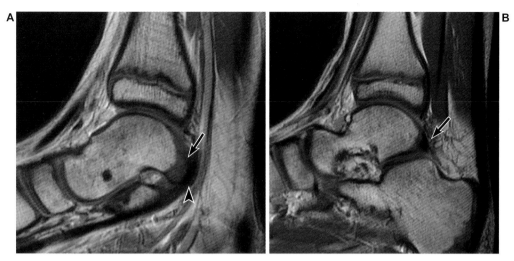

图8-4　距骨后方变化（与图8-3为同一病例）

矢状位质子密度加权像。内侧结节水平（A）显示距骨内侧结节未发生骨化，以软骨成分为主（→），其背侧走行姆长屈肌腱（▶）。距骨骨化为软骨内骨化。外侧结节水平（B）显示距骨外侧结节的软骨成分较内侧结节少，后缘处呈无信号（→），提示骨化改变

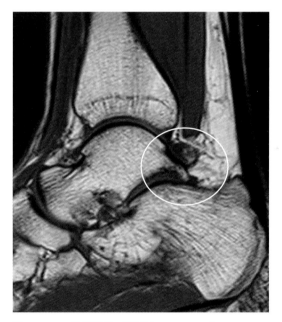

图8-5　20多岁男性（正常），Stieda突

矢状位T1加权像显示距骨后方突起的外侧结节较显著，呈尖嘴样突出（圆圈中部分），即Stieda突

保持高强度的踝关节跖屈位，因而也有很多人发病。足尖踮立的体位容易诱发疼痛（参照第5章的注释5-4）。有患者在受到一次性较大外力后（如扭伤）出现疼痛的情况，也有患者在多次运动后逐渐出现疼痛的情况。前一种情况常常很难与距骨后方突起骨折（Shephard 骨折）鉴别。

该损伤患者主诉多为跟腱前方疼痛。踝关节跖屈位会感觉到疼痛及不适。X线上能够观察到距后三角骨影像，在最大跖屈位能够观察到距后三角骨夹在胫骨与跟骨之间。

MRI上如果显示距后三角骨与距骨本体存在撞击，距后三角骨及距骨本体关节面在STIR像或T2加权压脂像会显示骨髓信号增高（图8-6）。若距后三角骨夹在胫骨及跟骨之间，除了距后三角骨骨髓信号增高外，距后三角骨周围还能观察到积液及滑膜肥厚（图8-7、8-8）。此外，有时还会伴有附近姆长屈肌腱腱鞘积液（方框8-1）。

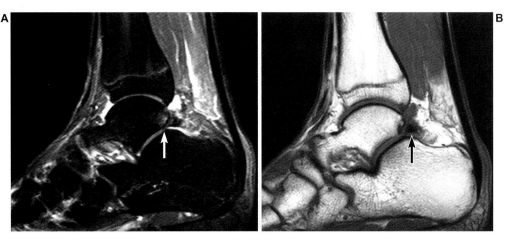

图8-6　16岁男性，距后三角骨损伤：踢足球时疼痛

矢状位STIR像（A）显示距后三角骨。距后三角骨与距骨本体间关节面信号增高（→），考虑撞击导致的骨挫伤改变。矢状位T1加权像（B）中距后三角骨呈明显低信号（→），考虑为骨髓水肿及骨硬化改变

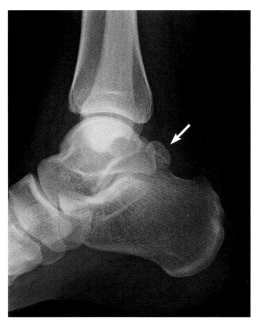

图8-7　20多岁男性，距后三角骨损伤：做跖屈动作时跟腱周围疼痛

侧位X线片显示跟骨后方可见椭圆形小骨块，即距后三角骨（→）

治疗分为保守治疗和手术治疗。保守治疗一般采取局部给予类固醇药物和局部麻醉药，还可以使用限制跖屈的支撑物和绷带。对于因运动反复进行跖屈的患者，应选择手术治疗（摘除距后三角骨）。

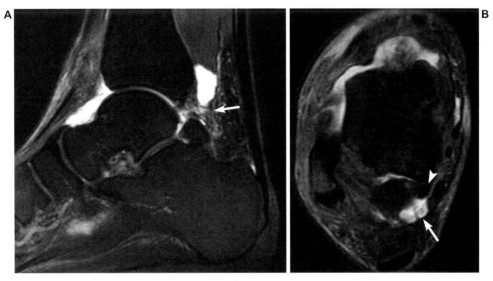

图8-8　距后三角骨损伤（与图8-7为同一病例）
矢状位T2加权压脂像（A）显示距骨后方小骨块即距后三角骨，周围见积液及软组织信号增高，与疼痛位置一致（→）。轴位MRI（B）显示距后三角骨后方可见积液（→）。距后三角骨形成距骨后方的外侧突起，邻近可见踇长屈肌腱走行（▶）

方框 8-1	常见的副骨及相应部位容易受损的肌腱

- 外胫骨——胫骨后肌腱。
- 三角骨——踇长屈肌腱。
- 腓籽骨——腓骨长肌腱。

外胫骨损伤

外胫骨是位于足舟骨内后方的一块副骨，由 Bauhin 于 1605 年首次报道。大约 10% 的正常人会出现这块副骨。反复的运动负荷及外伤会诱发疼痛症状。有临床症状者约占 10% ~ 30%。Veitch 基于外胫骨大小、形状及其与足舟骨的融合形状，将其分为 I ~ Ⅲ 型（图 8-9）。I 型外胫骨直径为 2 ~ 3 mm，包埋于胫骨后肌腱内。该型外胫骨约占 30%（图 8-10），在文献中多被报道为"籽骨"。Ⅱ型是作为二次骨化中心而出现的，被报道为"前踇趾（prehallux）"。该型外胫骨占 50% ~ 60%（图 8-11、8-12）。Ⅲ型的足舟骨粗隆非常明显，是与Ⅱ型外胫骨融合后形成的（图 8-13）。Ⅱ型外胫骨很容易出现症状，是治疗的主

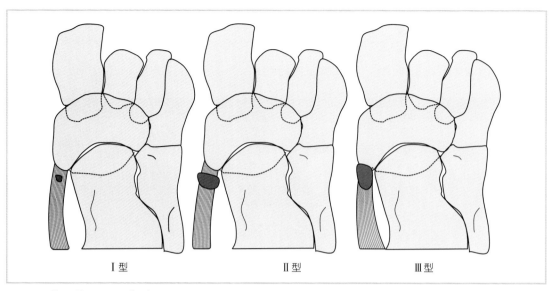

| Ⅰ型 | Ⅱ型 | Ⅲ型 |

图8-9　外胫骨：Veitch分型

Veitch 基于外胫骨大小及其与足舟骨的融合形状将其分为3型。Ⅰ型：外胫骨较小，与足舟骨分离，包埋于胫骨后肌腱内。Ⅱ型：外胫骨与足舟骨粗隆间为纤维性或纤维软骨连接。胫骨后肌腱附着于足舟骨。Ⅲ型：外胫骨与足舟骨间骨性融合，呈外突改变。Ⅱ型外胫骨在青春期后可发生骨融合，转变为Ⅲ型

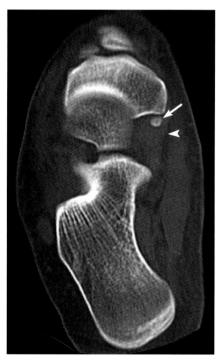

图8-10　18岁男性，外胫骨：Veitch分型Ⅰ型，无症状

轴位CT显示足舟骨内下方的小圆形骨块影像，即外胫骨（→），其背侧带状软组织影为胫骨后肌腱（➤）。胫骨后肌腱在外胫骨区域稍粗大，看起来外胫骨就像是包埋在胫骨后肌腱内

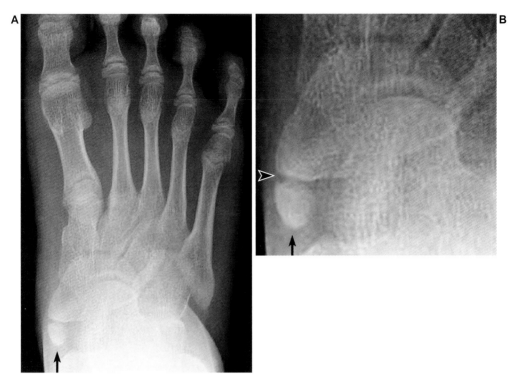

图8-11　13岁男性，外胫骨：Veitch分型Ⅱ型，踢足球时足部疼痛、疲劳

正位X线片中足舟骨内下方可见类圆形骨块影像，即外胫骨（A，→）。放大像（B）显示外胫骨（→）与足舟骨间看似形成了关节（➤）

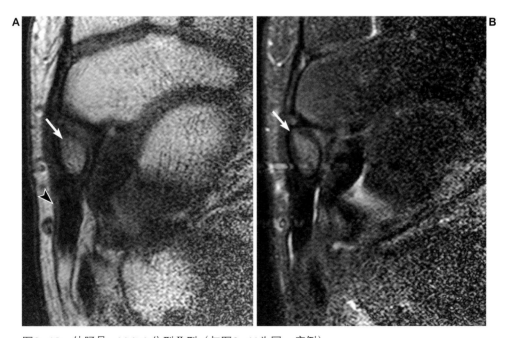

图8-12　外胫骨：Veitch分型Ⅱ型（与图8-11为同一病例）

轴位T1加权像（A）显示外胫骨骨髓信号减低（→），其后方走行胫骨后肌腱（➤）。轴位STIR像（B）显示骨髓信号增高（→），而胫骨后肌腱信号无异常

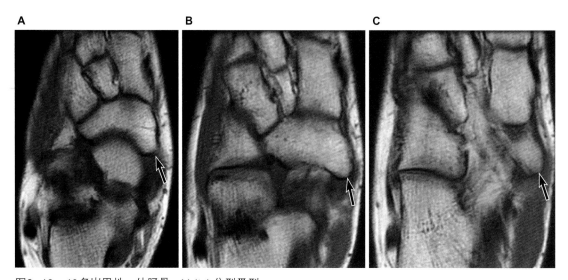

图8-13 40多岁男性，外胫骨：Veitch分型Ⅲ型

均为轴位T1加权像。自足背侧至足底部（A～C）的连续层面。足舟骨内侧结节部肥大并向足底突出（→），过度增生改变，考虑为Veitch分型Ⅲ型

要对象。造成外胫骨疼痛的因素可能有以下几点：①因外胫骨外突，鞋子压迫摩擦，皮肤及皮下组织出现炎性改变；②由于胫骨后肌腱附着于外胫骨，出现足部内侧纵弓不稳定的外翻扁平足及胫骨后肌腱腱鞘炎；③外胫骨与足舟骨之间以纤维组织、纤维软骨结合（Ⅱ型），在较大外力或反复运动（如体育活动）下出现结合部断裂、骨软骨炎等。

外胫骨损伤在活动量较大的10～15岁青少年群体中多见，但是运动量增加或挫伤等因素可能会造成损伤，故患者群体的覆盖范围很大。患者在运动时感到疼痛、容易疲劳。触诊可发现在足舟骨内后方胫骨后肌腱附着处有骨性隆起，并伴有压痛。局部皮肤很少有红肿或热感。有时进行内旋或外旋也会诱发疼痛。此外，有的患者还会表现为外翻扁平足。

X线及CT上表现为足舟骨内下方圆形或椭圆形小骨块（图8-10、8-11）。骨块较小的话多无症状。面向足舟骨的部分表面常不规则，有时也会出现周围软组织肿胀及局部外突改变。

MRI上显示外胫骨及足舟骨骨髓信号增高（图8-14、8-15）。由于胫骨后肌腱附着于外胫骨，故还需要同时观察一下胫骨后肌腱是否有不规则肿大、信号增高等情况。治疗采取制动并给予足弓支撑固定，一般就能控制病情。酌情使用消炎镇痛药，如果症状较重则应在局部注射类固醇类药物或局部麻醉药。对于青春期发病的患者，在某些情况下，当骨骼停止生长时症状会自行消失。若疼痛持续存在则可选择外科手术，促进外胫骨与足舟骨的骨性融合。治疗方法包括钻孔术（在X线透视下，用克氏针在胫骨外和舟状骨上打洞，使之出血促进骨融合）、骨接合术、外胫骨摘除术等。

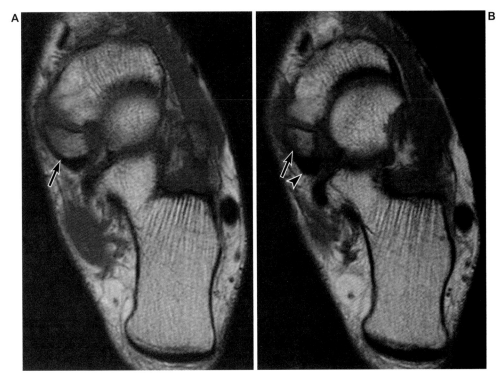

图8-14 20多岁男性，外胫骨损伤：踢足球的过程中感觉足部内侧持续疼痛

均为轴位T1加权像。足舟骨内侧见不规则骨块影像（A，→），即外胫骨，显示外胫骨骨髓信号低下提示伴有骨髓水肿，足舟骨侧骨髓水肿不明显。胫骨后肌腱（▶）附着于外胫骨（B，→）背侧，附着处并未见信号增高

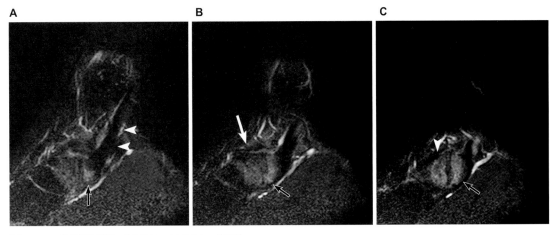

图8-15 外胫骨损伤（与图8-14为同一病例）

均为矢状位STIR像。A为胫骨后肌腱水平，B为胫骨后肌腱附着处水平，C为外胫骨最内侧水平。胫骨后肌腱（▶）与外胫骨（黑色箭头）相连续。胫骨后肌腱附着处并无明确异常信号。外胫骨及足舟骨（白色箭头）显示骨髓信号明显增高。足舟骨与外胫骨间为纤维连接，呈低信号

腓籽骨损伤

腓籽骨是位于骰骨下方的副骨（也有文献称其为籽骨，图 8-16），发生率约 10%，包埋于腓骨长肌腱内。Manners-Smith 报道，腓籽骨的截面呈圆形或椭圆形，由骨或比肌腱纤维更致密的结构形成。小的腓籽骨位于腓骨长肌腱的表层而非中心。Le Minor 报道腓籽骨位于腓骨长肌腱在骰骨弯曲处，比蹈趾跖趾关节处的籽骨还要小（2 ~ 13 mm，平均为 7 mm），与骰骨不形成关节关系。组织学上腓籽骨由松质骨构成，表面覆盖透明软骨。在能够直立行走的猴子中发现腓籽骨较大，且双侧对称存在，但是人类不一定是双侧存在，且大小、形状也多种多样。腓籽骨常表现为二分节或多分节状，与外伤无关。

关于腓籽骨出现的原因，自 1872 年 Gillette 的报道后又有很多相关研究。他们认为腓籽骨的出现是为了适应腓骨长肌腱的功能。像长臂猿能够直立行走，双足为扁平足，其他足骨较短小，腓骨肌腱负荷很大，这时腓籽骨双侧存在且又大又圆。推测长臂猿中腓籽骨的存在是为了使腓骨肌腱活动更顺畅。如此类推，人类腓籽骨的出现可能存在同样的作用机制。但是，即使腓骨长肌腱有高强度运动，人群中也有很多人不出现腓籽骨。Le Minor 将这种现象描述为腓籽骨的退化。

据说即使在人类中，腓籽骨也有助于提高腓骨长肌腱的运动效率。但运动过度，有时会出现腓籽骨骨折（包括疲劳性骨折）、分节化等情况，继而合并腓骨长肌腱腱鞘炎，甚至是腓骨长肌腱撕裂。当外侧纵轴足弓功能减退，患者足部容易出现疲劳及足外侧疼痛。此外，腓籽骨出现炎症时，骰骨下方会有压痛。腓籽骨在踝关节、足部 X 线侧位像上表现为骰骨下方米粒状的椭圆形小骨块（图 8-16）。腓籽骨骨折会形成锐利的边缘，而分节化的腓籽骨则表现为散在的边缘较圆滑的小骨块。MRI 是最适合观察腓骨长肌腱与腓籽骨之间关系的检查手段。轴位及矢状位上显示腓骨长肌腱走行最佳，能够观察到腓骨长肌腱变性或撕裂、腓籽骨骨髓水肿或分节化等改变（图 8-17）。

一般采用轻度外翻位石膏固定的保守治疗。若无效则采取手术治疗，摘除腓籽骨并修复腓骨长肌腱。

副骨化中心损伤

该损伤将内踝、外踝分开考虑比较容易理解。

到 7 岁左右内踝一直为软骨覆盖，15 岁左右软骨内化骨，形成骨性内踝。8 岁左右 20% ~ 47% 的内踝下部出现副骨化中心，通常软骨随着骨化与之融合。

腓骨远侧骨骺在 15 ~ 17 岁与干骺端融合。约 1% 的 6 ~ 12 岁儿童的腓骨远侧骨骺下端出现副骨化中心，通常在青春期以后与腓骨远侧骨骺融合。内踝下端出现的胫下骨（os subtibiale）及外踝下端出现的腓下骨（os subfibulare）均是未融合的副骨化中心。考虑是青春期活动过度导致的骨融合不全。但关于腓下骨也有不同的看法，因为毕竟副骨化中心出现率较低，幼年期外踝撕裂骨折出现的游离小骨片也可能就是所谓的腓下骨本体。

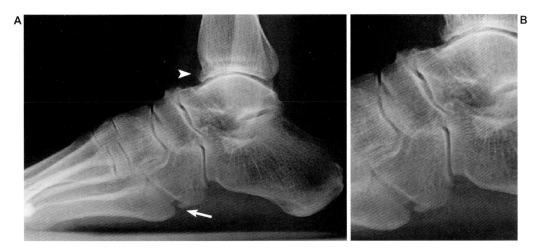

图8-16 30多岁女性，腓籽骨损伤：足部疼痛、容易疲劳

负重状态下侧位X线片（A）示骰骨下方椭圆形小骨块（→），即腓籽骨，与骰骨间未形成关节面；距小腿关节间隙变窄，胫骨远端前缘骨赘形成（➤）；距骨发生变形，踝关节呈骨性关节炎改变，足弓也出现扁平化。放大像（B）可更清晰地显示

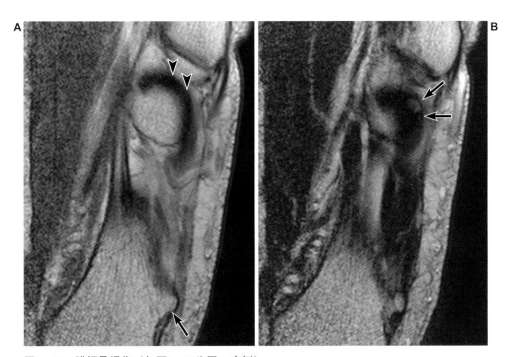

图8-17 腓籽骨损伤（与图8-16为同一病例）

均为轴位T2加权像。腓骨长肌腱在骰骨下方弯曲绕行（A，➤），肌腱无肿大或信号增高；跟骨的腓骨肌滑车影像，呈轻度增生改变（→）。与A相比，更偏足底的层面（B）显示腓籽骨位于腓骨长肌腱足底侧（→），有两个部分，即二分节。腓籽骨的骨髓信号稍减低，可能存在骨坏死。腓骨长肌腱在腓籽骨区域有肿大，可能存在变性

内踝的副骨化中心（胫下骨）损伤

胫下骨是指位于内踝下端的小骨块，发生率约1%。其损伤者会出现内踝下端疼痛、压痛，运动时症状加重。足部外旋可诱发疼痛，需要与内踝骨折鉴别。内踝骨折表现为边缘锐利的断面，而胫下骨骨皮质光滑连续。X线及CT上显示为内踝下方类圆形小骨块（图8-18）。MRI上显示胫下骨及内踝下端骨髓水肿、周围软组织水肿或积液等（图8-19）。

损伤后多采用保守治疗。石膏固定3～4周（幼儿骨融合受损病例），并利用足弓支撑架、足底垫等。对于保守治疗无效者，采用骨接合术或摘除胫下骨后修复三角韧带。

外踝的副骨化中心（腓下骨）损伤

腓下骨是指位于外踝下端的小骨块。其损伤者自觉外踝下端外侧副韧带附着处疼痛、踝关节肿胀且不稳定。腓下骨存在处也可有压痛及骨活动性增加。这提示是由陈旧性外踝撕裂骨折造成的。现外侧副韧带多附着于腓下骨。X线及CT上显示腓下骨为腓骨外踝下端的小圆形骨块（图8-18、8-20）。MRI上显示腓下骨内有骨髓水肿，并伴有周围积液。腓骨远端也可出现水肿（图8-20）。

保守疗法包括使用护具、绷带、锻炼腓骨肌等。若保守治疗无效，可采用韧带重建等手术。骨接合术反而造成骨融合困难。

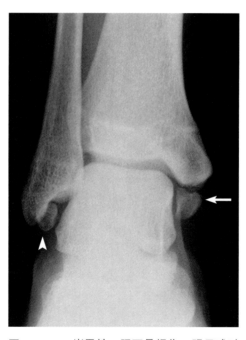

图8-18　16岁男性，胫下骨损伤：踢足球时感觉疼痛

正位X线片中，胫骨内踝下方（→）和腓骨外踝下方（➤）显示的小骨块影像，即胫下骨和腓下骨

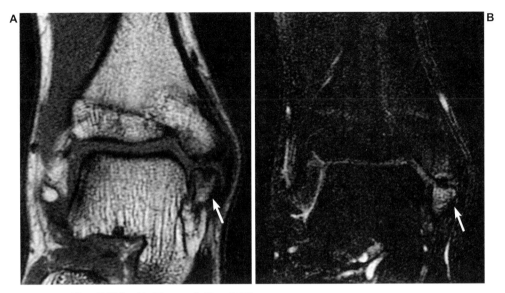

图8-19　胫下骨损伤（与图8-18为同一病例）

冠状位T1加权像（A）显示内踝下缘类圆形骨块影像，即胫下骨。骨髓信号减低，为骨髓水肿表现（→）。胫下骨与内踝无骨性连接，考虑二者之间为纤维连接。冠状位STIR像（B）示除胫下骨外，内踝下端骨髓信号也增高，存在骨髓水肿（→）。考虑运动过程中胫下骨与内踝下端撞击造成了骨挫伤

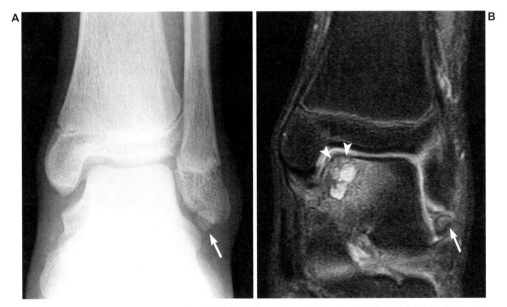

图8-20　13岁男性，腓下骨损伤和骨软骨损伤：踢足球时扭伤，踝关节外侧持续疼痛，内侧有不适感

正位X线片（A）显示腓骨外踝远端见小圆形骨块影像，即腓下骨（→）；胫骨远侧的骨骺线及距骨滑车无明确异常。冠状位质子密度加权压脂像（B）显示腓下骨呈高信号，存在骨髓水肿（→）；再者，距骨滑车内侧软骨下囊肿周围伴广泛的高信号区，即存在骨软骨损伤（►）

籽骨损伤

　　蹈趾籽骨是位于蹈趾跖趾关节足底侧的圆形小骨块，分为内侧籽骨及外侧籽骨两类，分别与蹈趾跖骨头部形成关节。籽骨的主要作用是：①吸收蹈趾跖趾关节足底压；②保护蹈长屈肌腱免受摩擦；③成为蹈短屈肌的支点等。蹈趾籽骨损伤是指籽骨骨折、分节化、坏死、炎症、关节病等造成日常活动及运动受限的情况。与外侧籽骨相比，内侧籽骨负重情况更多且更易受损。

　　籽骨骨折在籽骨受到直接外力或蹈趾强制性背屈等情况下发生。此外，还包括运动导致的疲劳性骨折。骨折的急性期，足底部出现剧烈的疼痛、肿胀，临床诊断不难。

　　二分籽骨是具有多个骨化中心的籽骨未完全性骨化、融合所致。但是，考虑到患者中绝大多数为运动员，既往外伤造成的骨折碎片也可能被当作了二分籽骨的本体（图8-21）。籽骨出现多分节化的情况，推测是骨折加上大量运动后造成的。再者，籽骨受到外伤后会引起疼痛，形成骨性关节炎。在二分籽骨和籽骨骨性关节炎的情况下，籽骨区出现局限性压痛、蹈趾背屈时疼痛。

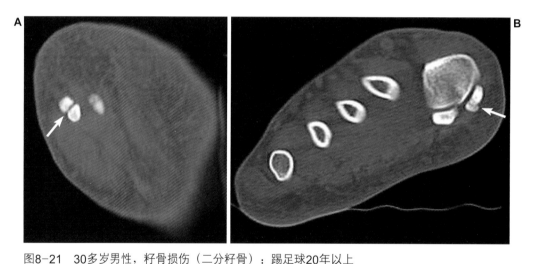

图8-21　30多岁男性，籽骨损伤（二分籽骨）：踢足球20年以上

轴位CT（A）显示内侧籽骨分裂，为二分籽骨。籽骨间对合面边缘比较锐利，提示过去存在骨折（→）。冠状位MPR像（B）显示内侧籽骨形态不规则，存在分裂（→）。外侧籽骨未见明确异常

　　籽骨炎是指在籽骨骨折、二分籽骨等情况下，籽骨内出现水肿及炎症（图8-22、8-23）。

　　籽骨损伤时进行蹈趾X线成像需要特别注意，除了侧位像外还需要进行轴位成像。常规X线及CT上能够显示骨折线及分裂籽骨（图8-21、8-22）。虽然籽骨出现密度明显增高，怀疑为骨坏死，但仅从影像所见很难判定。MRI上需要观察籽骨骨髓信号是否增高、周围积液（骨折等伴有籽骨炎的影像表现）以及与跖骨头部的关节面情况（图8-23）。籽骨在MRI所有序列上均呈低信号，是籽骨骨坏死的诊断标准。但由于籽骨常处于承重状态，T2加权压脂像及STIR像上反而很少出现完全性低信号。

对籽骨骨折进行石膏绷带等外固定。对二分籽骨及籽骨骨性关节炎，采用足底垫及局部注入类固醇类药物进行保守治疗。症状无改善则多采用手术治疗摘除籽骨。

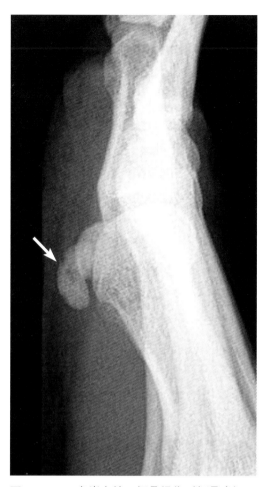

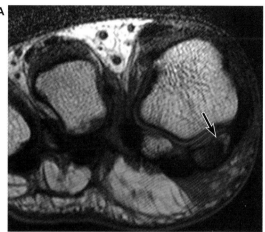

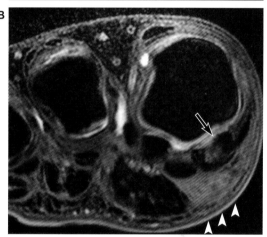

图8-22　20多岁女性，籽骨损伤（籽骨炎）：跗趾根部疼痛

侧位X线片显示内侧籽骨边缘毛糙，内部见点状透亮减低影（→）。足底软组织肿胀不明显

图8-23　籽骨损伤（与图8-22为同一病例）

冠状位T1加权像（A）显示内侧籽骨信号减低伴有水肿（→）；可见线状不均一低信号，可能是疲劳性骨折；外侧籽骨未见明确异常。冠状位STIR像（B）显示内侧籽骨骨髓信号增高（→）；足底部皮下脂肪组织信号增高（►），提示合并足底部脂肪炎

跗趾趾间关节籽骨损伤

这是指位于跗趾趾间关节旁的籽骨损伤（图8-24）。趾间关节进行背屈动作时出现疼痛。趾间关节的足底稍内侧形成胼胝且籽骨较大时，考虑存在籽骨损伤。主要是运动时出现疼痛，休息时无疼痛。一般保守治疗就可以缓解症状，如不缓解可采用手术摘除籽骨。

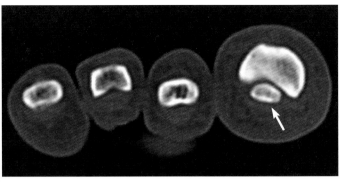

图8-24　50多岁男性（籽骨损伤）踇趾趾间关节籽骨

矢状位MPR像（A）显示踇趾趾间关节的足底侧类圆形小骨块，即籽骨（→）；跖趾关节间隙变窄；踇趾跖骨头部骨赘形成（▶）。患者还有踇僵症。冠状位MPR像（B）显示踇趾趾间关节的籽骨大小规则，无异常症状（→）

参考文献

[1]　Berquist TH：Chapter 1. Anatomy, normal variants and basic biomechanics. In：Berquist TH（ed）：Radiology of Foot and Ankle, 2nd ed. Philadelphia：Lippincott Williams & Wilkins, 2000：1-40.

[2]　McDougall A：The os trigonum. J Bone Joint Surg Br 1955；37-B（2）：257-265.

[3]　山県達一：日本人副足根骨のＸ線学的研究. 東京慈恵会医科大学解剖学教室業績集. 1952；8：1-7.

[4]　Moseley HP：An os trigonum detected by the roentgen rays. Ann Surg 1903；37：766-768.

[5]　Quain J：Anatomy, tenth edition, Vol. ii, Part Ⅰ. Anat. Anzeiger 1889；305：133.

[6]　Bauhin（1605）cited by Geist ES（1914）：Supernumerary bones of the foot：a roentgen study of the feet of 100 normal individuals. J Bone Joint Surg Am 1915；12：403.

[7]　中山正一郎：種子骨および過剰骨障害, 外脛骨障害. 高倉義典・監修, 田中康仁, 北田　力・編：図説 足の臨床 改訂第3版. メジカルビュー社, 2010：175-178.

[8]　Choi YS, Lee KT, Kang HS, Kim EK：MR imaging findings of painful type Ⅱ accessory navicular bone：correlation with surgical and pathologic studies. Korean J Radiol 2004；5：274-279.

[9]　Manners-Smith T：A study of the cuboid and os peroneum in the primate foot. J Anat Physiol 1908；42（Pt 4）：397-414.

[10]　Le Minor JM：Comparative anatomy and significance of the sesamoid bone of the peroneus longus muscle（os peroneum）. J Anat 1987；151：85-99.

第9章
骨骺炎及无菌性骨坏死

引　言

　　骨骺炎（epiphysiopathy，epiphysitis）是小儿骨骺在生长发育与运动之间平衡失调发生的病变，常见的是跟骨骨骺炎（Sever 病）。足舟骨无菌性坏死（Kohler 病）是运动造成的足舟骨血液供应不足继而骨坏死，而跖骨头无菌性坏死（Freiberg 病）是以运动造成的细微外伤为诱因，导致第 2 跖骨头的血液供应不足并发生骨坏死（参照方框 9-1）。小儿足部骨骼相对脆弱，但在生长发育过程中不得不承受相应的大量运动负荷，故会表现出其独特的病变形态。距骨发育成熟后，由于关节面较多，血供较贫乏。外伤及使用类固醇类药物很容易造成骨坏死，早期发现和治疗十分重要。

方框 9-1	以报道者名字命名的疾病

- Kohler 病——Alban Kohler。

- Freiberg 病——Albert Henry Freiberg。

- Tillaux 骨折——Paul Jules Tillaux。

- Jones 骨折——Robert Jones。

- Lisfranc 骨折——Jacques Lisfranc de St.Martin。

跟骨骨骺炎

　　跟骨在胎龄 24 周左右出现一次骨化中心，而跟骨后方骨骺在男孩 7 ~ 8 岁、女孩 6 ~ 7 岁出现，在 14 ~ 15 岁骨骺与跟骨完全融合。跟骨骨骺炎发生于骨骺出现后但还未完全骨融合的阶段，发病年龄在 8 ~ 13 岁（平均 9 岁），多见于运动较多的男孩。该病由 Sever 在 1912 年首次报道，考虑病因可能是跟腱牵拉。现在除了这个原因，还有运动等导致跟骨与骨骺反复撞击，足底筋膜与跟腱相拮抗对骨骺有一定牵拉等因素。运动过程中感觉到疼痛，而患者因疼痛常常采取尖足位。局部压痛，但软组织肿胀及发热有时并不是特别显著。

　　X 线显示跟骨骨骺密度增高、分裂、变扁，骨骺线不规则或增宽（图 9-1A），但正常变异的情况下也会出现分节化、骨骺线不规则等情况，所以对两侧跟骨骨骺对比观察比较好。MRI 的 STIR 像及 T2 加权压脂像显示骨骺信号增高，炎症相关骨髓水肿（图 9-1B）。骨骺若分节则其内出现线状低信号。跟腱及足底腱膜无明确异常信号。

　　治疗方面，制动休息并穿鞋底柔软的鞋子能够缓解症状，该病预后良好。

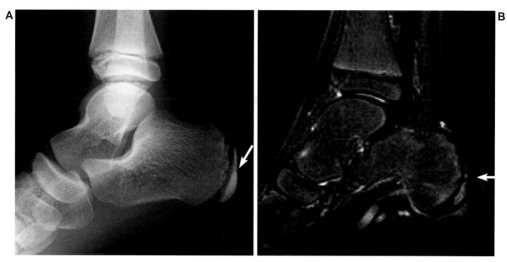

图9-1　9岁男孩，跟骨骨骺炎：踢足球时足跟持续疼痛

侧位X线片（A）显示跟骨后方骨骺的骨密度增高，变扁，并见线状透亮影，考虑存在分节化（→）。矢状位STIR像（B）显示骨骺信号增高，符合骨骺炎表现。分节部分见线状低信号（→）

足舟骨无菌性坏死

　　1908 年，德国放射科医生 Alban Kohler 首次报道了足舟骨无菌性骨坏死，并认为足舟骨的血液供应中断（原因不明）是骨坏死的原因。该病见于 3 ~ 10 岁幼儿（好发年龄：男孩 5 岁，女孩 4 岁），75% 为男孩。约 1/3 病例为双侧发生。发病原因有多种因素，除血行障碍外，还包括外伤导致足舟骨及其骨软骨发育不良等因素。近些年正常发育变异也被认为是发病因素之一。足舟骨与其他跗骨相比，血供相对贫乏。即使在成人骨折后也不易愈合，容易形成假关节。另外，足舟骨的一次骨化中心较其他跗骨出现得迟（3 岁左右），其发育情况远远赶不上儿童的活动量水平，同时也不能否定局部循环不良的可能性。而且足舟骨是内侧纵轴足弓的顶点，在行走及运动过程中常承受负荷压力。该病在男孩中多发，考虑是男孩运动强度要高于女孩所致。

　　临床症状表现为足舟骨附近压痛、运动痛，局部有肿胀、发热感，甚至会出现跛行。

　　踝关节 X 线显示足舟骨变扁、骨硬化，有时会出现分裂改变（图 9-2）。最好进行双侧踝关节对比观察。MRI 上骨硬化改变表现为 T1 加权像线状或带状低信号（图 9-3）。炎症显著时足舟骨及周围可见水肿、积液，呈高信号改变。

　　临床多采用保守治疗，初期静养时应免除负重，局部疼痛可采用足底垫治疗。从开始治疗到疼痛消失需要数月到 2 年左右，期间采用 X 线检查进行随访。通常预后良好，患儿到生长发育结束时多无残留症状。

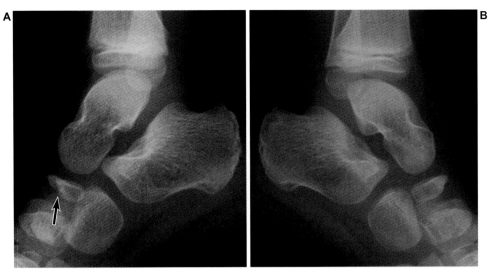

图9-2　6岁女孩，足舟骨无菌性坏死：足背疼痛伴跛行

均为侧位X线片。右足（A）足舟骨部分扁平化，其内可见骨硬化改变（→），考虑足舟骨无菌性坏死。左足（B）为正常的足舟骨表现

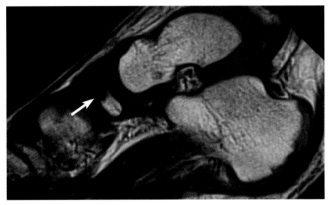

图9-3　足舟骨无菌性坏死（与图9-2为同一病例）

矢状位T1加权像显示足舟骨变扁，其内见片状低信号，可疑骨硬化改变（→）

跖骨头无菌性坏死

　　跖骨头无菌性坏死是发生于第2跖骨头的病变，于1914年由Albert Henry Freiberg首次报道。Freiberg认为过度背屈所致不全骨折可能是导致第2跖骨头病变的原因。其后1915年Kohler提出Freiberg发现的病变是由无菌性骨坏死引起的，而这一观点一直被延用至今。该

病好发于第 2 跖骨头，其次是第 3 跖骨头。若第 3 跖骨头出现病变，第 2 跖骨头必定也存在病变。第 2 跖骨具有一定的解剖学特点，如与其他跖骨相比，第 2 跖骨要稍长一些。第 2 跖骨基底部与楔骨中最小的中间楔骨形成关节，相对其他跖骨活动范围小，足部过度背屈时更易承受压力，此外，第 2 跖骨头的血供相对贫乏。跖骨头无菌性坏死的诱发因素包括扭伤、碰撞、穿高跟鞋长时间背屈位等，相关外伤造成第 2 跖骨头炎性改变，逐渐发生骨坏死，后发展为早期骨性关节炎。跖骨头无菌性坏死的分期分类中，最广为人知的是 Gauthier 分类。患者第 2 趾跖趾关节周围发红、肿胀伴压痛，行走时症状加重。虽然休息可缓解，但一旦患者运动或长时间穿高跟鞋则会再次疼痛。

　　X 线及 CT 显示第 2 跖骨头变扁、关节面软骨下囊肿，有时也会出现关节游离体（图 9-4）。MRI 上可见带状低信号区（反映了第 2 跖骨头骨坏死及骨性关节炎）及软骨缺损（图 9-5），坏死部周围可见关节积液。近年来，通过 MRI 检查可以发现跖骨头的异常情况，这种情况远比由骨坏死发展成骨性关节炎的跖骨头无菌性坏死要轻得多（图 9-6）。在这种情况下不存在骨坏死，需要根据其具体病情做出相应的诊断。

　　虽然治疗应根据跖骨头无菌性坏死的病情而定，但急性期多采用保守治疗（穿着保护靴、应用抗炎药物及局部注射类固醇类药物等），若无效则采用手术治疗。

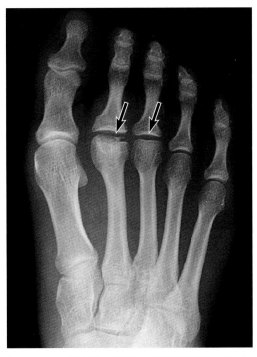

图9-4　18岁女性，跖骨头无菌性坏死：第2趾关节根部疼痛，无法穿高跟鞋

正位X线片显示第2、3跖骨头扁平（→）；第2跖骨头见菲薄小骨片影，符合跖骨头无菌性坏死表现

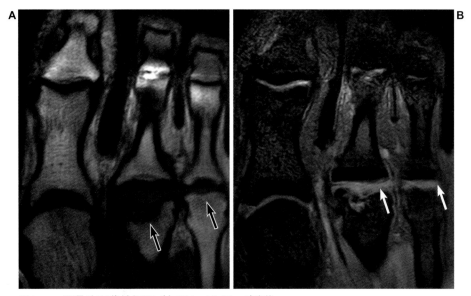

图9-5　跖骨头无菌性坏死（与图9-4为同一病例）

轴位T1加权像（A）显示第2跖骨头内陷，第3跖骨头部扁平（→）。轴位T2*加权像（B）显示关节软骨被破坏，结构显示欠清（→）。软骨下骨信号不规则，推测存在骨坏死及炎性改变

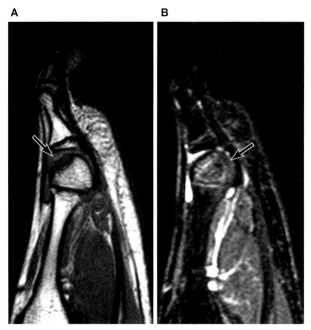

图9-6　6岁男孩，跖骨头无菌性坏死：前足部疼痛

矢状位T1加权像（A）显示第2跖骨头的背侧内凹改变（→）。骨骺改变可能是外伤所致骨折改变，周围可见少量关节积液。矢状位STIR像（B）显示第2跖骨头骨髓信号增高，存在骨髓水肿（→），关节液呈明显高信号。这是骨骺骨折造成的跖骨头无菌性坏死的早期影像改变

距骨缺血性坏死

距骨表面大部分为关节面，血液流入途径受限，因而相对缺乏血供。距骨体是由胫后动脉的分支——跗骨管动脉和三角韧带支、跗骨窦动脉（腓动脉的一部分）滋养。距骨头和距骨颈是由跗骨窦动脉和胫前动脉滋养。距骨缺血性坏死主要是距骨骨折所致。距骨骨折的 Hawkins 分型中 Ⅱ 型约占 50%，而 Ⅲ 型以上必然出现骨坏死。其他的原因包括因自身免疫性疾病等接受类固醇类药物治疗、酗酒等，中年女性多发。临床症状不具有特异性，仅有踝关节疼痛。随着骨坏死进展，若出现骨折及骨破坏则踝关节肿胀及疼痛明显加重。

踝关节 X 线上无法显示坏死早期改变，随着病情加重距骨出现不均一骨硬化改变（图 9-7）。坏死部分正常骨小梁结构显示不清，局部结构塌陷也不少见。距骨骨折等外伤后 6～8 周软骨下骨出现带状低密度影，被认为是局部有血流所致改变，需要与骨坏死相鉴别（霍金斯征）。骨坏死在 MRI 上的表现同股骨头坏死改变一致，T2 加权像上呈双线征（double line），即线状高、低信号平行排列，呈地图样分布（图 9-8A），周围伴有骨髓水肿。骨坏死晚期，T1、T2 加权像上均呈明显低信号（图 9-8B）。

临床怀疑骨坏死的情况下，保守的治疗措施是完全减免患肢负荷。若骨坏死造成距骨骨折及关节面塌陷，适合采用去除死骨并将残存距骨、胫骨及跟骨固定的 Blair 融合术。

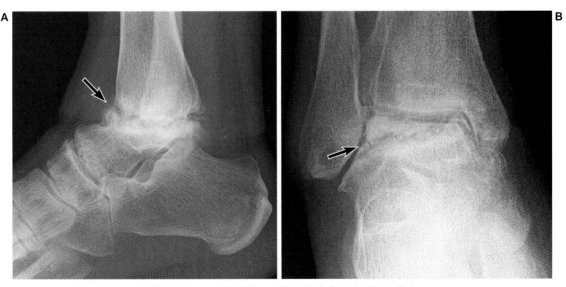

图9-7　20多岁女性，距骨缺血性坏死：服用类固醇类药物治疗系统性红斑狼疮

侧位X线片（A）显示距骨滑车塌陷（→）。滑车区域骨小梁结构显示不清，可见不均一骨硬化改变，即骨坏死表现。正位X线片（B）显示距骨滑车线状透亮影，提示骨折（→）。胫骨顶盖部也存在骨硬化改变，考虑可能是骨性关节炎伴发改变或存在骨坏死

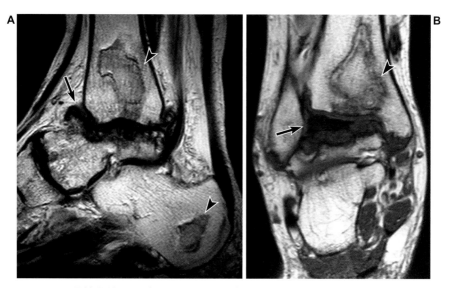

图9-8　距骨缺血性坏死（与图9-7为同一病例）

矢状位T2加权像（A）显示距骨滑车塌陷（→），病灶边缘骨硬化呈低信号，存在骨坏死。胫骨远端及跟骨后方可见地图状低信号区（➤），边缘可见高、低信号并行排列的双线征，也提示骨坏死。冠状位T1加权像（B）显示距骨滑车边缘呈低信号，结合T2加权像上低信号改变，可诊断为骨坏死区（→）。胫骨顶盖部亦可见地图样低信号骨坏死区（➤）

参考文献

[1]　Roth PB：Apophysitis of Os Calcis. Proc R Soc Med 1919；12：99-103.

[2]　Kohler A：Über eine häufige, bisher anscheinend unbekannte Erkrankung einzelner kindlicher Knochen. Münchener medizinische Wochenschrift 1908；55：1923-1925.

[3]　Freiberg AH：Infraction of the second metatarsal bone：a typical injury. Surg Gynecol Obstet 1914；19：191-193.

[4]　Gauthier G, Elbaz R：Freiberg's infraction：a subchondral bone fatigue fracture：a new surgical treatment. Clin Orthop Relat Res 1979；142：93-95.

第 10 章

神经卡压综合征

引　言

神经卡压综合征（nerve entrapment neuropathy）也被称为卡压（绞扼）性神经病，是指任何原因阻碍了神经的正常走行，导致神经受压出现麻痹，以及肌肉萎缩。踝关节、足部具有跗管（踝关节内侧）及前跗管（足背）两条代表性的神经通道。莫顿（Morton）神经瘤发生于内侧和外侧足底神经汇合处，解剖学上该处结构较脆弱，施加于足部的外力容易诱发异常。影像上能够显示这些神经及相应通道构成的解剖结构。

跗管综合征

跗管位于踝关节的内踝后下方区域，是由距骨后突、跟骨内侧面及屈肌支持带形成的鞘管样结构，其内除了走行胫骨神经的分支——内侧、外侧足底神经外，还有胫骨后动静脉。此外，沿着距骨、跟骨走行的胫骨后肌腱、趾长屈肌腱、姆长屈肌腱也从跗管内穿行。内侧足底神经负责足底内侧的感觉并负责支配姆展肌、趾短屈肌。外侧足底神经负责足底外侧的感觉并负责支配小趾展肌、骨间肌。

跗管综合征（tarsal tunnel syndrome）是指各种因素导致的跗管异常，表现为内侧、外侧足底神经损伤的一类病变（方框 10-1）。大约 80% 的原因均可明确，多为向跗骨内进展的腱鞘囊肿、跗骨融合等所致，特发性即原因不明者约占 20%。

临床症状为足底部、足趾的麻木及疼痛感，约 1/3 的患者会自觉小腿内侧放射状疼痛。有时也会有足趾肌力下降及足底部无力感，跗骨区放射状 Tinel 征及跗管区压痛。

影像上 MRI 最适合用于跗管的观察（图 10-1）。MRI 显示屈肌支持带呈带状低信号，内侧、外侧足底神经及胫骨后动静脉呈类圆形低信号。沿距骨及跟骨走行的胫骨后肌腱、趾长屈肌腱、姆长屈肌腱也走行于跗管内。以跟骨载距突背侧为中心进行观察，比较容易发现跗管。图 10-2 能够观察到压迫跗管的腱鞘囊肿。跗骨融合若出现距下关节骨性或纤维性融合，融合部位及其相伴的骨赘等会对跗管造成压迫（图 10-3）。

如果存在压迫跗管的肿瘤性病变，行手术摘除。原因不明者可选择保守治疗，包括局部静养，向跗管内注入局部麻醉药及类固醇类药物。此外，采用足底垫及软性支具对后足部稳定也有帮助。

方框 10-1	病变及相关受累神经

- 跗管综合征——内侧、外侧足底神经（胫神经来源）。
- 前跗管综合征——腓深神经内侧、外侧终末支。
- 莫顿神经瘤——趾间神经（内侧及外侧足底神经来源）。

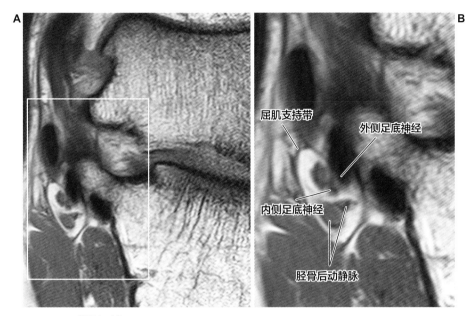

图10-1　跗管解剖

斜冠状位质子密度加权像（A）显示，跗管外侧有胫骨后肌腱、趾长屈肌腱、姆长屈肌腱，后上缘为距骨外侧结节、跟骨载距突，内侧为屈肌支持带覆盖区域。放大像（B）显示外侧、内侧足底神经及胫骨后动静脉走行于跗管中

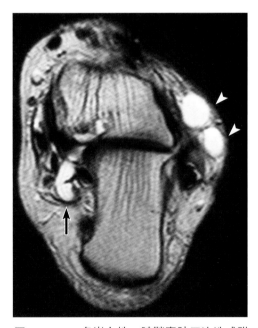

图10-2　50多岁女性，腱鞘囊肿压迫造成跗管综合征：踝关节疼痛并容易疲劳，足部麻木

轴位T2加权像显示多房囊样病变占据跗管区（→），即腱鞘囊肿，这可能是踝关节麻木疼痛的原因；踝关节外侧也有同样的多发囊样的腱鞘囊肿（▶）；距腓前韧带显示欠清，可能发生了撕裂；腱鞘囊肿沿着距腓前韧带分布

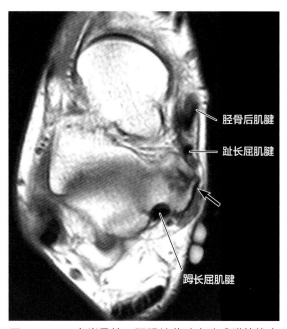

图10-3　30多岁男性，距跟关节融合造成跗管综合征：踝关节内侧疼痛，行走艰难

轴位T2加权像显示距骨内后方及跟骨载距突附近形成不规则的关节（→），同时也可见骨赘形成，存在距跟关节融合，对背侧下方的跗管形成压迫

前跗管综合征

前跗管综合征（anterior tarsal tunnel syndrome）是比较少见的神经卡压综合征，是足背下伸肌支持带走行区的腓深神经受压引起的综合征，1963 年由 Kopell 和 Thompson 最早报道。前跗管位于足背，骨呈扁平状，其上面是在内踝侧分为 2 束的 Y 型下伸肌支持带，下面由内侧楔骨、中间楔骨、外侧楔骨、足舟骨及骰骨的骨膜包被。前跗管内走行腓深神经、胫骨前肌腱、跗长伸肌腱、跗短伸肌腱、趾长伸肌、趾短伸肌、足背动脉。前跗管外侧平均约 15.7 mm，内侧平均约 55.3 mm，上面约 46 mm，下面约 64 mm，最厚处约 6.3 mm。屈肌支持带广泛覆盖于跗骨内侧。腓深神经在前跗管内分为内侧及外侧终末支（图 10-4）。外侧终末支进一步向趾短伸肌内分为运动支及骨间支。内侧终末支通过第 1、2 跖骨骨间达足趾末端，主要负责第 1、2 趾间的感觉。受损的原因包括外伤导致的血肿、水肿、骨性关节炎相关骨质增生等造成压迫（图 10-5、10-6），腱鞘囊肿及副骨、强制性过度跖屈及背屈、高跟鞋及滑雪靴等直接压迫。

患者自觉第 1、2 跖间麻木无力（内侧终末支症状），跗长伸肌腱外侧压痛及趾短伸肌肌力下降（外侧终末支症状）。如果穿上鞋子则症状加重。踝关节内翻会造成腓深神经牵拉痛。

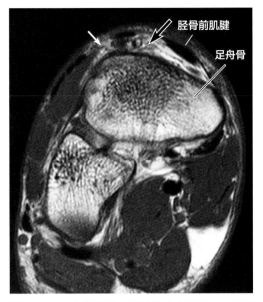

胫骨前肌腱

足舟骨

图10-4　20多岁男性，因其他疾病进行MRI扫描

斜冠状位T1加权像显示腓深神经在踝关节水平的中央偏内侧位置，走行于胫骨前动脉外侧。腓深神经在前跗管内分为内侧（大箭头）和外侧（小箭头）终末支。内侧支负责第1、2趾间感觉，而外侧支负责第1、2趾间运动。随着向肢体远端走行，腓深神经分支分布于体表，很难显示。此外，年轻人及运动员由于脂肪组织较少，其神经结构很难显示，而高龄患者的神经结构相对容易显示

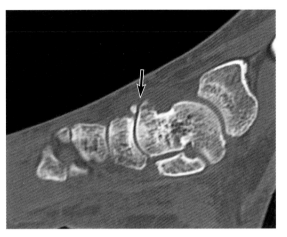

图10-5　50多岁女性，距舟关节骨赘形成造成前跗管综合征：拇趾与第2趾间麻木

矢状位MPR像显示距舟关节的关节间隙变窄，距骨头部骨赘形成（→）；同时还可观察到关节游离体，关节周围软组织肿胀。这可能就是前跗管综合征的病因

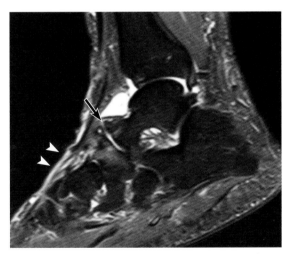

图10-6　距舟关节骨赘形成造成前跗管综合征（与图10-5为同一病例）

矢状位STIR像显示距舟关节的关节间隙变窄及距骨头部骨赘形成（→）；可观察到关节腔积液、距骨颈及足舟骨骨髓水肿；足背软组织信号增高，即存在水肿（►）。自距骨颈头部分布的椭圆形潴留液体，考虑为腱鞘囊肿

对怀疑为前跗管综合征者在影像上以跗骨为中心进行观察，判断沿腓深神经走行区有无肿瘤性病变（腱鞘囊肿等）、有无骨质增生，以及水肿程度。需要注意距舟关节骨质增生也会对腓深神经造成卡压。虽然 MRI 是最佳的检查方式，但下屈肌支持带较薄，很难在图像上将其完整而连续地显示出来。

莫顿神经瘤

莫顿神经瘤会引起趾间神经的神经卡压综合征。虽然该病最初在 1876 年是由 Thomas G. Morton 报道的，但实际上 Durlacher 好像早在 1845 年就报道过。虽然被称为莫顿神经瘤，但实际上并非真正的神经瘤（neuroma），而是神经纤维瘤（perineural fibroma）。

表现为第 3、4 趾间（占 80% ~ 85%）或第 2、3 趾间（占 15% ~ 20%）的跖趾关节水平趾间神经瘤样增粗（即所谓的神经瘤）。第 3、4 趾间为内侧与外侧足底神经汇合处，解剖学上结构较脆弱，在受到外部压力作用下容易出现瘤样肥厚。此外，横韧带位置较深，与跖趾关节及跖骨头相结合，若结合紧密也会成为趾间神经卡压的原因。第 4、5 趾间及第 1、2 趾间并非神经汇合处，通常不会出现莫顿神经瘤。再者，同时出现 2 处以上莫顿神经瘤的情况很少见。

本病与所穿鞋子关系很大，在长时间穿尖头高跟鞋的女性中多见（约 78%）。其他造成跖趾关节反复跖屈及背屈的体育活动也会造成莫顿神经瘤。临床表现为自跖骨头至足趾的神经样疼痛，在运动及行走时症状加重。踮脚站立或下蹲等造成前足部负重增加的动作时临床症状加重。安静不动时无疼痛，将鞋子脱掉则疼痛多减轻。临床症状与神经瘤的大小无关，直径在 6 mm 以下与 6 mm 以上的神经瘤均会出现同样的临床症状。

超声或 MRI 这两种检查方式的检出率差异不大，与病变大小相关。MRI 上表现为第 3、4 趾间跖趾关节稍近端椭圆形低信号改变（图 10-7），在 T1、T2 加权像上均为低信号。周围软组织有时也存在炎性改变。有时能观察到第 3、4 趾间滑囊及滑囊炎改变，需要与莫顿神经瘤进行鉴别。此外，在负重状态下进行 MRI 扫描，较无负重常规体位的扫描更有意义，能够发现较小的病变。由于足底部状态不同，神经瘤的形态会发生变化，所以主要注意扫描体位及足部固定的方式。

作为保守治疗，穿着宽口、柔软的鞋子，可避免神经压迫，而硬质鞋底可以防止跖趾关节背屈。如果保守治疗无效，可采用手术摘除神经瘤，但也可能复发。

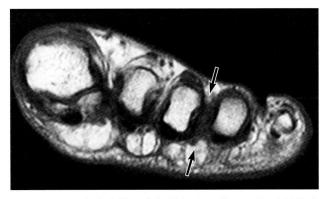

图10-7　40多岁女性，莫顿神经瘤：第3、4跖趾关节疼痛，足趾麻木

足部MRI，冠状位T1加权像显示第3、4趾间（跖趾关节水平）脂肪组织消失，局部存在椭圆形低信号肿物（→），符合莫顿神经瘤表现

参考文献

[1] 熊井　司：絞扼性神経障害．足根管症候群．高倉義典・監修，田中康仁，北田　力・編．図説 足の臨床 改訂3版．メジカルビュー社，2010：184-187．

[2] Liu Z, Zhou J, Zhao L：Anterior tarsal tunnel syndrome. J Bone Joint Surg Br 1991；73：470-473.

[3] Sharp RJ, Wade CM, Hennessy MS, Saxby TS：The role of MRI and ultrasound imaging in Morton's neuroma and the effect of size of lesion on symptoms. J Bone Joint Surg Br 2003；85：999-1005.

[4] Weishaupt D, Treiber K, Kundert HP, et al：Morton neuroma：MR imaging in prone, supine, and upright weight-bearing body positions. Radiology 2003；226：849-856.

第 11 章
足踝部骨性关节炎、足趾畸形

引 言

骨性关节炎可以说是踝关节、足部所有病变的最终结局。当骨性关节丧失其功能时，就发展为骨性关节炎。具体来说是关节软骨缺损、负重支撑功能减弱的关节出现各种改变。如果有原发基础病变，影像上可观察到原有基础疾病造成的关节改变，在诊断时也需要考虑这些变化。再者，还需要注意基础病变累及的关节之间也存在差异。

足趾变形中踇趾的发病率占绝对优势。考虑是因为足趾中踇趾最易承重，很容易被类风湿关节炎等累及。

跗骨联合（跗骨融合）曾被认为是一种发生率较低的先天性疾病，但随着成像手段的进步，现在能够较准确地发现该类疾病。神经性关节病又被称为 Charcot 关节病，为末梢神经紊乱造成的足部疾病，治疗往往较难。

关节退行性改变的影像表现

关节退行性改变（degenerative change of joint）的全球人群发病率约为 15%。其中踝关节、足部的发病率约占 1%。关节退行性改变，无论发生在哪个关节，X 线上均呈以下特点（图 11-1）：①骨赘形成（osteophytes）；②软骨下骨硬化（subchondral sclerosis）；③关节间隙不对称性狭窄（asymmetric space narrowing）；④软骨下囊肿（subchondral cysts）；⑤关节游离体（loose bodies）。

骨性关节炎（osteoarthritis）虽然与关节退行性改变几乎作为同义词在临床应用，但严格地讲，骨性关节炎主要是指纤维软骨、透明软骨成分及滑膜关节发生退行性改变的一类病变，包括既往无外伤或基础病变的原发性骨关节炎（primary osteoarthritis）和由外伤或基础病变导致的继发性骨性关节炎（secondary osteoarthritis）。

X 线所见，可以说是与关节软骨变性相对应的改变。软骨变薄、缺损造成软骨的缓冲功能丧失，从而形成有较大负重面积的骨赘。负责承重的骨变得坚硬，故出现软骨下骨硬化。关节间隙不对称性狭窄可发生于骨性关节炎的早期或晚期。软骨变性程度的差异，推测是由于关节不同部位承受负荷不同所致。软骨下囊肿是在没有软骨的情况下，直接承重的软骨下骨出现裂隙，并有液体潴留形成的囊肿。关节游离体的本体是变性并发生剥离的软骨或滑膜组织内出现钙盐沉积的形成物，或骨赘骨折的小碎片。

采用 CT 进行扫描，能够对骨性关节炎进行详细评估，适合术前的影像评估。CT 上能够检出在 X 线上显示不清的软骨下囊肿及小的关节游离体。再者，对骨质硬化范围也能准确地判定。由于 CT 的 MPR 可以做任意横断面重建，所以能够评估骨性关节炎的早期改变，并准确判定关节内游离体的位置。图 11-2 ~ 11-5 是 CT 对骨性关节炎显示的示例。3D-CT 对踝关节及足部对线情况显示准确且非常方便。但是对于软骨的评价受限，需要采用关节内 CT

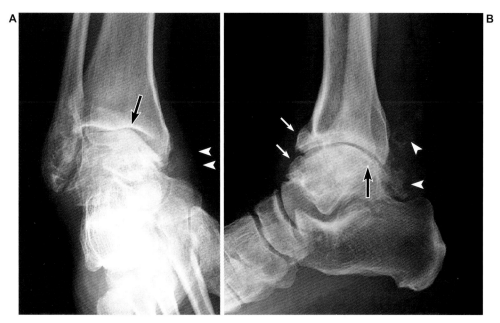

图11-1　30多岁男性，骨性关节炎（距小腿关节）：踝关节疼痛（既往多次扭伤）

正位X线片（A）显示关节间隙不均匀性狭窄（大箭头），内踝周围软组织肿胀（➤）。侧位X线片（B）显示胫骨顶盖部、距骨滑车、距骨体部等骨质硬化改变。距骨滑车见小圆形透亮影，考虑软骨下囊肿形成（大箭头）。再者，侧位像上也可观察到距小腿关节间隙明显变窄。胫骨远端前缘、距骨颈部见骨赘形成（小箭头）。距骨后方突起周围见关节游离体（➤）

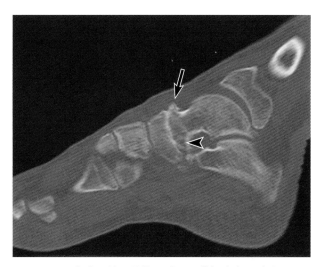

图11-2　50多岁男性，骨赘形成：足背部疼痛、肿胀

矢状位MPR像显示距舟关节间隙狭窄并伴骨赘（→）、软骨下囊肿（➤）形成，存在Chopart关节损伤

造影才能进行。此外，对于软组织肿胀及继发性骨性关节炎的前期基础病变的评价，CT 并非适合的检查手段。

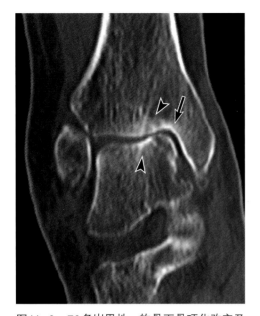

图11-3　70多岁男性，软骨下骨硬化改变及关节间隙不对称性狭窄：踝关节痛

冠状位MPR像显示关节间隙内踝侧不规则狭窄（→）；狭窄相应区域伴骨质硬化改变（▶）

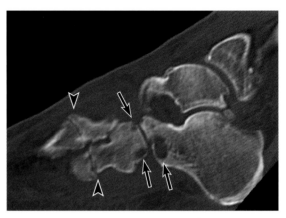

图11-4　40多岁女性，软骨下囊肿：跗跖关节脱位，骨折后

矢状位MPR像显示跗跖关节间隙狭窄，伴骨赘形成（▶）；跟骰关节关节面下见类圆形透亮影，符合软骨下囊肿改变（→）

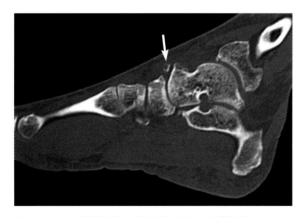

图11-5　50多岁男性，关节游离体：足背肿胀、疼痛

矢状位MPR像显示距舟关节间隙狭窄，距骨头前方见小圆形骨块影像，考虑关节内游离体影像（→）

　　MRI也是为了选择治疗方法而进行的检查。MRI最大的优点是能够显示关节软骨的变性及缺损程度。此外，MRI还能够显示骨髓水肿范围、关节液潴留、关节内滑膜组织及关节软骨脱落形成的碎片。在骨性关节炎中，这些碎片沉积在关节囊上，引起炎性反应，虽然表现为慢性滑膜炎改变，但实际为关节囊增厚改变。在类风湿关节炎等情况下，MRI也有助于病情的评估。对伴有外侧韧带、肌腱损伤的骨性关节炎，MRI能够显示外侧韧带损伤的程度、损伤的范围。即使存在骨坏死，MRI也能够清晰显示骨坏死的范围。图11-6～11-11是骨性关节炎的MRI表现。

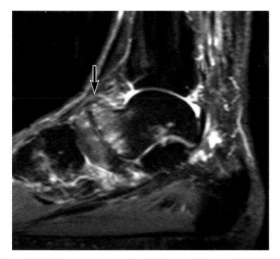

图11-6　骨赘形成（与图11-2为同一病例）

矢状位STIR像显示距舟关节间隙狭窄，相应关节软骨显示不清，考虑完全性缺损；以软骨下骨为中心，距骨头部、足舟骨均显示骨髓信号增高，提示骨髓水肿；距骨头部骨赘形成，呈高信号（→）

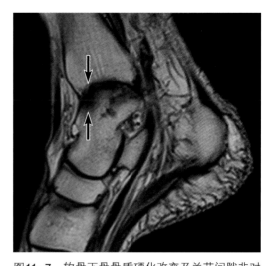

图11-7　软骨下骨骨质硬化改变及关节间隙非对称性狭窄（与图11-3为同一病例）

矢状位T1加权像显示距小腿关节间隙狭窄，软骨下骨不规整且信号减低（→），考虑为骨硬化

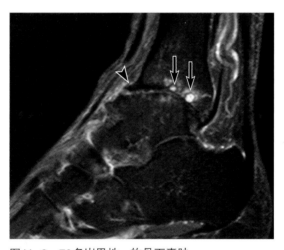

图11-8　70多岁男性，软骨下囊肿

矢状位STIR像显示距小腿关节间隙狭窄，关节面不规则，关节软骨显示不清；胫骨顶盖部见小圆形囊样病变，即软骨下囊肿形成（→）；软骨下囊肿周围及距骨滑车的软骨下骨区域见骨髓水肿改变；胫骨远端前缘骨赘形成（▶）

　　然而，MRI 不适合评估骨硬化变化。即使 CT 上可见广泛的骨硬化改变，但 MRI 上仅能显示骨硬化区明显呈低信号，范围小于 CT 所见。而且 CT 上即使骨小梁显示粗糙，MRI 上很难显示出信号的差异。此外，MRI 对骨折后关节面异常的评估亦不如 CT。采用 MRI 对软骨评价时，选择易于观察软骨的序列（质子密度加权压脂像、DESS 像、质子密度加权像、GRE 法 T1 加权像）。CT、MRI 的影像学评估各有优势，需要在充分了解各种检查方式的似缺点后，选择适宜的检查方法。

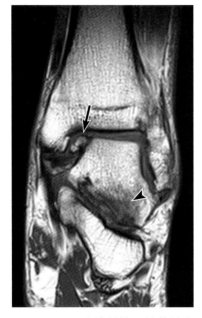

图11-9　60多岁男性，关节游离体：踝关节痛

冠状位T1加权像显示内踝与距骨间见小椭圆形骨块影，为关节游离体（→）；距跟关节面轮廓不清且信号减低（►），疑似存在骨性关节炎

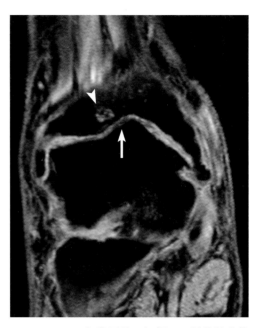

图11-10　70多岁男性，根据MRI评价关节软骨：距小腿关节骨性关节炎

冠状位GRE T1加权像显示距小腿关节间隙狭窄；该扫描序列上关节软骨呈带状高信号，但部分关节软骨区域呈低信号，提示关节软骨发生变性或缺损（→），邻近可见软骨下囊肿（►）；关节间隙狭窄的区域相应的关节软骨变薄

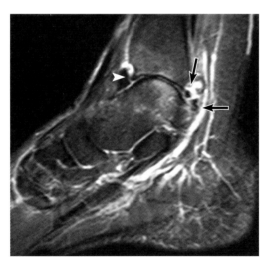

图11-11　20多岁女性，CT上未发现关节游离体：踝关节外伤后的关节病

矢状位STIR像显示距小腿关节间隙狭窄，关节软骨显示不清，考虑存在缺损；胫骨前缘骨赘形成（►）；距骨滑车的后方见小类圆形无信号区，即关节游离体（→），周围见关节腔积液。还可观察到胫骨顶盖部及距骨滑车骨髓的信号增高

基于 MRI 的软骨分级评估体系包括改良版 Noyes 分级及改良版 Outerbridge 分级等。前者根据 Noyes 关节镜分级体系，后者根据 Outerbridge 关节镜分级体系，对膝关节软骨软化分级进行了改良。无论哪一种分级体系都是利用质子密度加权压脂像，尝试用 MRI 对软骨的表层、深层缺损进行评估，在这一点上两者类似。改良版 Outerbridge 分级中的 Ⅱ、Ⅲ 级几乎分别等同于改良版 Noyes 分级的 2a、2b 级。虽然对软骨全层缺损的表述两者相同，但改良版 Outerbridge 分级中提及软骨下骨的信号改变，与改良版 Noyes 分级不同（表 11-1、11-2）。此外，改良版 Noyes 分级中将软骨正常者归于 0 级，但改良版 Outerbridge 分级中不存在该分级，这也是两者的不同之处。

表 11-1　基于 MRI 改变的软骨变性分级（改良版 Noyes 分级）

0 级	正常
1 级	T2 加权像上软骨信号增高（是指无伪影影响的软骨信号增高。形态上表现为正常软骨）
2a 级	表层软骨部分的缺损（占软骨总厚度的 50% 以下）
2b 级	深层软骨部分的缺损（占软骨总厚度的 50% 以上）
3 级	软骨全层的缺损

表 11-2　基于 MRI 改变的软骨变性分级（改良版 Outerbridge 分级）

Ⅰ级	软骨形态正常，局部信号增高（关节镜所见：软骨软化或肿胀）
Ⅱ级	关节软骨表层的水泡状肿胀、皲裂、磨损（关节镜所见：关节软骨软化区域出现皲裂、瓣状分离）
Ⅲ级	部分软骨缺损伴局部溃疡形成 [关节镜所见：关节软骨的细纤维化（crab-meat appearance）]
Ⅳ级	关节软骨全层缺损伴软骨下骨反应性变化（关节镜所见：关节软骨破坏伴软骨下骨裸露）

踝关节、足部的各种各样的关节病

踝关节骨性关节炎

踝关节（距小腿关节）骨性关节炎（osteoarthritis of ankle），在既往无踝关节外伤、足部或膝关节基础病变的情况下属于非典型的关节病。包含日本在内的一部分东南亚国家中原发性骨性关节炎的发病率高于欧美国家，据推测正坐及盘腿等生活方式是其发病原因之一。

继发性骨性关节炎的原因，包括造成足弓异常（胫骨前肌腱功能不全症等）、外伤（轴向骨折，距骨颈部、体部骨折，踝关节骨折且畸形愈合后，外侧韧带损伤等）、关节炎（结核、类风湿关节炎、痛风等）、神经障碍及血友病等。多数情况下是外伤后或合并其他病变出现的继发性骨性关节炎。

最开始表现为开始行走或步行中踝关节内侧出现疼痛，逐渐累及关节外侧，最终整个关节出现疼痛。也会出现关节肿胀、背屈受限。病情进展则踝关节跖屈也会受限。

踝关节 X 线检查可在非负重状态和负重状态下进行，而立位负重状态下 X 线检查对骨性关节炎的分期判定有帮助。骨性关节炎病情的严重程度可分为 1 ~ 4 期（方框 11-1），但是目前也结合 CT 及 MRI 进行综合判定。上述病情严重程度分期是根据胫骨顶盖部与距骨滑车间关节间隙情况进行分级，并不涉及关节软骨是否缺损或变性的情况。无论骨性关节炎分期如何，MRI 上观察到的关节软骨变性或缺损，以及明显水肿或肿胀增厚（STIR 像或 T2 加权压脂像）等，与 X 线或 CT 所见有所不同，这需要注意。图 11-12 ~ 11-20 是不同分期的 CT 及 MRI 改变。

保守疗法包括采用消炎镇痛药及湿布或软膏等外用药。温热疗法（超短波、超级短波、热袋等）也有一定帮助。足底垫能改善早期（1 ~ 2 期）的骨性关节炎症状。对于关节间隙保存但不稳定的踝关节，若韧带损伤则需进行韧带重建；若间隙变窄者，根据软骨缺损程度进行胫骨下段截骨术、人工踝关节置换术、关节固定术等，具体情况请参照相关专业书籍。

方框 11-1	踝关节骨性关节炎的病情分期

- 1 期：存在骨硬化、骨赘形成，但关节间隙未见变窄。
- 2 期：虽然出现关节间隙变窄，但软骨下骨组织未出现直接接触。
- 3a 期：仅在内踝关节发现与软骨下骨组织的直接接触。
- 3b 期：与软骨下骨组织的直接接触部分延伸至胫骨顶盖部。
- 4 期：整个关节间隙变窄，上下软骨下骨组织间出现接触。

距下关节骨性关节炎

距下关节骨性关节炎（osteoarthritis of subtalar joint）是因距骨骨折、类风湿关节炎、距下关节不稳定（严重关节扭伤等所致）、胫骨后肌腱功能不全等所致。行走时容易疲惫、出现疼痛，甚至行走困难。沿着跗骨窦出现明显压痛。足内外旋转的可动范围受限。CT 上显示距下关节面不规则、关节间隙变窄、软骨下囊肿形成（图 11-21）。MRI 上显示跗骨窦区积液、距下关节骨髓水肿、关节软骨缺损（图 11-22）。

保守疗法包括使用足底垫、关节内注射类固醇类药物，而作为外科疗法的距下关节固定术，患者可根据自身职业情况及临床症状进行选择。

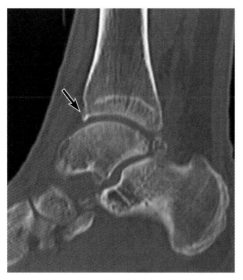

图11-12 60多岁男性，踝关节骨性关节炎（1期）：踝关节痛

矢状位MPR像显示胫骨远端前缘骨赘形成（→）；距骨略向前移位

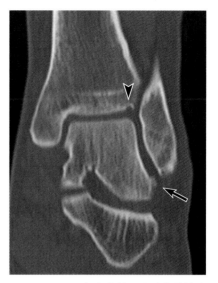

图11-13 30多岁女性，踝关节骨性关节炎（2期）：外侧韧带损伤后踝关节痛

冠状位MPR像显示关节间隙轻度狭窄，距骨的外踝关节面骨赘形成（→）；胫骨顶盖部可见小软骨下囊肿形成（▶）

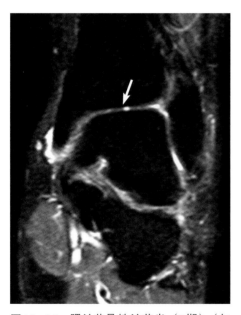

图11-14 踝关节骨性关节炎（2期）（与图11-13为同一病例）

冠状位STIR像显示（与图11-13的CT图像近乎为同一断面）。关节间隙狭窄，关节软骨整体轻度变薄，局部软骨缺损（→）；距小腿关节腔内少量积液

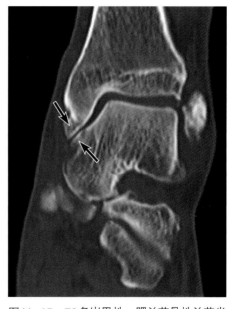

图11-15 70多岁男性，踝关节骨性关节炎（3a期）：踝关节痛

冠状位MPR像显示距小腿关节的内踝关节面处间隙狭窄（→）；关节软骨显示不清，怀疑关节软骨变薄或缺损。距小腿关节的关节间隙宽窄不均，是骨性关节炎的表现之一

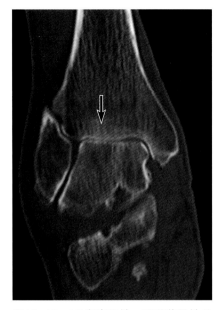

图11-16　70多岁男性，踝关节骨性关节炎（3b期）：踝关节痛

冠状位MPR像显示关节间隙不均匀性狭窄，明显狭窄处伴有骨质硬化改变（→）；距跟关节面亦显示毛糙不整，可疑存在退变

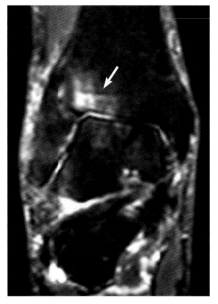

图11-17　踝关节骨性关节炎（3b期）：（与图11-16为同一病例）

冠状位STIR像（与图11-16的CT图像近乎为同一断面）显示关节间隙狭窄区域的骨髓信号增高（→），即存在骨髓水肿；关节软骨显示不清，可疑存在软骨缺损。距小腿关节周围软组织肿胀明显

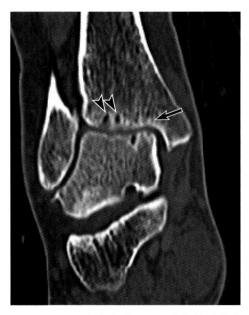

图11-18　20多岁女性，踝关节骨性关节炎（4期）：外侧韧带损伤后踝关节疼痛

冠状位MPR像显示关节间隙近乎整体性狭窄（→）；关节面下见软骨下囊肿形成（►），但骨质硬化改变不明显

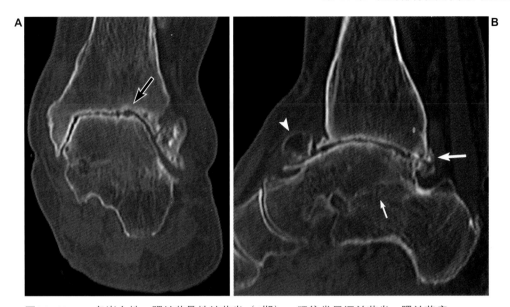

图11-19　70多岁女性，踝关节骨性关节炎（4期）：既往类风湿关节炎，踝关节痛

冠状位MPR像（A）显示距小腿关节间隙狭窄。关节间隙整体均一性狭窄是类风湿关节炎的典型表现（大箭头）；该病例符合类风湿关节炎后继发性骨性关节炎表现；再者，与外伤后骨性关节炎相比，缺乏骨质硬化改变也是类风湿关节炎后继发性骨性关节炎的特点。胫骨顶盖部外侧可见小软骨下囊肿。矢状位MPR像（B）显示距小腿关节间隙狭窄。胫骨远端前缘及距骨颈部上缘伴环形钙化的结节（➤），考虑为关节游离体。距骨后方突起处骨赘形成（大箭头）。距下关节发生了融合，考虑为类风湿关节炎所致（小箭头）

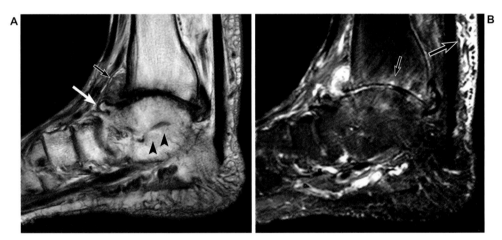

图11-20　踝关节骨性关节炎（4期）：（与图11-19为同一病例）

矢状位T1加权像（A）显示距小腿关节间隙狭窄，距骨变形并伴颈部骨赘形成（大箭头）。距下关节因前期的类风湿关节炎出现骨性强直（➤）；距小腿关节囊肥厚，其内可见积液及组织碎屑影像（小箭头），存在慢性滑膜炎。矢状位STIR像（B）显示距小腿关节面下骨髓信号增高，存在骨髓水肿（小箭头）；距小腿关节周围软组织信号明显增高，水肿显著（大箭头）

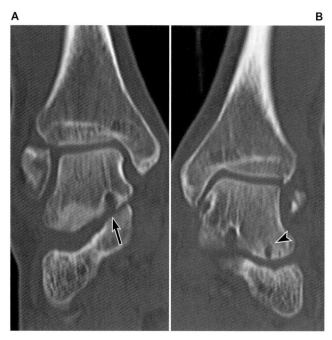

图11-21　60多岁男性，距下关节骨性关节炎：既往踝关节扭伤。踝关节外侧疼痛，行走时疼痛

为双侧踝关节CT，冠状位MPR像。右侧的距下关节（A）较右侧的距下关节（B）间隙狭窄（→）；距骨关节面下见软骨下囊肿（►）；距骨及跟骨关节面可见骨质硬化改变

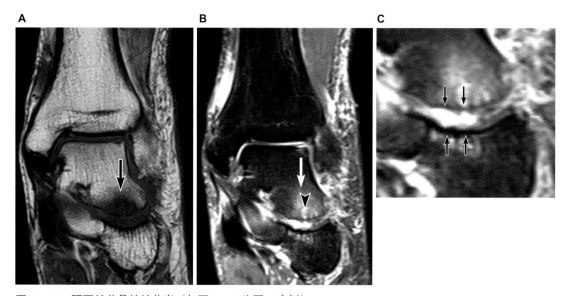

图11-22　距下关节骨性关节炎（与图11-21为同一病例）

冠状位T1加权像（A）显示距跟关节的跟骨关节面下有半圆形低信号区（大箭头），相当于CT上所见的骨质硬化改变。冠状位STIR像（B）显示距骨及跟骨关节面下骨髓信号增高，即存在骨髓水肿（大箭头）；距骨关节面下还可见软骨下囊肿（►），跗骨窦区可见积液；再者，距骨滑车外侧见线状高信号，可疑骨软骨缺损。距小腿关节的皮下脂肪组织呈网状高信号，符合软组织水肿改变。B的放大像（C）显示距下关节软骨结构凹凸不平，局部可见小缺损（小箭头）。符合骨性关节炎表现

跗横关节骨性关节炎

跗横关节骨性关节炎（osteoarthritis of Chopart joint）可因足舟骨骨折、足底频繁背屈或外伤引起。不少患者会合并类风湿关节炎。患者会出现足背肿胀、压痛、运动受限等症状，有时也可无临床症状。

该病常伴有外翻扁平足改变。X 线及 CT 检查可观察到距舟关节骨赘形成及关节游离体（图 11-23、11-25）。MRI 上显示距舟关节骨髓水肿、软骨缺损、周围软组织炎性改变（图 11-24、11-26）。

治疗以保守疗法为主，若存在外翻扁平足，可采用内侧足底弓支具。

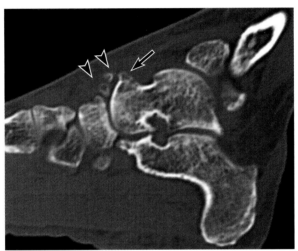

图11-23　60多岁男性跗横关节骨性关节炎：足背疼痛
矢状位MPR像显示距舟关节间隙狭窄、骨赘形成（→），并可见关节游离体（▶）

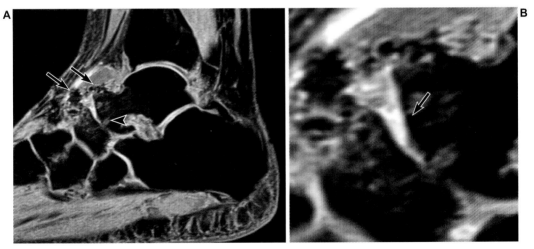

图11-24　跗横关节骨性关节炎（与图11-23为同一病例）
矢状位GRE T1加权像（A）显示距舟关节面不规整，软骨下囊肿形成（▶）。关节间隙不规则狭窄。距舟关节上部（足背）可疑多发关节游离体，呈无信号区（→）。足背部软组织也明显肿胀。放大像（B）显示距骨头部的关节软骨缺损（→）

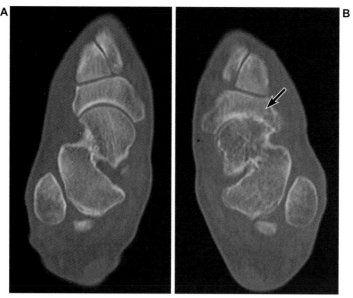

图11-25　50多岁男性，跗横关节骨性关节炎：足背疼痛

双侧跗关节轴位CT。左距舟关节间隙狭窄（B），关节面骨质硬化改变显著（→），还能观察到小软骨下囊肿。骨赘形成不明显。右侧（A）正常

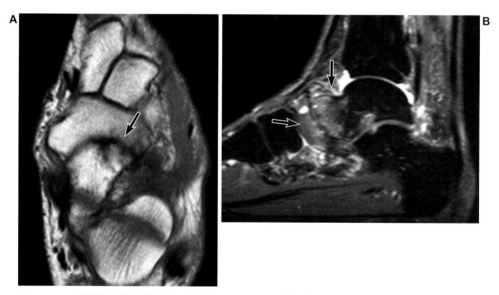

图11-26　跗横关节骨性关节炎（与图11-25为同一病例）

轴位T1加权像（A）显示距舟关节间隙消失，关节面呈不规整带状低信号（→）。矢状位STIR像（B）显示距骨头及足舟骨骨质信号增高，提示骨髓水肿（→）；足舟骨可见软骨下囊肿。距骨头部可见软骨下囊肿及骨赘形成。关节周围软组织信号增高，提示水肿及炎性改变。距小腿关节内积液显著

跗跖关节骨性关节炎

大多数跗跖关节骨性关节炎（osteoarthritis of Lisfranc joint）是外伤（如跗跖关节脱位骨折或 Lisfranc 韧带损伤等）后继发的骨性关节炎。跗跖关节由坚固的骨间韧带及骨性结构组成，非常稳定，故原发性骨性关节炎很少见。在日本以第 2、3 跗跖关节好发，常伴有跗趾外翻及扁平足。合并跗趾外翻的情况多见于中年女性。由于足横弓塌陷，行走时足部接触地面可出现疼痛、僵硬和烧灼感。有时还可在跗跖关节处触及隆起的骨赘、关节游离体等。

CT、MRI 显示跗跖关节的关节间隙变窄、骨硬化及骨赘形成（图 11-27 ~ 11-29）。

保守治疗可使用足底垫，由于肥胖及体重增加会加重病情，需要患者控制体重。若保守疗法无效或骨性关节炎比较严重，则应考虑手术治疗，切除跖骨头部及近节趾骨基底部，行关节固定术等。如果跗趾外翻等足部畸形会导致跗跖关节骨性关节炎加重，则可以考虑同时进行治疗。

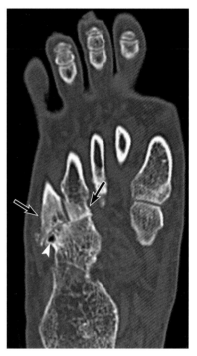

图 11-27　70 多岁男性，跗跖关节骨性关节炎：足部外侧疼痛

轴位 CT 显示外侧跗跖关节（骰骨与第 4、5 跖骨基底部）间隙狭窄（→），关节面下软骨下囊肿形成（►）；第 5 跖骨基底部骨赘形成。存在外侧跗跖关节骨性关节炎

跖趾关节骨性关节炎

比起外伤导致的跖趾关节骨性关节炎（osteoarthritis of MTP joint），合并类风湿关节炎（图 11-30）或跖骨头无菌性坏死（图 11-31、11-32）者更多见。严重的跗趾外翻也可发展为骨性关节炎，跗趾的跖趾关节活动范围受限被称为跗僵症（详见后述跗僵症的部分）（图 11-33）。临床症状表现为足趾背屈疼痛、行走障碍。前期基础病变对骨性关节炎的改变常影响较大。如类风湿关节炎伴骨性关节炎，即使关节间隙明显变窄，也很少出现骨硬化及骨赘形成。若跖骨头无菌性坏死伴有骨性关节炎，尽管第 2 跖骨头部扁平化改变及关节内游离体很明显，近节趾骨的改变也不显著。

作为保守疗法，为了防止跖趾关节背屈，可在鞋底加跖骨杆或跖骨垫。手术疗法是切除跖骨头部、近节趾骨基底部，行关节成形术或关节融合术。

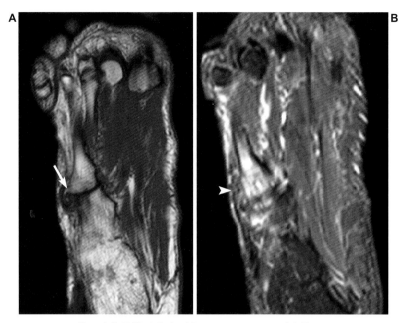

图11-28 跗跖关节骨性关节炎（与图11-27为同一病例）

轴位T1加权像（A）显示第5跖骨基底部与骰骨关节面不规则，骰骨关节面下见低信号提示骨髓水肿；第5跖骨基底部骨赘形成（→）。轴位STIR像（B）显示第5跖骨高信号（➤），骨髓水肿范围较T1加权像广泛；骰骨关节面下也可见骨髓水肿

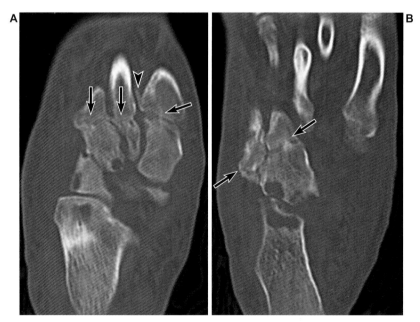

图11-29 40多岁男性，跗跖关节骨性关节炎：跗跖关节脱位骨折后变形、疼痛，欲采取手术治疗

均为轴位CT。内侧跗跖关节面（第1～3跖骨基底部与内侧、中间、外侧楔骨形成的关节）（A）不规整，关节间隙狭窄（→）；姆趾跖骨骨赘形成（➤）。外侧跗跖关节水平（B）也能观察到关节间隙狭窄；跖骨基底部严重变形（→），跟骰关节面下可见软骨下囊肿

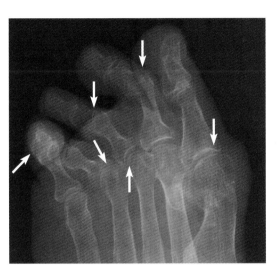

图11-30　70多岁女性，跖趾关节骨性关节炎：既往患类风湿关节炎

斜位X线片显示姆趾、第3、4跖趾关节、第2、3近趾间关节、小趾远趾间关节间隙不规则变窄（→）。足趾部整体骨密度减低，骨赘显示不清。第2趾近趾间关节、第4趾跖趾关节呈半脱位状态，且周围软组织肿胀。虽然该表现符合骨性关节炎表现，但前期出现过类风湿关节炎改变

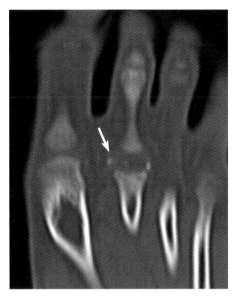

图11-31　20多岁女性，跖趾关节骨性关节炎（第2趾）：合并跖骨头无菌性坏死

轴位CT显示第2跖骨头部扁平化及骨质硬化改变，关节内见多发小关节游离体（→）。虽然符合骨性关节炎表现，但第2趾近节趾骨变化不显著

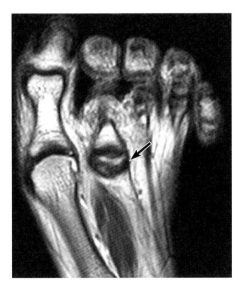

图11-32　跖趾关节骨性关节炎（与图11-31为同一病例）

轴位T2加权像显示第2跖骨头部上缘内凹改变，边缘骨质硬化（→），其上部见带状高信号，即存在关节腔积液

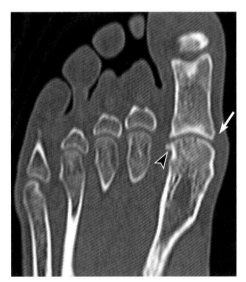

图11-33　50多岁男性，跖趾关节骨性关节炎（姆趾）：姆趾根部疼痛

轴位CT显示姆趾跖趾关节较其他趾关节间隙变窄（→），跖骨头部出现骨赘（▷）。跖骨头部及近节趾骨关节面可见骨质硬化改变，符合骨性关节炎表现

远趾间关节骨性关节炎

远趾间关节骨性关节炎（osteoarthritis of DIP joint）是指中节趾骨与远节趾骨间关节发生的退变。除了长时间穿过尖过窄的鞋子外，类风湿关节炎及银屑病关节炎也是导致骨性关节炎的原因之一。表现为远趾间关节间隙狭窄，骨赘形成（图 11-34）。

跆僵症

跆僵症（hallux rigidus）是指跆趾的跖趾关节出现明显疼痛且活动范围受限。其原因包括骨性关节炎、跆趾外翻、针对跆趾外翻进行的关节成形术的后遗症、跖趾关节外伤后、类风湿关节炎及痛风导致的骨性关节炎等。该病受到遗传因素、肥胖、所穿鞋子等多种因素影响。此外解剖学因素，如跆趾的第 1 跖骨长于第 2 跖骨、跆趾跖趾关节较其他趾扁平等，也会对跆僵症的发生有一定影响。

临床症状表现为跖趾关节背屈受限、肿胀、疼痛。行走时跆趾无法负重，以足外侧缘负重为主。随着病情进展，跆趾轻度跖屈挛缩改变。X 线（或 CT）上跖趾关节间隙变窄，侧位像（或矢状位 MPR 像）显示跖骨头背侧及足底侧骨赘形成（图 11-35）。MRI 上除观察到上述改变外，还可观察到沿着关节面下的骨髓水肿及关节腔积液。

保守疗法包括口服非类固醇类消炎镇痛药、湿敷、关节腔内注射类固醇类药物以及利用足底垫限制背屈等。手术治疗包括切除骨赘的关节盂唇切除术（cheilectomy）、关节融合术（针对明显畸形者）等。

跆趾外翻

跆趾外翻（hallux valgus）是指跆趾跖骨内翻，近节趾骨外翻内收，跖趾关节形成向内侧膨隆的"く"（日语中五十音图之一）字形。先天性或遗传因素（先天性跆趾跖骨内翻足、跆趾长于其他各趾者、内侧楔骨及肌腱异常、扁平足）、外在因素（尖端较细的鞋子压迫跆趾）、炎性病变（类风湿关节炎等）、外伤等可能是导致跆趾外翻的因素。跆趾跖骨内翻是由于跆展肌功能不全所致。跆趾畸形越严重，跆趾内收肌作用就越强，跆趾跖骨内翻改变越明显。因附着于近节趾骨的跆短屈肌、附着于远节趾骨的跆长屈肌及跆长伸肌的共同牵拉作用，近节或远节趾骨呈外翻改变。随着病情进展，跖趾关节发生半脱位或籽骨发生移位，形成跆囊炎（bunion），其症状为跆趾跖趾关节明显突出，突出的原因主要为跆趾外翻引起的跖骨头部骨赘等增殖性改变。跆囊炎周围软组织在鞋子等挤压下常出现摩擦炎症、皮肤红肿、滑囊积液等。

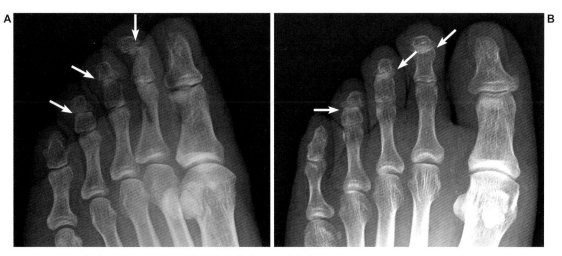

图11-34 60多岁男性，远趾间关节骨性关节炎：足趾疼痛

斜位X线片（A）显示第2～4趾远趾间关节间隙狭窄（→）。第2趾远趾间关节外翻畸形。正位X线片（B）显示第2～4趾远趾间关节关节面骨质硬化及骨赘形成（→），即骨性关节炎改变

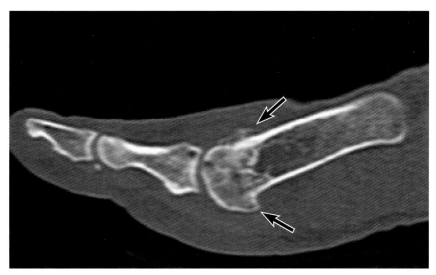

图11-35 50多岁男性，踇僵症：踇趾背屈时疼痛

矢状位MPR像显示踇趾跖骨头部背侧及足底侧骨赘形成（→）；跖趾关节间隙变窄，并见沿关节面走行的骨质增生改变。符合踇僵症的表现

其他的症状表现为自踇趾跖趾关节内侧至足底疼痛不适、踇趾跖骨头部内侧踇囊炎区域疼痛。若去掉外压作用（如脱掉鞋子）疼痛会减轻。采用 X 线检查可显示踇趾跖趾关节畸形。顺便说一下，踇囊炎是指发生于踇趾的病变，而小趾内翻造成的第 5 跖趾关节的突出，被称为小趾囊炎（bunionette）（图 11-36、11-37）。

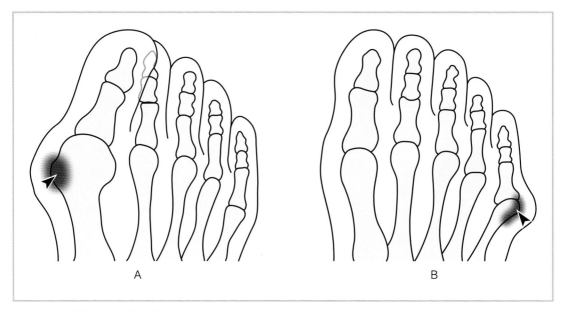

图11-36　踇囊炎和小趾囊炎

这类骨性突出多由穿着浅口无带女鞋、高跟鞋等尖头细跟的鞋子造成。踇囊炎主要是指踇趾跖趾关节的骨性突出（A，►），而仅小趾跖趾关节的骨性突出被称为小趾囊炎（B，►）

踇趾外翻程度可用足部 X 线检查进行观察测量。最常用的指标是 M1 ~ M2 角（第 1 ~ 2 跖骨间夹角）、踇趾外翻角等。M1 ~ M2 角的正常值小于 9°，踇趾外翻时该角度增大。踇趾外翻的正常角度是 15° ~ 18°，踇趾外翻时该角度增大（20° 以上定义为踇趾外翻）。扩大的角度与临床症状并不完全一致，这与背侧跖神经压迫或卡压有关（即使外翻畸形程度较轻，也会出现背侧跖神经受压的症状）。虽然 CT 的 MPR 像可显示关节面的细节改变，但图像为横断面，对病变的全面显示有所不足（图 11-38），因而构建 3D-CT 图像可弥足这一点。MRI 除了用于对关节软骨评价，还有助于跖趾关节内侧出现的滑囊炎及跖趾关节周围软组织改变的观察（图 11-39）。

保守疗法包括改穿宽头宽松的鞋子、利用足底弓支具、足趾的运动疗法（Hoffmann 体操、踇趾内翻体操）等。手术疗法有多种不同治疗术式，保守治疗无效者可采取手术治疗。

踇趾趾间关节外翻畸形

踇趾趾间关节外翻畸形是先天性畸形。对幼儿患者应采取趾骨基底部楔形截骨术，而对成人患者则采用畸形矫正位进行趾间关节固定术。

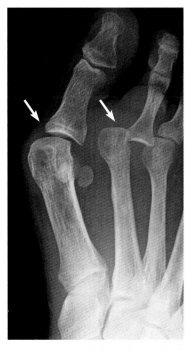

图11-37　60多岁女性，踇趾外翻：踇趾疼痛

正位X线片显示踇趾跖骨内翻，近节趾骨外翻，即踇趾外翻。踇趾及第2趾跖趾关节半脱位改变（→）

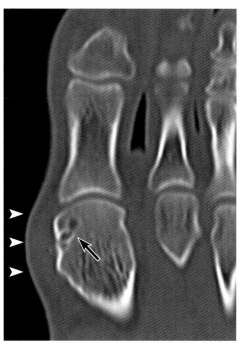

图11-38　30多岁女性，踇趾外翻：穿鞋的时候踇趾根部疼痛

轴位CT可见踇趾跖趾关节间隙变窄及软骨下囊肿（→）。踇趾跖骨头部内侧可见骨赘，周围软组织肿胀（►）

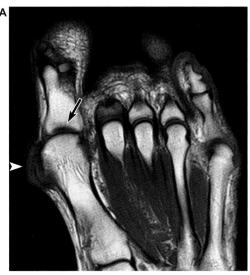
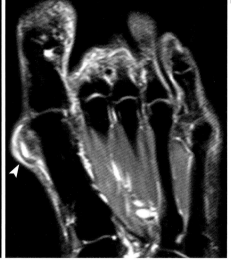

图11-39　踇趾外翻（与图11-38为同一病例）

轴位T1加权像（A）显示踇趾跖趾关节狭窄（→）；踇趾跖骨头部可见骨赘及内侧带状低信号区（►）。A的带状低信号在轴位STIR像（B）上表现为沿踇囊炎分布的少量积液（→）。皮下脂肪组织信号增高，提示存在炎性改变

足趾畸形（锤状趾、槌状趾、鹰爪状趾）

足趾畸形包括锤状趾（hammer toe）、槌状趾（mallet toe）、鹰爪状趾（claw toe）。锤状趾是近趾间关节屈曲但远趾间关节伸展的状态；而槌状趾仅远趾间关节屈曲。鹰爪状趾是为在近趾间和远趾间关节屈曲的基础上跖趾关节过度伸展的状态（图 11-40）。

锤状趾及槌状趾好发于中老年女性，常常合并姆趾外翻。主要是经常穿着容易增加足趾负担的高跟鞋或尖头细跟的鞋所致，这样的鞋子导致跖趾关节强制背屈从而诱发足趾变形。临床表现为穿着鞋子的状态下出现足趾疼痛。锤状趾还在近趾间关节背侧、受累足趾的跖骨头部足底侧形成胼胝。足趾畸形的程度不一，有的仅在踝关节背屈时出现可徒手复位，有的出现完全性挛缩，而后者需要选择手术疗法。保守疗法包括改穿宽头的鞋子、胼胝部放置垫片等对症处理。

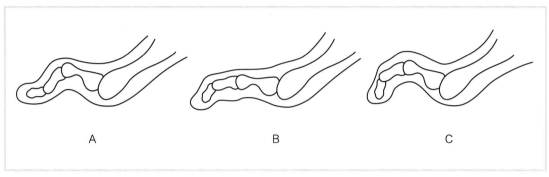

图11-40　足趾畸形
锤状趾（A）为近趾间关节屈曲及远趾间关节过度伸展；槌状趾（B）为远趾间关节屈曲；鹰爪状趾（C）为在近趾间和远趾间关节屈曲的基础上加跖趾关节过度伸展

跗骨融合症

跗骨融合症（tarsal coalition）是指出现大于等于 2 个跗骨融合的情况，仅指先天性融合的病变，不包含外伤或类风湿关节炎等继发性骨融合的情况。融合的类型可分为骨性融合、透明软骨融合及纤维软骨融合，而容易引起临床症状的是透明软骨融合及纤维软骨融合。跗骨融合症最早是在 1769 年由 Buffon 报道。在 1947 年由 Harris 和 Beath 对该病变进行了大规模的调研。根据调研结果，发病率最高的是距跟关节融合症，其他相对常见的是跟舟融合症、第 1 楔骨 - 足舟骨融合症、距舟关节融合症、第 1 楔骨 - 跖骨融合症等。日本人的第 1 楔骨 - 足舟骨融合症发病率高于欧美人。

跗骨联合是由于胎儿期跗骨分节障碍所致。据说是跗骨在分化过程中出现异常或遗传因素等影响。虽然报道该病的发病率约为 1%，但由于患者多为无症状者，实际发病率可能会高一些。

　　跗骨联合的共同临床症状为活动范围受限、疼痛。随着跗骨骨化进展，特别是在运动量增加的青春期以后出现症状。成人多是在运动过量或踝关节扭伤的基础上出现症状。

距跟关节融合症（距下关节融合症）

　　距骨与跟骨的融合发生于内踝后下方（载距突附近）。10 岁左右距骨及跟骨开始骨化，故在此之后出现症状。会出现后足部疲劳、运动痛。当融合症形成较大骨性隆起时比较容易诊断。由于发生融合的区域存在跗骨管结构，后者容易受到骨性隆起的压迫，故有时会合并跗管综合征（图 11-41、11-42）。再者，因踝关节扭伤及不合理的关节运动也可能会发生骨折（图 11-43 ～ 11-45）。

　　X 线检查能够观察到距跟关节后关节面不规则。侧位像及斜位像虽然有帮助，但常出现漏诊。X 线侧位像显示 C 字征（"C-sign"），是指载距突及距骨滑车突出延长，侧位像观察呈字母 C 字形（图 11-41）。CT 显示骨融合部分的关节间隙变窄并见软骨下囊肿、骨赘形成。MRI 能够对融合类别进行判断。透明软骨的融合面在 STIR 像或 T2 加权压脂像、质子密度加权压脂像等呈高信号，纤维软骨融合面在 MRI 所有扫描序列上均为低信号。

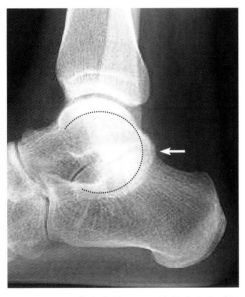

图11-41　30多岁女性，距跟关节融合症（距下关节融合症）：无法穿高跟鞋，足前部麻木，存在跗管综合征

侧位X线片显示距骨与跟骨间可见不规整关节面（→），即距跟关节融合症。自距骨滑车至跟骨载距突的骨融合症造成骨质过度增生，骨密度增高，呈反C字形（虚线所示）

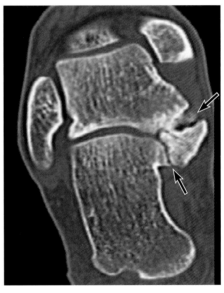

图11-42　距跟关节融合症（与图11-41为同一病例）

斜冠状位MPR像显示载距突像被卷进去一样形成融合，可疑融合部位负重增加；跟骨与距骨融合部骨折（→），跗管受压

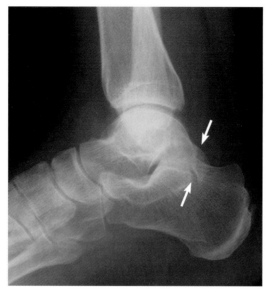

图11-43　50多岁女性，距跟关节融合症（距下关节融合症）：踝关节扭伤后持续关节疼痛

侧位X线片显示距跟关节后方关节面不规则，骨质过度增生（→）

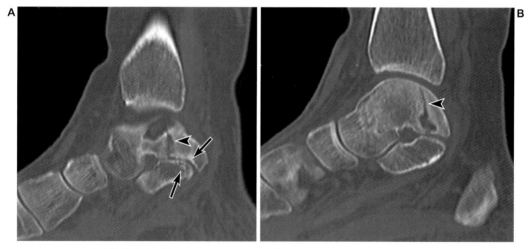

图11-44　距跟关节融合症（与图11-43为同一病例）

矢状位MPR像（A）显示距骨和跟骨后方存在软骨性或纤维性融合（→）；自融合部位延续的线状透亮影，考虑骨折改变（▶）。矢状位MPR像（B）显示骨折累及距骨滑车（▶）；距骨滑车骨密度增高。足底侧骨折呈波浪状分离，疑似假关节形成

跟舟融合症

跟舟融合症是指跟骨与足舟骨融合的情况，这些部位大概8～12岁开始骨化。跗骨窦稍前方出现疼痛，随着年龄增长疼痛加剧，甚至出现行走障碍。在X线正位像上往往无法发现病变，需要追加斜位像。侧位像显示跟骨前方突起明显突出（anterior nose）。足部CT及MRI上比较容易观察到骨融合症（图11-46）。融合部位周围可观察到骨髓水肿。

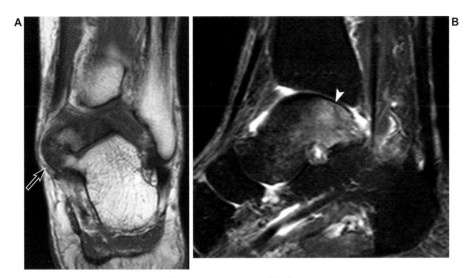

图11-45　距跟关节融合症（与图11-43为同一病例）

冠状位T1加权像（A）显示跟骨及距骨内后方骨质过度增生，考虑骨融合症，并可观察到融合部位（→）。矢状位STIR像（B）显示距骨滑车的骨折线（▶），周围伴骨髓水肿。踝关节腔内可见积液

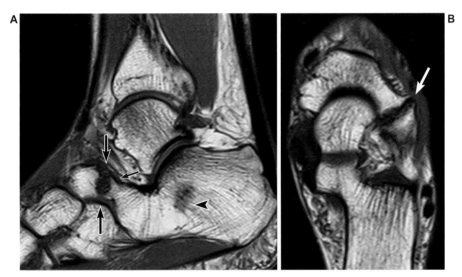

图11-46　20多岁女性，跟舟融合症：马拉松运动员，检查跟骨疲劳性骨折时偶然发现跟舟融合症

矢状位T1加权像（A）显示跟骰关节面上缘突出（小箭头），与足舟骨外侧形成关节面（大箭头），关节面区呈低信号，考虑为纤维软骨融合；跟骨体部见线状低信号，周围伴骨髓水肿（▶）。进一步检查后确认为疲劳性骨折改变。轴位T1加权像（B）显示足舟骨外侧缘与跟骨形成关节面，骨赘形成（大箭头）

第1楔骨-足舟骨融合症

这是指内侧楔骨（第1楔骨）与足舟骨的融合。自跖骨内侧至足底出现疼痛，长时间站立或大量运动会使疼痛加剧。多数情况下患者无症状，常偶然发现。活动范围受限的情况比较少见（因该区域本身可活动范围就很小）。X线及CT、MRI显示以关节间隙狭窄、软骨下囊肿等改变为主（图11-47、11-48）。

跗骨融合症的治疗

所有跗骨融合症的早期都选择保守疗法，包括制动休息、给予消炎镇痛药、使用湿敷、使用限制融合部运动的足弓支具及足底垫等。因外伤导致的跗骨融合症采用石膏固定也很有帮助（约固定3周）。患第1楔骨－足舟骨融合症的大多数患者采用足底垫可缓解症状。

距跟关节融合症若能早期诊断，采取手术将融合部切除可取得较好效果，这时距跟关节的活动性还可保留。若距跟关节的外侧出现严重的骨性关节炎或足后部明显外翻畸形，则选择关节融合术进行治疗。

跟舟融合症根据邻近关节退变的情况选择融合部切除术或三关节融合术（即距跟、跟骰、距舟3个关节的融合手术）。即使手术切除也会出现再次融合的可能，所以切除时骨面尽量清理干净。

第1楔骨－足舟骨融合症适合关节融合术，但是大部分病例采取保守治疗即可缓解症状，所有很少会选择手术治疗。

采用保守疗法症状改善后很少会复发，预后较好。虽然融合部切除术、关节融合术治疗效果多较好，但需要注意在跟舟融合症中，融合部切除后可再次发生融合。

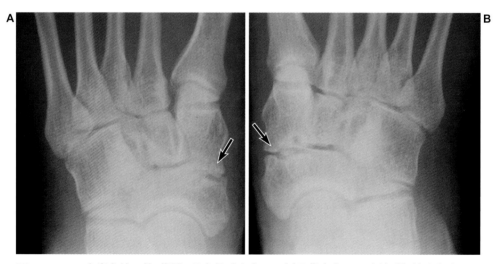

图11-47　30多岁女性，第1楔骨-足舟骨融合症：双侧足背疼痛，无法长时间站立行走
正位X线片（A、B）显示双侧足舟骨和内侧楔骨（第1楔骨）间关节面不规则，可疑骨融合症（→）

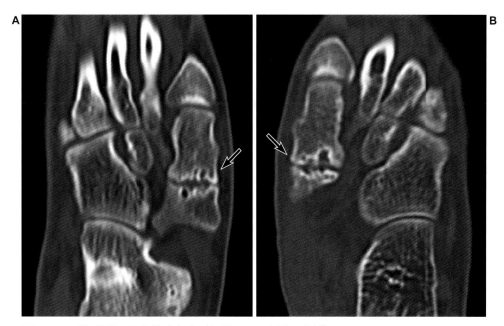

图11-48　第1楔骨–足舟骨融合症（与图11-47为同一病例）

轴位CT（A、B）显示双侧足舟骨与内侧楔骨（第1楔骨）之间的关节面不规则，形成多发关节下囊肿（→）；周围可见骨硬化改变。影像上符合骨性关节炎改变。该关节可活动范围很小，通常不会发生骨性关节炎，因而怀疑存在骨融合症

神经性关节病

由末梢神经损伤导致关节破坏的神经性关节病（neuroarthropathy），又被称为 Charcot 关节病。该病是在 1868 年由法国的内科医生 Jean Martin Charcot 最早报道，过去常合并脊髓痨（梅毒感染导致，也称 Abadie 综合征）、脊髓空洞症，现在合并外伤造成直接神经损伤或糖尿病造成的神经损伤的情况更多见。据报道，糖尿病合并神经性关节病的发生率约 0.08% ～ 13%。该处的神经损伤是指从脊髓后索至末梢神经的范围内发生的损伤。由于深部知觉及痛觉丧失，此类患者对关节外伤造成的疼痛无法感知，故无法回避会造成疼痛的外伤损害，进行性出现关节变形、破坏。

由于患者无痛感，即使踝关节、足部发生变形或不稳定也能行走，大多数患者观察到关节变形和明显肿胀，才注意到异常。若关节破坏持续进展，足部会出现扁平足样畸形。

X 线及 CT 显示关节破坏、畸形及脱位。骨硬化改变及骨赘形成，呈严重骨性关节炎表现。如果该病发生于距小腿关节，整个关节下陷并伴摇篮样畸形（图 11-49 ～ 11-51）。MRI 上显示关节破坏、关节软骨消失、关节腔积液、关节周围软组织肿胀及骨髓水肿（图 11-52）。

对此类患者需先治疗原发性基础疾病，然而，关节的治疗比较困难。使用护具可防止关节破坏加重。手术疗法可采用关节融合术，有时也需要钢板或髓内钉加固关节。预后多不佳。

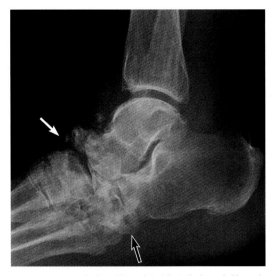

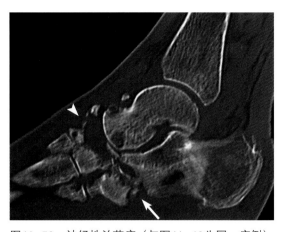

图11-49 70多岁男性，神经性关节病：有糖尿病病史，足背肿胀

侧位X线片显示距骨头部、跟骨前关节面等处骨赘形成、关节面不规则，以神经性关节病表现为主（→）。距小腿关节相对未受累

图11-50 神经性关节病（与图11-49为同一病例）

矢状位MPR像显示距骨头部显示软骨下囊肿及骨硬化改变；跟骨、骰骨关节面被破坏（→）；足舟骨轮廓不清，可见多发小骨片影像（►）；楔骨骨质破坏明显。符合糖尿病相关末梢神经损伤导致的神经性关节病表现

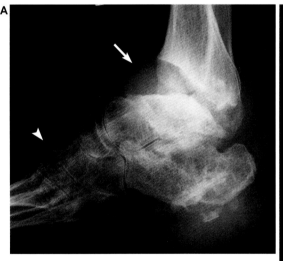
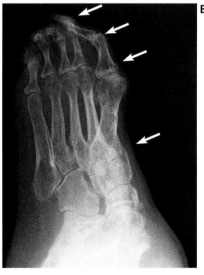

图11-51 40多岁女性，神经性关节病：遗传性运动感觉神经病

侧位X线片（A）显示距小腿关节破坏（→）；距小腿关节内见软组织样密度影，怀疑存在关节液或脓液等；距骨及跟骨发生明显变形，骨小梁增粗呈骨硬化改变；跗骨区骨密度减低（►）。斜位X线片（B）显示跗跖关节、跖趾跖趾及趾间关节等多处关节间隙狭窄并变形（→）

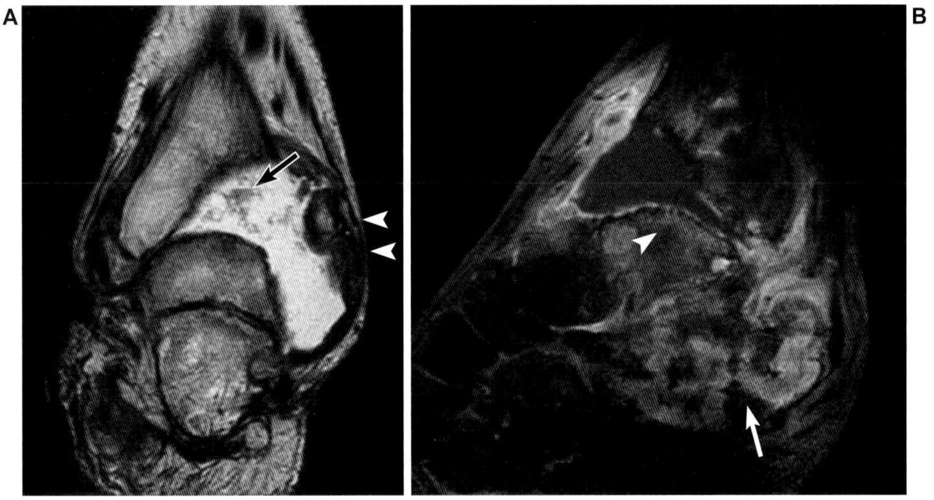

图11-52　神经性关节病（与图11-51为同一病例）

冠状位T2加权像（A）显示距小腿关节破坏，大量关节腔积液；关节腔内可见低信号影，考虑组织碎屑（→）；关节囊明显肥厚（➤），为慢性滑囊炎表现。增强T1加权压脂像（B）显示距骨滑车、胫骨顶盖部关节软骨消失，关节面不规则（➤）；关节囊在内的踝周软组织强化；距小腿关节内的液体可能是脓液；跟骨及其内部也出现强化，提示存在炎症（→）

参考文献

[1]　Valderrabano V, Horisberger M, Russell I, et al：Etiology of ankle osteoarthritis. Clin Orthop Relat Res 2009；467：1800-1806.

[2]　Link TM：Cartilage imaging：significance, techniques, and new developments. New York：Springer, 2011.

[3]　Cole BJ, Malek MM：Articular cartilage lesions：a practical guide to assessment and treatment. New York：Springer, 2004.

[4]　高倉義典：後天性の変形，変形性足関節症. 高倉義典・監修，田中康仁，北田　力・編：図説 足の臨床 改訂 3 版. メジカルビュー一社，2010：110-116.

[5]　Mann RA, Prieskorn D, Sobel M：Mid-tarsal and tarsometatarsal arthrodesis for primary degenerative osteoarthrosis or osteoarthrosis after trauma. J Bone Joint Surg Am 1996；78：1376-1385.

[6]　伊東勝也：後天性の変形，変形性 Lisfranc 関節症. 高倉義典・監修，田中康仁，北田　力・編：図説 足の臨床 改訂 3 版. メジカルビュー一社，2010：117-118.

[7]　田中康仁，高倉義典，秋山晃一・他：原発性変形性リスフラン関節症の病態. 日足外会誌 1998；19：123-126.

[8]　Mann RA, Coughlin MJ：Hallux valgus：etiology, anatomy, treatment and surgical considerations. Clin Orthop Relat Res 1981；157：31-41.

[9]　Zaw H, Calder JD：Tarsal coalitions. Foot Ankle Clin 2010；15：349-364.

[10]　Schenkel D, Degraauw J, Degraauw C：Talocalcaneal coalition in a 15 year female basketball player. J Can Chiropr Assoc 2010；54：222-228.

[11]　Guignand D, Journeau P, Mainard-Simard L, et al：Child calcaneonavicular coalitions：MRI diagnostic value in a 19 cases series. Orthop Traumatol Surg Res 2011；97：67-72.

[12]　Hoché G, Sanders LJ：On some arthropathies apparently related to a lesion of the brain or spinal cord, by Dr. J. -M. Charcot, January 1868. J Hist Neurosci 1992；1：75-87.

[13]　Frykberg RG, Belczyk R：Epidemiology of the Charcot foot. Clin Podiatr Med Surg 2008；25：17-28.

第 12 章
治疗后影像学评估

引　言

　　不止足部，整形外科领域所有部位的治疗方法均可大致分为保守疗法与手术疗法两大类。保守治疗即刻就能开始施行，适当的保守治疗能够减轻足部症状。

　　在保守疗法对患者自觉症状及功能恢复无效时可采用手术治疗。以踝关节骨折为例，下述情况需要手术治疗：①徒手复位比较困难，存在断端移位；②复位后很难固定；③累及关节面 1/4 以上的后踝骨折；④伴有胫腓韧带损伤的不稳定性骨折等。

　　足部手术疗法分很多种，本书中仅涉及踝关节骨性关节炎的手术疗法。本章内容主要对手术相关的基本内容进行叙述。

足部保守疗法

生活指导

　　体重剧增，肌力下降，不合理的运动负荷，需长时间站立的工作等是足部后天性畸形及疼痛的原因。去除这些影响因素十分重要，主要包括减少对足部造成负担的运动、动作，以及减轻体重，具体方法如改变运动量、更换职业等。

对鞋子的建议

　　不合脚的鞋子会造成足部疼痛。足趾畸形的患者（如踇趾外翻、小趾内翻、槌状趾、锤状趾等）多不适合成品鞋，特别是踇趾较第 2 趾长出现踇趾外翻者。常穿高跟鞋的女性足前部承受较大负荷，造成横弓塌陷、前足张开状。第 2 跖骨头部凹陷，相应部位足底出现胼胝。再者尺码过大的鞋子会加重踇趾外翻情况。这时需要系紧鞋带来支撑跖骨的活动。足底形成胼胝的病例可用足底垫进行减压。

药物疗法

　　局部炎症严重的情况下，药物疗法以减轻疼痛为主要治疗目的。常采用非甾体抗炎药等内服药及外用药。

注射疗法

　　包括关节内及腱鞘内注射。向关节内注射透明质酸及类固醇类药物可暂时缓解症状。腱鞘内注射类固醇类药物也可缓解疼痛，但作为副作用之一，它同时也会使肌腱变得脆弱。

运动疗法

针对足部功能不全进行肌力锻炼等康复训练。虽然具体内容可参照专业的书籍，但以足部的蹋展肌、踝关节的腓骨肌、胫骨后肌为中心进行肌力锻炼非常重要。

护具疗法

采用蹋趾外翻支具、足底支具等护具以矫正足部畸形、保护踝关节、维护足弓等。

富血小板血浆疗法

富血小板血浆（platelet-rich plasma：PRP）采用患者自身血液所制，能减轻疼痛、改善关节功能。该疗法在踝关节及足部应用较少，可选择性应用。

骨性关节炎的手术疗法

关节镜下清理术

关节镜下清理术（arthroscopic debridement）是膝关节骨性关节炎的治疗方法之一。而关于踝关节骨性关节炎行关节镜下清理术的最近一次报道是在 1985 年。其对于保守疗法无明显效果的踝关节骨性关节炎可能有一定作用。具体操作包括在关节镜下切除肥厚的滑膜、摘除关节游离体、切除增生骨赘等。

低位胫骨截骨术

低位胫骨截骨术（low tibial osteotomy）也被称为胫骨下段切除术，是针对内翻型踝关节骨性关节炎的治疗。内翻型踝关节骨性关节炎由于足部负重轴偏向内侧，故踝关节内侧变形较显著。采用截骨术后可将负荷重心转移至关节软骨完好的外侧关节面。这时，若腓骨不同时截骨则负荷重心无法转移。术后踝关节内翻的不稳定性消失。其他类似的方法还有胫骨远端斜行截骨术等。

踝关节固定（融合）术

踝关节固定术有很久的历史，在 1879 年由 Albert 最早进行过该手术。在固定关节时施加一定外压力能够使其更好地固定。关节固定（骨融合）后有望远期减轻踝关节疼痛、改善行走不便，但是大概率会造成邻近关节损伤。可在直视下完成的固定术也可在关节镜下完成。直视下关节固定术适用于发生关节内、外翻畸形（15°以上）及骨质疏松症等。关节镜下关节固定术适用于糖尿病（血行障碍和皮肤损伤）伴闭塞性动脉硬化，关节内、外翻畸形 15° 以下者。骨坏死及深部感染无论是对直视下还是对关节镜下手术而言都是禁忌证。

人工关节置换术

已经开发了各种人工踝关节，具体使用何种关节根据各医疗设施而定。根据高仓等报道人工关节置换的适应证如下：① 60 岁以上踝关节骨性关节炎（OA），50 岁以上类风湿关节炎（RA）；② Takakura-Tanaka 分期的 Ⅲ b 及 Ⅳ 期的 OA（表 12-1），Larsen 分级的 3 级或更高的 RA（表 12-2）；③双侧型 OA 或 RA；④距下关节及跗横关节均发生 OA 或 RA。禁忌证包括：距骨坏死及感染（无法愈合），踝关节内、外翻 15° 以上，踝关节骨折畸形愈合等。

表 12-1　内翻型踝关节骨性关节炎的分期（Takakura-Tanaka 分期）

这种分期根据 X 线检查进行判定。内翻型踝关节 OA 多从内侧开始出现关节间隙狭窄。

Ⅰ期	软骨下骨骨硬化及骨赘形成，但关节间隙未变窄
Ⅱ期	内踝关节关节间隙变窄但并未消失
Ⅲ a 期	内踝关节关节间隙消失
Ⅲ b 期	不仅内踝关节，还包括一部分顶盖部关节间隙消失
Ⅳ期	整个踝关节间隙均消失

表 12-2　Larsen 分级

这是对 RA 造成的关节畸形的分级系统，根据 X 线检查进行判定，分为 Ⅰ ~ Ⅴ 级。

正常	出现边缘骨化等与关节炎无关的改变
Ⅰ级（轻度异常）	出现下述征象：关节周围软组织肿胀、关节周围骨吸收、轻度关节间隙变窄等
Ⅱ级（早期变化）	可出现小的骨侵蚀及关节间隙狭窄，但负重关节未出现骨侵蚀改变
Ⅲ级（中度骨质破坏）	任何关节都可出现骨侵蚀及关节间隙变窄的侵蚀样改变
Ⅳ级（重度骨质破坏）	骨侵蚀及关节间隙狭窄，负重关节发生变形
Ⅴ级（完全破坏型）	正常的关节结构消失，负重关节发生明显变形，但脱位及骨性强直不归于该分级体系中

治疗后评估

术后评估的内容省略，骨折的保守治疗也需要治疗后评估，以确认骨关节是否愈合，关节面对位是否合适，假体是否松动、下陷、脱出等。进行截骨术改变负重关节面时，需要确认关节面的对线情况。所用检查手段主要是 X 线检查，显示不佳的情况下可进一步做 CT 检查。X 线检查价格便宜、辐射量小，易与前次检查比较，在诊所及私立医院等处也能够进行等，对于术后随访而言很有优势。术后评估没必要采用 MRI 检查，但该检查对探寻感染、术后出血及感觉麻痹的原因等有所帮助。

骨关节的功能在于"活动"，骨折的治疗或手术等会使关节"安静"，这对关节功能无益。例如，治疗后足部固定会导致进行性脱钙、骨质疏松。骨折治疗后，关节结构虽可恢复但可能会陷入活动受限的状态（关节挛缩）。治疗还会造成肌力下降，故治疗后的康复训练十分重要。

骨折愈合

骨折愈合（bone union）是指骨折处重新结合，骨小梁及骨皮质连续性恢复并能够承受生理性负荷的状态。Gurlt 报道上肢骨折平均愈合时间为 5 ~ 6 周，下肢骨折平均愈合时间为 10 ~ 12 周。但在实际临床中愈合所需时间要更长一些，所以可以认为上述时间是相应部位骨折愈合的最短时间。

延迟愈合

延迟愈合（delayed union）是指骨折愈合时间延长的状态（骨化状态延迟）。去除影响骨愈合的因素能够促进骨折愈合，但是多数情况下骨折断端会形成假关节。

假关节

假关节（nonunion pseudoarthrosis）是指骨折处愈合转化停止，骨折处呈异常可活动性的状态。

骨折愈合过程的观察

按照时间顺序对比观察骨折的愈合过程，自术前至术后多次随访的 X 线图像十分重要。需要注意如下几点。

骨痂出现的程度及分布

无论是采用石膏固定还是手术治疗，对骨折处给予适当压力使断端紧贴，可形成光滑平整的骨痂。通常骨痂能较均一地包绕骨折部分（图 12-1）。若骨痂出现地不均衡，则提示骨折部位受力不均匀。这种情况下可能是由于患者未很好地进行制动休息，固定装置不稳等原因所致。X线评估有困难时可用CT进行评估。

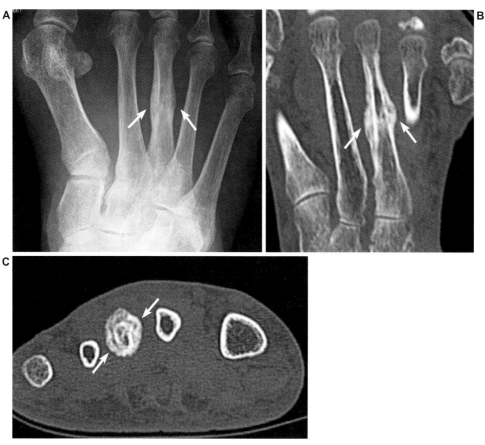

图12-1　60多岁女性，第3跖骨骨干疲劳性骨折1个月后：目前无疼痛

正位X线片（A）显示第3跖骨骨干部骨皮质呈纺锤状增厚（→），考虑为骨折后改变。由于骨折线显示不清，大概是骨折后1个月左右。轴位CT（B）显示沿骨皮质形成骨痂（→）。骨折线周围骨密度增高，说明骨折愈合修复正在进行。冠状位CT（C）显示骨痂形成较广泛，断端愈合良好（→）

确认骨密度的改变

骨折一旦开始修复，包含骨痂的骨密度增高（图 12-2 ~ 12-4），同时骨折部位的骨密度增高。若关节内骨折，由于骨端部分无骨膜存在，不会出现"骨膜反应"。包含骨端部分在内的骨折修复会造成骨密度增高。反之，骨密度减低则可能出现了骨质吸收或感染（图 12-5）。

骨质吸收是由于关节固定及制动静养所致的运动低下，继发性脱钙改变（整个足部的骨均出现骨质吸收）。患者为了预防骨质过度吸收，平时至少稍微活动一下，在不影响骨折部分

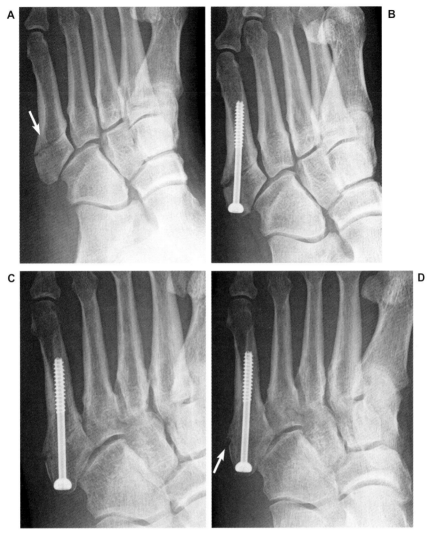

图12-2　40多岁男性，第5跖骨骨折治疗后的变化：自台阶上跌落

均为正位X线片。A：受伤时，第5跖骨骨干近端见线状透亮影，存在骨折（→）。B：手术后，钢钉置入，骨折线仍可见。C：术后2个月，骨折线周围骨密度增高，骨折线不明显，第5跖骨头部骨密度减低。D：术后3个月，骨折线更加不明显，外侧骨折线尚未完全融合（→），残留浅槽状影

的情况下活动足趾，轻轻叩击刺激足部等。沿着钢板及钢钉周围可出现骨密度减低透亮影、骨皮质菲薄化，这意味着植入物周围骨密度减低，植入物可能会出现松动。

确认骨折断端是否移位

若骨折断面分离则骨折无法愈合，因而需要确认骨折断面是否靠近。如果经过很长时间骨折也无法完全愈合，骨正常愈合的修复机制无法继续进行，就会形成假关节（图 12-5，12-6）。

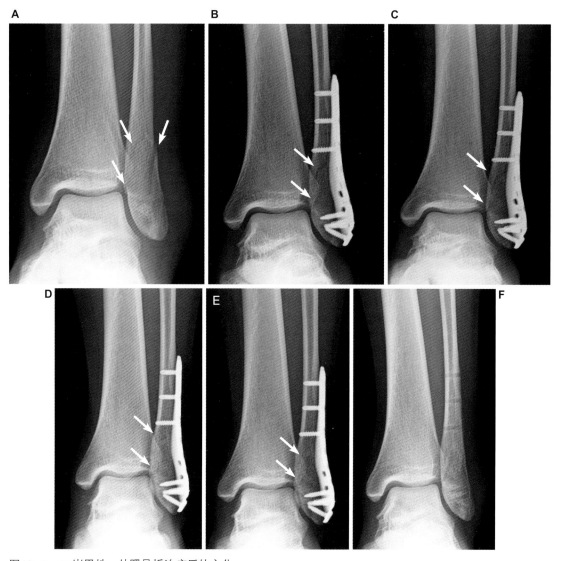

图12-3　17岁男性，外踝骨折治疗后的变化

均为正位X线片。A：受伤时，外踝处多发线状透亮影（→），即存在外踝骨折。B：手术后，采用钢板及钢钉固定外踝骨折，骨折线清晰可见（→）。C：术后1个月，钢板、钢钉位置无变化，周围亦无透亮影，骨折线虽可见但较前不明显（→）。D：术后2个月，钢板、钢钉位置无变化，无松动，骨折线周围骨密度增高，骨折线更不明显（→）。E：术后4个月，钢板、钢钉位置无变化，无松动，骨折线可见但范围缩小（→）。F：术后6个月（拔钉后），患者疼痛消失，骨折愈合良好

留置钢板及钢钉的情况

　　采用钢板及钢钉进行固定的情况下，可见钢板及钢钉跨越骨折线（图 12-2 ~ 12-4）。若骨折造成的断端间隙或骨折线显示不清，则提示骨折断端正在愈合中。需要注意，截骨术后或钢板固定后形成的骨痂没有普通骨折后那么明显。如果能够对骨折部位进行加压固定，自骨皮质不会形成多余的骨痂。但是，钢板与骨折面贴得太紧，反而会阻碍骨痂形成。再者，

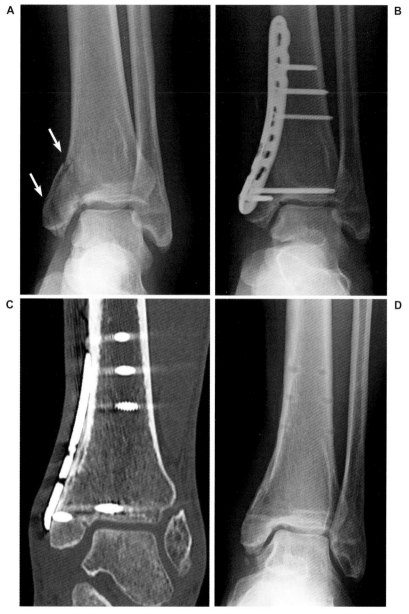

图12-4　50多岁男性，内踝骨折治疗后的变化：交通外伤

A、B、D为正位X线片，C为冠状位MPR。A：受伤时，胫骨内踝骨折（→）。B：手术后，对胫骨内踝骨折采用钢板及钢钉固定。C：手术1年后拔钉前CT，内踝骨折线显示不清。D：手术1年后拔钉后X线，内踝骨折线显示不清，骨折愈合

钢板及钢钉发生移动，会造成骨折断端分离，难以愈合。

　　为了及早发现这种情况，最好与之前的 X 线进行比较。人工植入物周围出现透亮密度减低影即邻近骨皮质变薄，提示植入物有松动。有时患者跌倒等会造成固定装置破损（图 12-6D），若破损则需要进行再固定治疗。

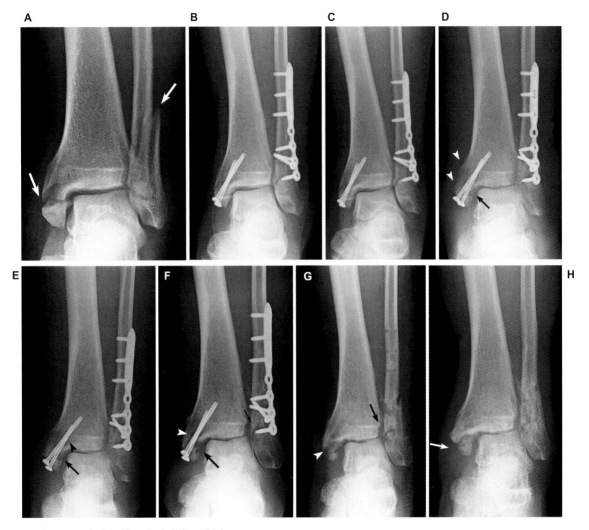

图12-5　60多岁男性，术后感染：跌倒

均为正位X线片。A：受伤时，胫骨内踝、腓骨外踝骨折（→）。B：手术后，采用钢钉及钢板固定，对内踝及外踝移位进行整复。C：术后1个月，内踝和外踝骨折线仍然可见，固定装置无松动。D：术后2.5个月，沿着内踝形成骨痂呈层状（▶）；内踝的距骨滑车侧可见新的骨质透亮影（→）；考虑存在骨质吸收，钢钉有松动伴感染。E：术后3个月（内踝周围出现疼痛），沿内踝的钢钉存在透亮影（▶），怀疑有松动；内踝的透亮影（→）进行性扩大。F：术后4个月，再次手术术前（内踝周围疼痛持续），内踝的钢钉周围见透亮影（▶）；内踝的透亮影（大箭头）进一步进展；据此考虑内踝的术后部位感染；虽然腓骨的骨折线清晰，但周围骨密度增高（小箭头）。G：固定装置去除后，内踝的骨片密度减低，内踝的骨折愈合延迟（▶）；腓骨外踝的骨折线虽可见，但骨痂形成且骨密度增高，骨折愈合进行中（→）。H：固定装置去除后6个月，随着外踝骨折愈合，骨折线显示不清；内踝的骨质吸收略有改变，但呈骨折愈合延迟状态（→）

人工关节的情况

　　人工关节置换术对踝关节适应度不大，应用有限。然而，近年也有病例不采取踝关节固定术，而选择人工距骨或人工踝关节置换。作为人工关节的合并症，当邻近的骨无法承受人

工关节的硬度就会发生骨质下陷。与前次的图像对比观察时，需确认是否有人工关节的下陷改变。

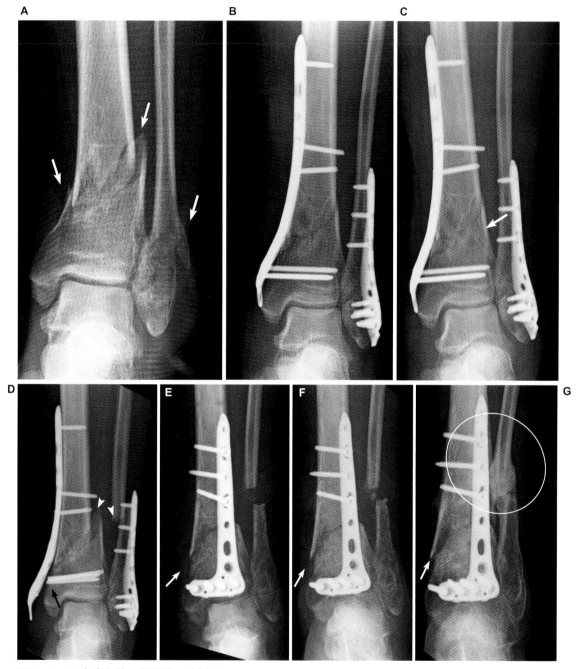

图12-6　50多岁女性，假关节：跌倒后

均为正位X线片。A：受伤时，踝关节远侧骨折，腓骨外踝骨折（→）。B：手术后，胫骨及腓骨均采用钢板及钢钉固定。C：术后2个月，胫骨骨折线开始变得不明显（→），即开始骨愈合。D：术后3个月（再度跌倒，踝关节疼痛），固定装置破损，钢钉脱出（→）；胫骨、腓骨骨折再次发生移位（➤）。E：再固定后，去除腓骨固定装置，行截骨术。胫骨采用新的固定装置进行再固定；胫骨骨折部位被再次整复（→）。F：再固定后1个月，胫骨骨折线清晰可见（→），钢板无松动，腓骨出现骨痂影像。G：再固定后13个月，胫骨的骨愈合延迟，未发现骨痂形成，形成假关节状态（→）；腓骨截骨处出现骨痂，断端连续（圆圈中）

参考文献

[1] 神崎至幸，黒田良祐：II章 変性疾患・後天性の変形，1. 変形性足関節症，5）人工足関節置換術. 日本足の外科学会・監修：明日の足診療シリーズ I, 足の変性疾患・後天性変形の診かた. 全日本病院出版会，2020：68-75.

[2] Takakura Y, Tanaka Y, Kumai T, et al：Ankle arthroplasty using three generations of metal and ceramic prostheses. Clin Orthop Relat Res 2004；424：130-136.

[3] 高倉義典：人工足関節置換術（total ankle arthroplasty）. 高倉義典・監修，田中康仁，北田 力・編：図説 足の臨床 改訂第3版. メジカルビュー社，2012：467-473.

[4] Rockwood CA, Green DP, Bucholz RW, Heckman JD（ed）：Rockwood and Green's fractures in adults, 4th ed. Philadelphia：Lippincott-Raven, 1996.